Ultimate Suction Denture!

"100% 흡착"과 "고도 치조제 흡수 증례"에 도전

Narae Publishing, Inc.

SK V1 Tower 1507
Younmujang 5 gagil 25, Sungdong-gu,
Seoul 04782, Korea
TEL: +82-2-922-7080
FAX: +82-2-922-0841
E-mail: nrpub@naver.com
Website: www.nrbooks.kr

Original Japanese title: **Ultimate Suction Denture!**
— '100% Kyuchaku' to 'Koudo-gakutei-kyushu-shorei' ni Idomu

Original Japanese edition published by Dental Diamond Co.
Korean translation rights arranged with Dental Diamond Co.
through The English Agency (Japan) Ltd. and Eric Yang Agency

Ultimate Suction Denture!

발행일 2025년 9월 5일
저자 Katsushi Sato
역자 노관태 · 이준석
발행인 최용원
편집디자인 김애선
표지디자인 김애선
교정 · 교열 최용원
발행처 **나래출판사** (등록 제2012-000051호/1994.6.10)
주소 서울시 성동구 연무장 5가길 25, 성수역 SK V1 Tower 1507호
전화 (02) 922-7080
팩스 (02) 922-0841
이메일 nrpub@naver.com
홈페이지 www.nrbooks.kr

ISBN 979-11-7133-191-8

정가 90,000원

Printed in Korea

Ultimate Suction Denture!

"100% 흡착"과 "고도 치조제 흡수 증례"에 도전

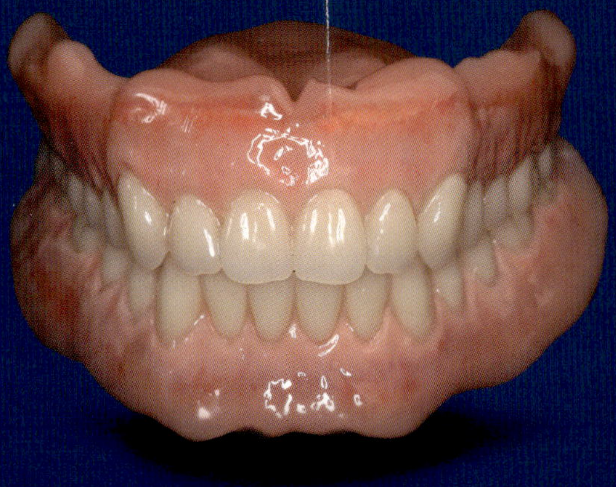

Katsushi Sato 저
노 관 태·이 준 석 역

나래출판사

표지 의치제작: 신와치과연구소 / 노자와 코지

저자 약력

Katsushi Sato (佐藤勝史)
사토치과의원 라 프랑스 오피스(야마가타현 히가시네시 개원)

◎ 주요 직책 및 연수 활동

일본악교합학회 이사, 전 도호쿠 지부장
유상의치학회(JPDA: Japan Plate Denture Association) 이사
JCPG(일본임상치주치료집담회) 이사
GC 총의치 세미나 인스트럭터
리히텐슈타인에서 BPS 치과의사 인증 취득
텐토무시스터디그룹(도쿄)
쯔키이치카이(月一会, 센다이)
카츠시 쥬쿠 주최(야마가타)

카츠시 쥬쿠 HP

◎ 주요 수상 경력

2004년: 일본악교합학회 일반 구연 우수발표상 수상
2005년: 일본악교합학회 일반 구연 우수발표상 수상
2020년: 일본악교합학회 일반 구연 우수발표상 수상

◎ 주요 저서·DVD·논문

"What is Suction Denture?" (덴탈다이아몬드사, 2014) 저
"This is Suction Denture!" (덴탈다이아몬드사, 2017) 저
"Suction Denture Perfect Guide" (덴탈다이아몬드사, 2017) 편저
※ 위 세 권은 한국어·러시아어로도 번역 출간됨
"총의치 치료에서 가장 중요한 것은 무엇인가?" (효론퍼블리셔스, 2017) 공저
"총의치 치료를 성공으로 이끄는 장인의 기능인상" (덴탈다이아몬드사, 2019) 공저
"DVD 흡착 이론이 보인다! 아베 지로의 하악 총의치 흡착 테크닉" (의료정보연구소, 2019)
"DVD 고도 흡수된 치조제를 가진 증례에 대한 흡착 하악 총의치 대응법" (일본방문치과협회, 2021)
""Questions!" about Suction Dentures." (덴탈다이아몬드사, 2021) 저
'하악 무치악 고도 치조제 흡수 증례의 특징과 그 대처법', 일본보철치과학회지, 75(4): 260-269, 2022
Sato K, Hayashi H, Nagata K, Jimbu T, Adachi R, Azuma S et al: Clinical study on factors related to oral health- related quality of life of patients with complete dentures: Multi-center study of an impression method in pursuit of a suction-effective mandibular complete denture. JICD Journal of Interdisciplinary Clinical Dentistry. 4(1), 2023.
'하악 무치악 고도 치조제 흡수 증례의 특징과 흡착 의치로의 대처법', 일본보철치과학회지, 15(3): 294-300, 202

본서를 발행함에 있어

"하악 총의치 흡착 인상채득법"이란 1999년에 아베 지로 선생님에 의해 제창된, 종래에는 어렵다고 여겨졌던 하악 총의치의 흡착을 목적으로 한 폐구 기능 인상채득을 이용한 방법이다[1–5].

하악 총의치도 상악과 마찬가지로 의치 상연 둘레 전체를 구강점막의 가동 조직에 의해 봉쇄할 수 있다면 흡착이 가능하다고 하였다.

또한, 일반의가 흡착 인상채득법을 이용하여 제작한 총의치의 QOL을 OHIP–EDENT–J(구강 관련 QOL 다축 기능 평가)를 이용하여 평가하고, 이에 영향을 미치는 요인에 대해 조사한 결과, 흡착 인상채득법으로 제작된 의치가 유용할 수 있음을 시사하는 보고도 있다[6].

이번 "Ultimate Suction Denture!" 책은 "What is Suction Denture?", "This is Suction Denture!", "Questions!" about Suction Dentures."에 이은 제4탄으로 보다 발전된 "흡착을 더욱 높이는 시술법"과 계속 증가하고 있는 것으로 보이는 "현저한 고도 치조제 흡수 증례의 공략법"을 언급했다.

이 책을 무치악 보철 난증례에 임하는 모든 의료진에게 바치고 싶다.

2024년 4월

Katsushi Sato (佐藤勝史)

역자 약력

노 관 태

- 경희대학교 치과대학 졸업
- Tokyo Dental College 방문교수
- UCLA School of Dentistry 방문교수
- BPS Clinical Instructor
- SEMCD Clinical Instructor
- (현) 경희대학교 치과병원 보철과 교수

이 준 석

- 일본 홋카이도의료대학 치학부 졸업
- 경희대학교 치과병원 보철과 레지던트
- 경희대학교 치과병원 보철과 전임의
- (현) 이원재치과의원 대표원장

역자 서문

이번에 출간된 "Ultimate Suction Denture!"는 "What is Suction Denture?", "This is Suction Denture!", "Questions! about Suction Dentures"에 이은 Katsushi Sato 선생의 네 번째 시리즈로, 하악 흡착 총의치 제작을 위한 체계적인 술식 정리와 함께, 고도 치조제 흡수 환자에 대한 임상적 대응법을 폭넓게 다루고 있습니다.

저자는 구강해부학적 구조, 점막의 상태, 혀와 구강저의 움직임 등 다양한 요소들을 임상 사진과 함께 정리하였으며, 각 단계마다 임상가가 왜 그러한 판단을 해야 하는지를 논리적으로 설명하고 있습니다. 단순한 임상기법의 소개가 아닌 복잡한 임상 상황에서의 진단과 적용에 중점을 둔 구성이 인상적입니다.

이 책은 무치악 총의치에서 자주 마주하는 다양한 난제를 해결하기 위한 실질적인 접근을 제시하고 있으며, 특히 난증례 환자 진료에 어려움을 겪는 임상가들에게 유익한 임상 가이드가 될 것으로 기대됩니다.

마지막으로 일본어 원문을 충실히 번역해 주신 이준석 선생님, 그리고 출간이 원활히 이루어질 수 있도록 세심하게 조율해 주신 나래출판사 최용원 사장님과 편집진 여러분께 깊은 감사의 말씀을 전합니다.

2025년 가을

경희대학교 치과대학 보철과

노 관 태

흡착 개형 인상채득

(참고문헌[6]에서 인용 및 수정)

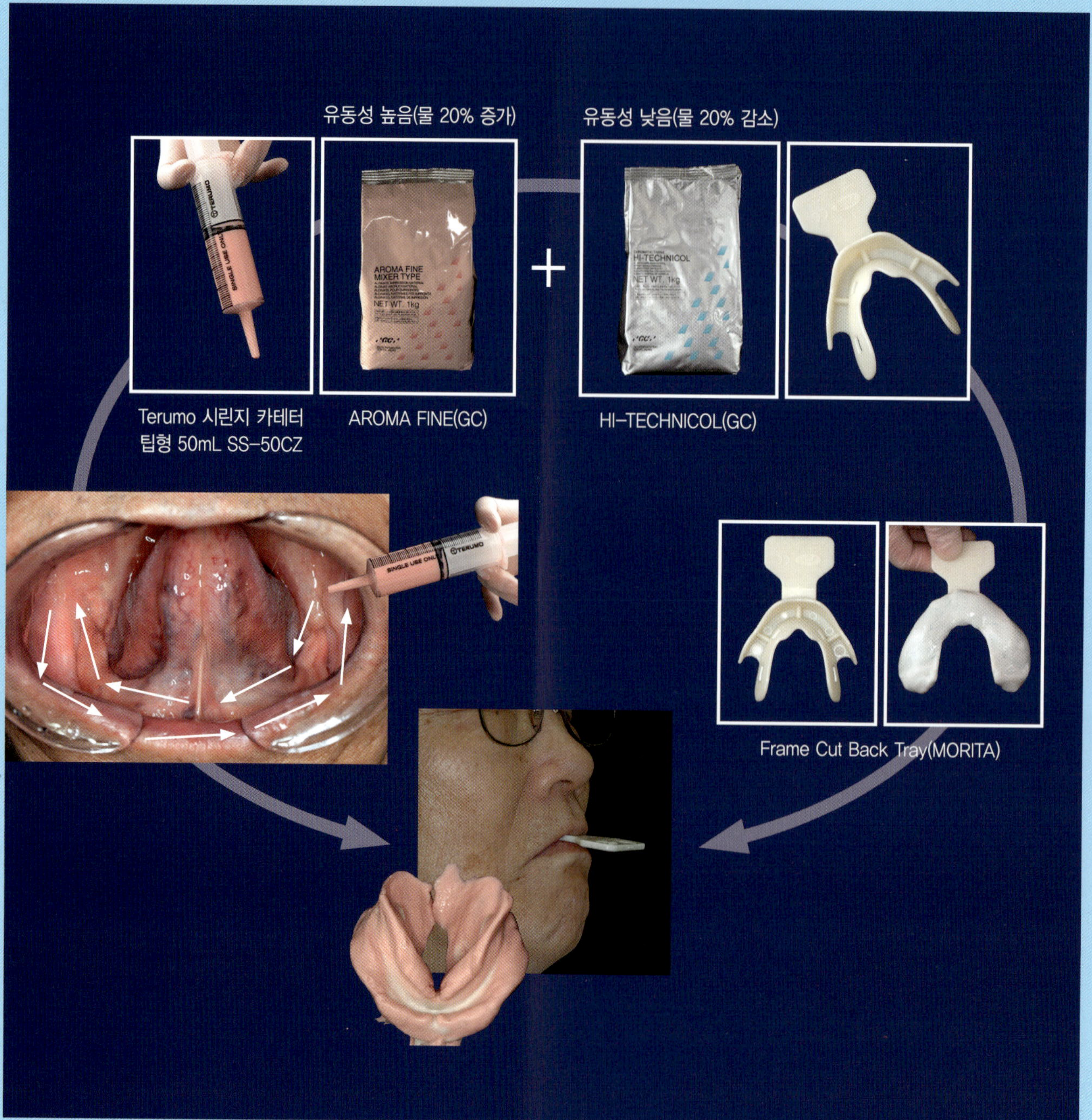

유동성이 높은 알지네이트 인상재를 시린지로 구강 내에 주입하고, 유동성이 낮은 알지네이트 인상재를 Frame Cut Back Tray에 담는다. 하악 안정위를 목표로 환자에게 입을 다물게 한다.

기능 인상채득용 트레이의 아웃라인 특징

(참고문헌[7]에서 인용·수정)

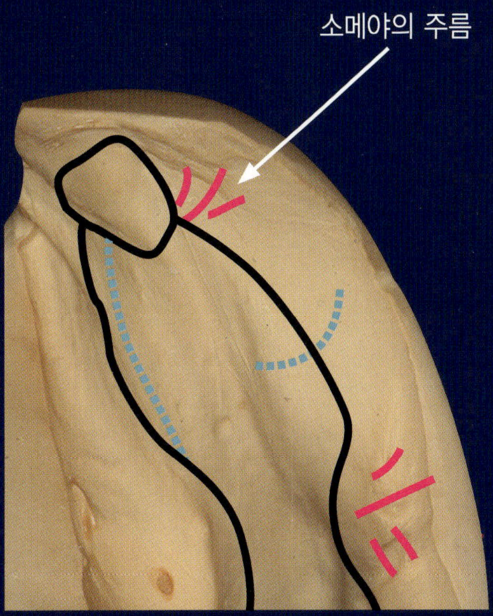

① Retromolar pad를 전부 덮는다.

② Retromolar pad 협측 전연에서 후방에 걸쳐 존재하는 주름 (소메야의 주름)을 피한다.

③ 협붕의 최하점

④ 악설골근선을 넘어 후악설골근와부에 2~3mm 들어간다.

흡착 정밀 인상채득

(참고문헌[6]에서 인용 및 수정)

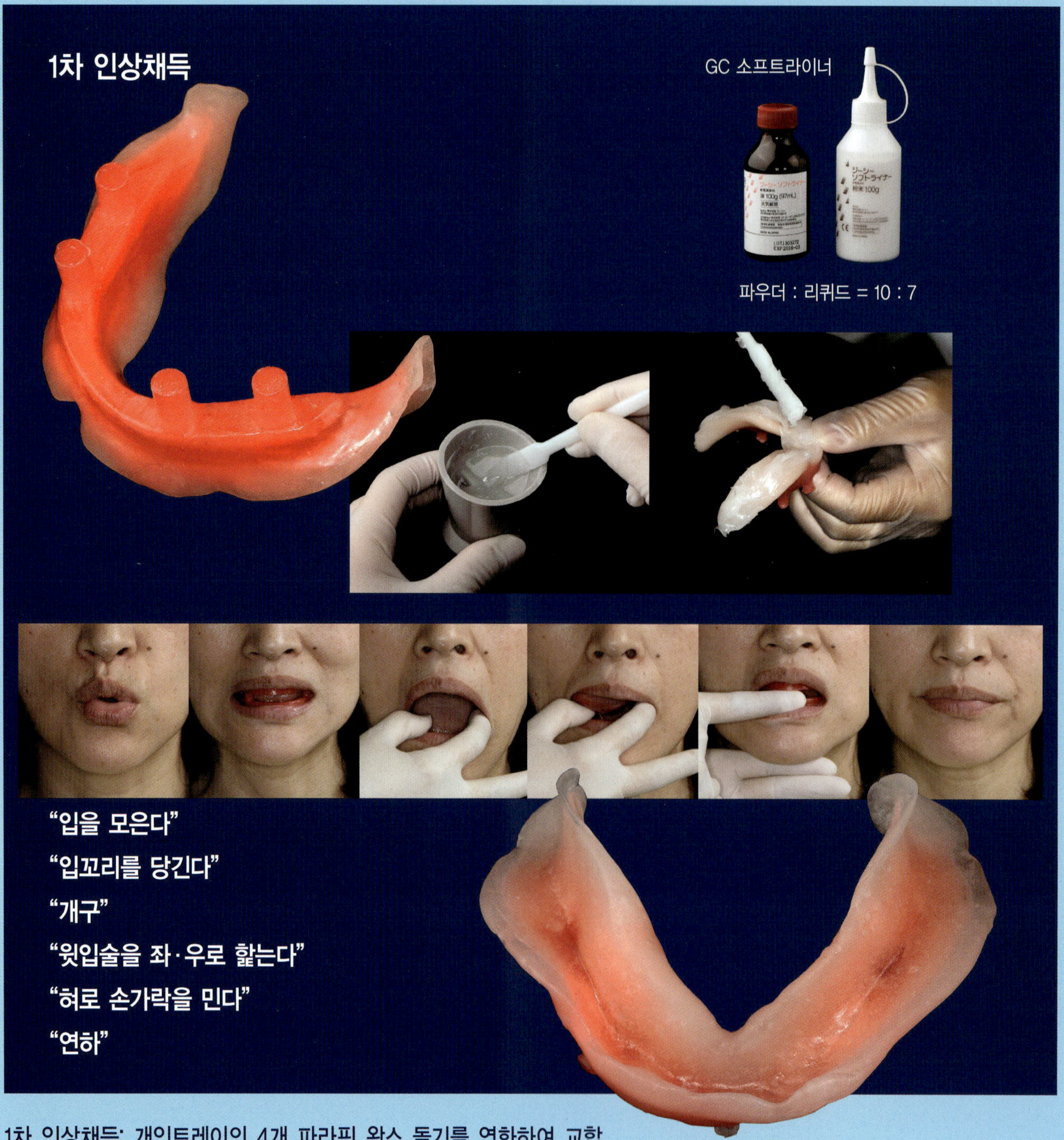

1차 인상채득: 개인트레이의 4개 파라핀 왁스 돌기를 연화하여 교합 채득 후 티슈 컨디셔너 계열 기능 인상재를 사용하여 환자에게 기능 운동을 시켜 폐구 인상채득을 시행한다.

2차 인상채득

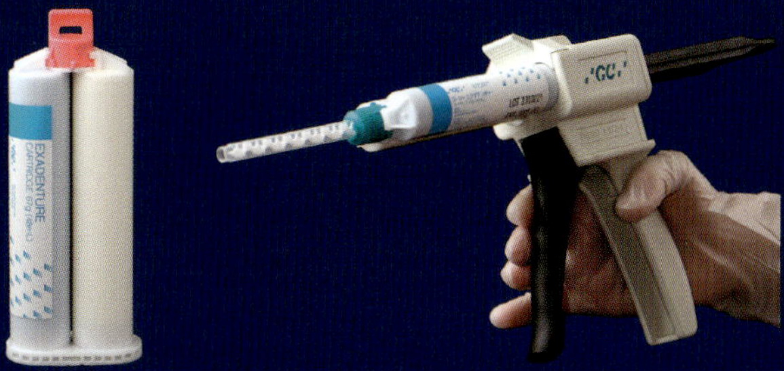

EXADENTURE(GC)로 wash impression

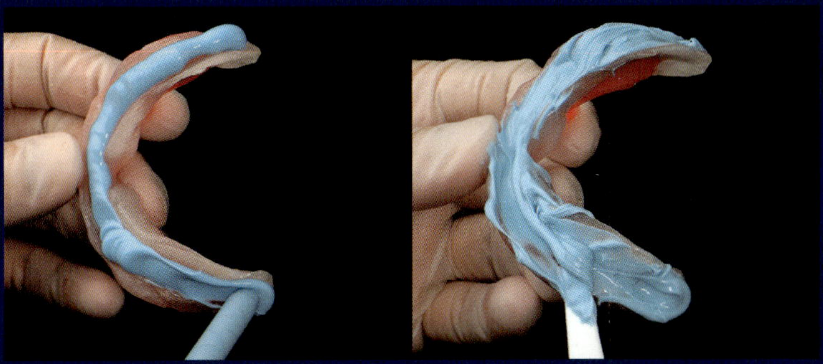

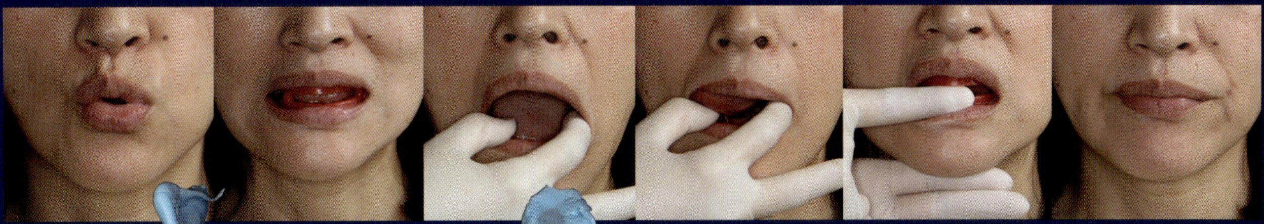

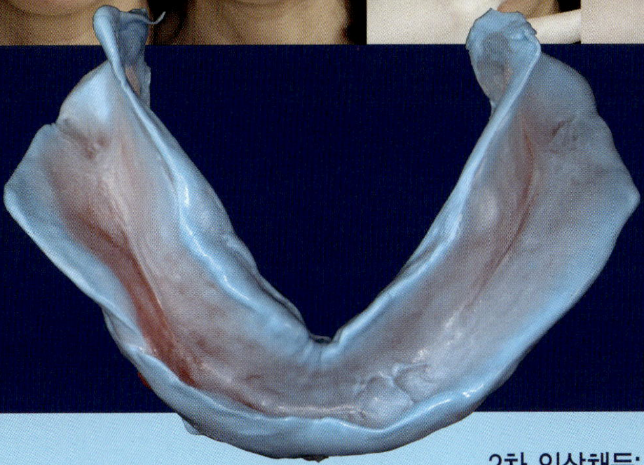

2차 인상채득: 유동성이 높은 실리콘 인상재를 사용하여 마찬가지로 폐구 기능 인상채득을 시행한다.

권두 그라비아의 참고문헌

1. 阿部二郎：総義歯の臨床—下顎総義歯を吸着させるために—.日本歯科評論, 679：159-174, 680：125-139, 681：141-157, 1999.
2. 阿部二郎：誰にでもできる下顎総義歯の吸着. ヒョーロン・パブリッシャーズ, 東京, 2004.
3. 阿部二郎, 小久保京子, 佐藤幸司：4 Step で完成 下顎吸着義歯と BPS パーフェクトマニュアル. クインテッセンス出版, 東京, 2011.
4. 阿部二郎, 岩城謙二, 須藤哲也, 小久保京子：下顎総義歯吸着テクニック ザ・プロフェッショナル. クインテッセンス出版, 東京, 2017.
5. 佐藤勝史：What is Suction Denture? . デンタルダイヤモンド社, 東京, 2014.
6. 佐藤勝史：This is Suction Denture!. デンタルダイヤモンド社, 東京, 2017, 41-64.
7. 佐藤勝史：“Questions ! ”about Suction Dentures. デンタルダイヤモンド社, 東京, 2021, 58-59,
8. Sato K, Hayashi H, Nagata K, Jimbu T, Adachi R, Azuma S, et al: Clinical study on factors related to oral health- related quality of life of patients with complete dentures: Multi-center study of an impression method in pursuit of a suction-effective mandibular complete denture. JICD Journal of Interdisciplinary Clinical Dentistry. 4 (1), 2023.

Contents

Ultimate Suction Denture!

흡착 하악 총의치, 여기서 절정에 이르다!!

이 책은 Sato Katsushi 선생님의 "흡착 하악 총의치" 제작 매뉴얼 도서 시리즈 제4탄이다. 2014년에 시리즈 첫 번째 "What is Suction Denture?"가 흡착 하악 총의치에 관한 최초의 Picture Book으로 주목을 끌었고 독자들이 원하는 바와도 일치하여 대히트했다. 2017년에는 advance 편 "This is Suction Denture!"가 출간되어 흡착 하악 총의치의 임상적 근거가 거의 확립되었고, 2021년의 ""Questions!" about Suction Dentures."에서는 다양한 의문에 대한 후속 조치도 이루어졌다.

그러나 초고령화 사회의 진전은 다양한 난증례를 만들어내고 있다. 의치 치료에서는 하악의 고도 치조제 흡수, 플래비검(flabby gum), 구강이상운동(oral dyskinesia) 등이 문제로 지적된다.

그래서 하악 총의치 흡착 100%를 위해 편찬된 것이 시리즈 제4탄 "Ultimate Suction Denture!"이다. 시리즈 제1탄부터 10년이 지나 완결을 맞이했다. 이 시리즈는 지금도 젊은 독자들의 지지를 받고 있으며, 흡착 하악 총의치의 바이블이 되고 있다. 하악 총의치의 흡착에 고민하는 독자는 물론 무치악 환자들에게도 희소식이 될 것이 틀림없다.

모든 것은 곤란에 처한 무치악 환자분들의 미소와 건강을 위해!

편집부

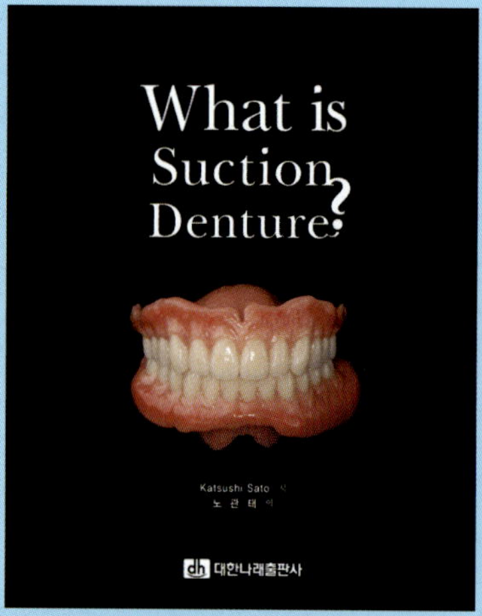

What is Suction Denture?
Katsushi Sato 저
218*267mm/96쪽/All Color
정가 50,000원

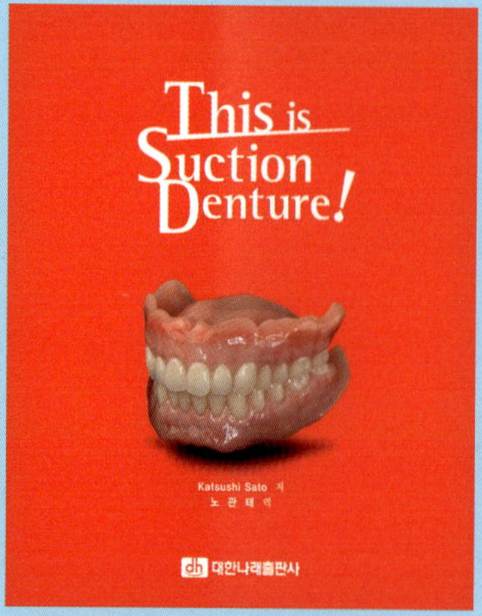

This is Suction Denture!
Katsushi Sato 저
218*267mm/120쪽/All Color
정가 50,000원

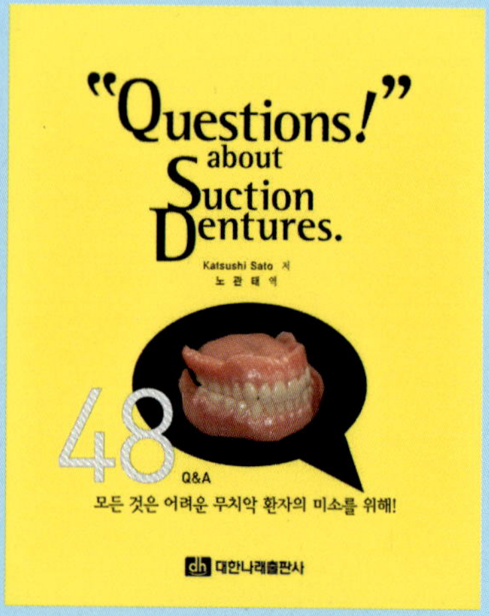

"Questions!" about Suction Denture.
Katsushi Sato 저
218*267mm/188쪽/All Color
정가 80,000원

Prologue

치조제 조건의 좋고 나쁨을 결정하는 기준 인자

Prologue

치조제 조건의 좋고 나쁨을 결정하는 기준 인자

치아를 모두 잃게 되면 저작 기능뿐만 아니라 발음, 연하, 나아가 전신적인 영양 상태와 심리적으로도 심신에 악영향을 미친다는 보고가 있다[1-4]. 일본에서 무치악 환자는 감소 추세에 있지만 80~84세의 31.3%, 85세 이상의 46.3%가 총의치를 착용하고 있다[5]. 현재 임플란트 치료는 확립되어 있지만, 경제적 문제나 전신질환 등으로 수술이 어려운 경우도 있기 때문에 여전히 총의치 수요가 많다.

치과 임상에서는 치주질환 치료의 발전, 무치악이 되는 연령의 고령화, 평균수명의 연장과 같은 요인으로 인해 현저한 고도 치조제 흡수 증례가 해마다 증가하고 있는 것으로 보인다.

실제로 Wical 등과 **椎名** 등의 보고[6,7]에 따르면, 이공 하연에서 하악골 상연까지의 거리는 이공 하연에서 하악골 하연까지의 거리에 대하여 평균적으로 약 0.6의 비율이며, 0.4를 치조제 고경 불량으로 분류하였다. **大貫**는 대략 0.5 이하의 비율과, 더욱이 의치상 부담 면적이 대체로 2,000mm^2 이하를 lingualized occlusion 적용 기준으로 삼고 있으며, 치조제 조건이 나쁜 기준 요인 중 하나로 꼽고 있다[8].

이것으로부터 우리는 얼마나 많은 치조골 흡수 증례, 즉 난증례와 대치하여 임상을 하고 있는가를 알 수 있지만, 이러한 보고는 약 20년 전의 것으로 현재는 더욱 악화되고 있다고 생각한다. 파노라마 X선 사진에서 이공의 판별이 불가능한 정도로 치조골이 흡수된 증례도 드물지 않다. 특히, 고도 치조제 흡수 증례에서는 구강 내의 여러 조건이 악화되어 스탠다드 제작법으로는 총의치의 흡착 및 안정을 확보하기 어려운 경우가 많다.

따라서 본서에서는 하악 무치악 치조제 흡수 증례에 적합한 술식을 제시하고, 고도 치조제 흡수 증례의 특징을 설명하며, 그에 대한 대처법까지 다루고자 한다.

---

a/b=0.6---평균치[6,7]

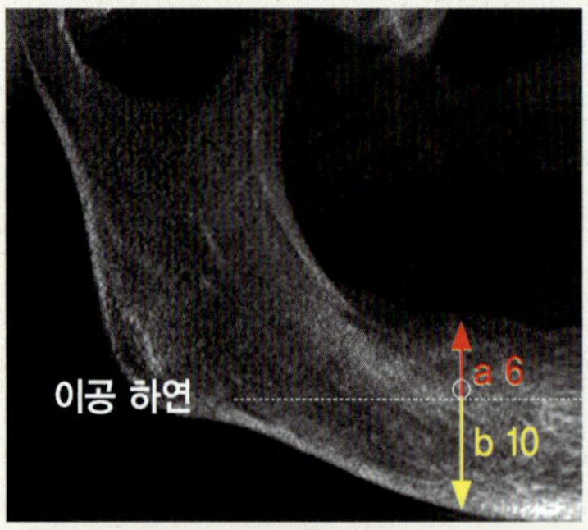

중등도

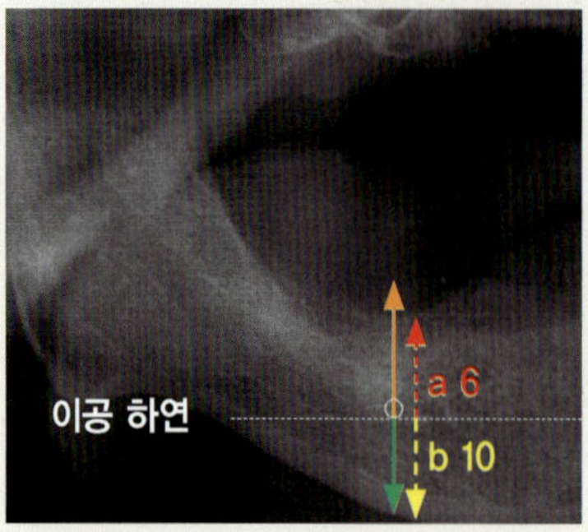

양호 ≧ 1.0

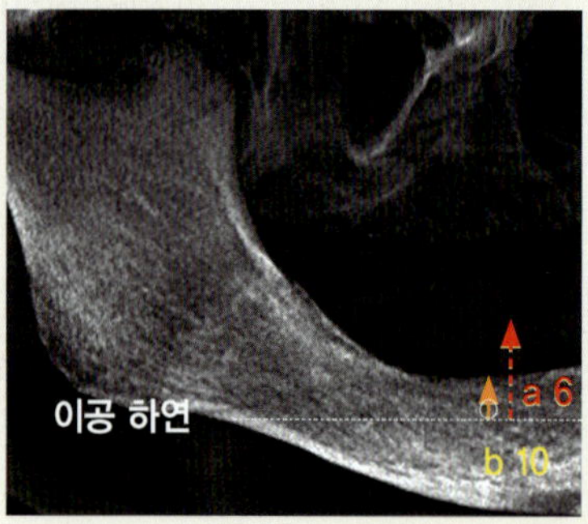

불량 ≦ 0.4

이공 하연에서 하악골 상연까지의 거리는 이공 하연에서 하악골 하연까지의 거리와 비교하여 평균적으로 약 0.6의 비율이었다. 그리고 0.4를 치조제 고경 불량으로 분류했다.

치조제 조건 불량

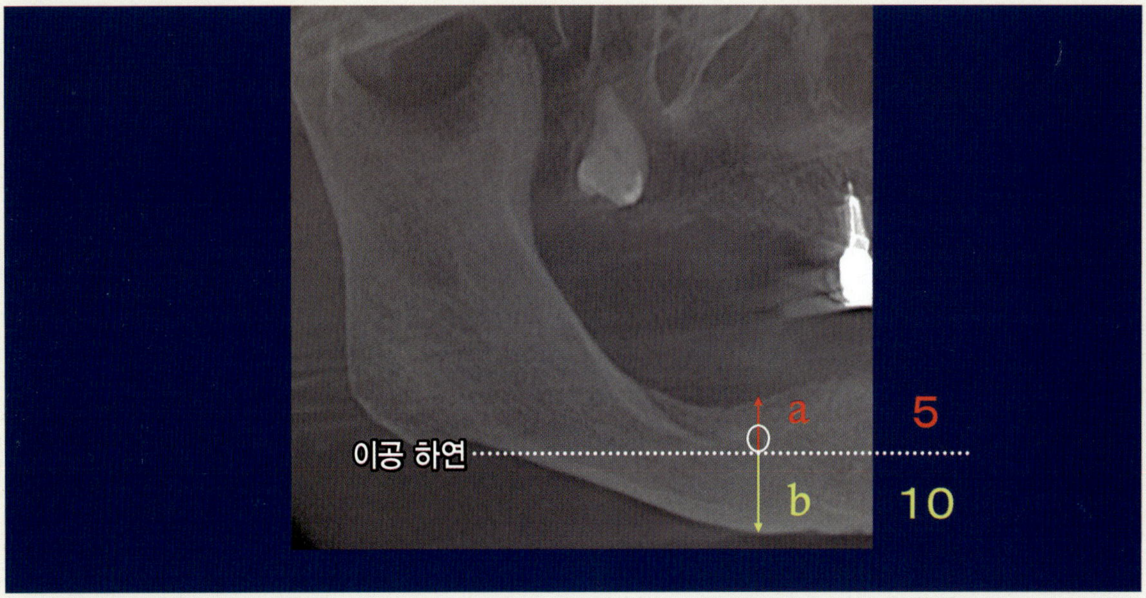

0.5 이하의 비율인 경우 치조제 조건이 불량한 기준 요소 중 하나로 간주된다[8].

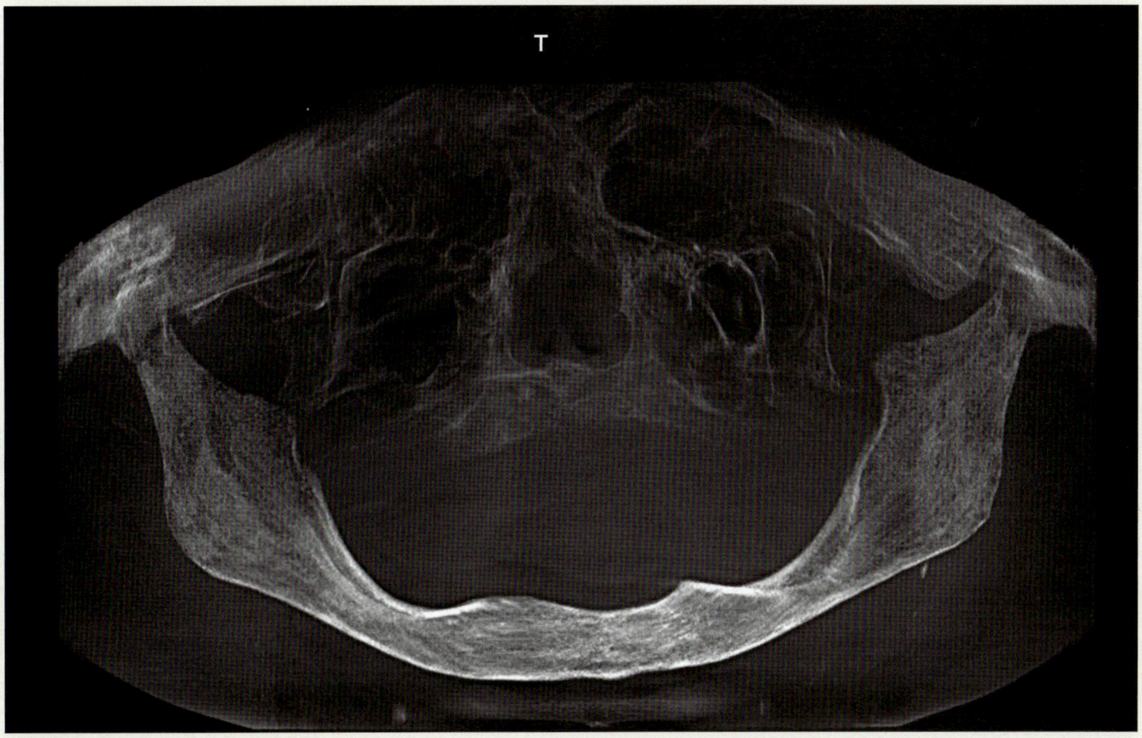

파노라마 X선 영상에서 이공의 판별을 할 수 없을 정도로 치조제가 흡수된 증례.

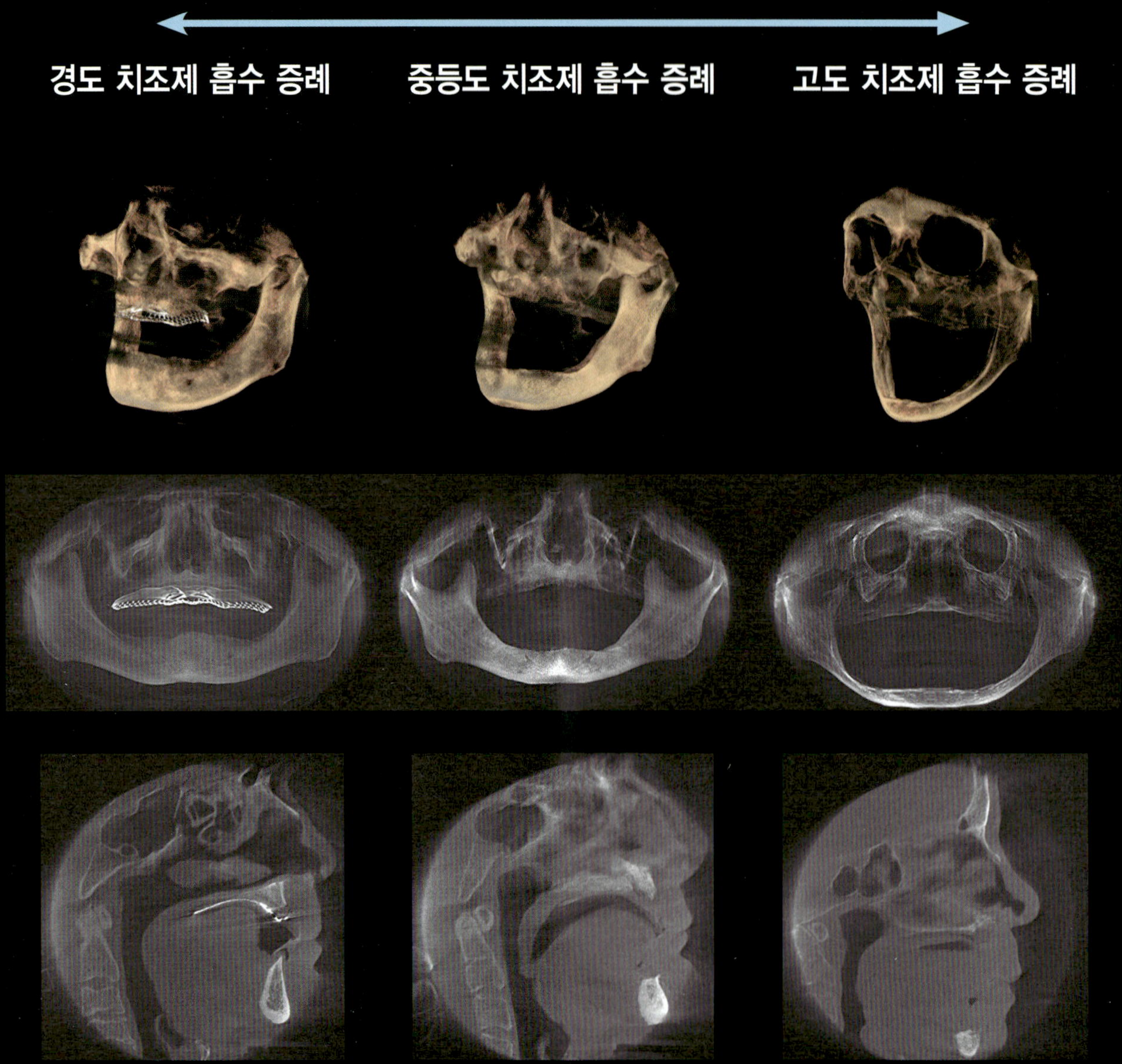

무치악 환자의 CT 영상 및 파노라마 X선 영상.

임상에서는 고도 치조제 흡수 증례가 해마다 증가하고 있는 것으로 보인다.

Chapter 1

무치악 정밀 인상채득의 변천

Chapter 1

무치악 정밀 인상채득의 변천

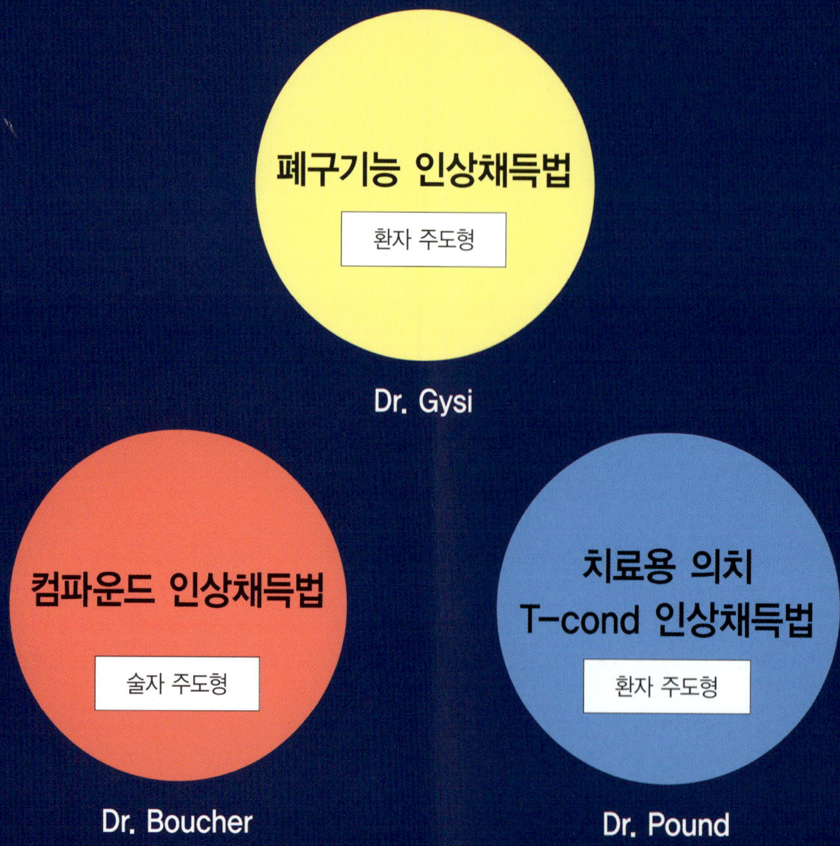

무치악 보철치료의 인상채득법은 크게 3가지로 분류된다.

1 | 폐구 기능 인상채득법

2 | 컴파운드 인상채득법

3 | 치료용 의치 T-cond 인상채득법

1 | 폐구 기능 인상채득법(환자 주도형)

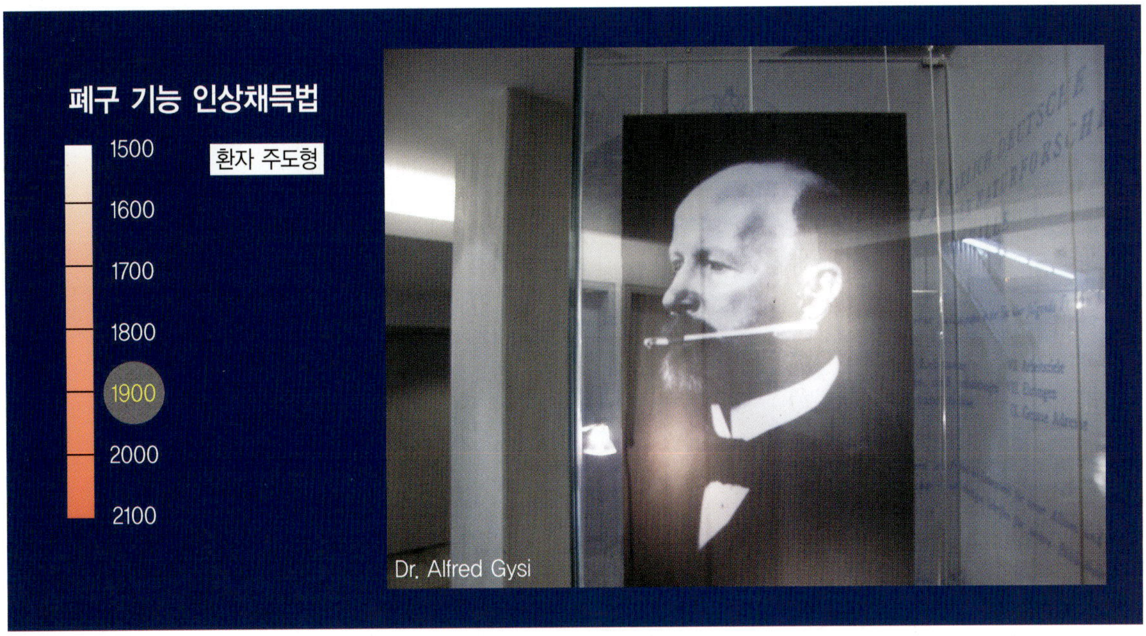

폐구 기능에 대한 인상채득은 독일 취리히대학 교수(1895년 취임)였던 Dr. Alfred Gysi가 유명하다.

Gysi가 주장한 'Axis Theory'는 "현대에도 총의치학의 기초를 이루고 있다"고 일컬어지고 있다[9]. 이러한 흐름을 잇는 것이 리히텐슈타인 공국에 있는 Ivoclar Vivadent사의 Mr. Hans Schleich의 통칭 "Schleich Denture"이다.

그리고 Ivoclar Vivadent사의 다음 인스트럭터인 Mr. Herbert Frick이 BPS(Biofunctional Prosthetic System: 생체기능적 보철 시스템)를 완성하여 세계에서 가장 메이저한 의치 제작 시스템이 된다[10].

일본에서는 1999년 아베 지로(阿部二郎, 동경 개업)가 흡착 인상채득법을 한 종류의 폐구 기능 인상채득법으로 제시하였다[11]. BPS는 2003년 곤도 히로시(近藤 弘, 시즈오카현 개업)에 의해 소개되었고[12,13], 2011년에는 아베 지로가 "BPS와 하악 총의치 흡착의 융합"으로 소개하였다[14]. 또한 일본 보철치과학회에서는 마츠다 켄이치(松田謙一, 오사카 대학 대학원 치의학연구과)가 2017년에 BPS의 유용성을 논하고 있으며, 그 시점에서 일본의 8개 치과대학 및 치의학부에 BPS를 정식으로 도입하고 있다고 언급하고 있다[15].

Gysi에 의한 폐구 기능 인상채득[16] (Labowada사 제공)

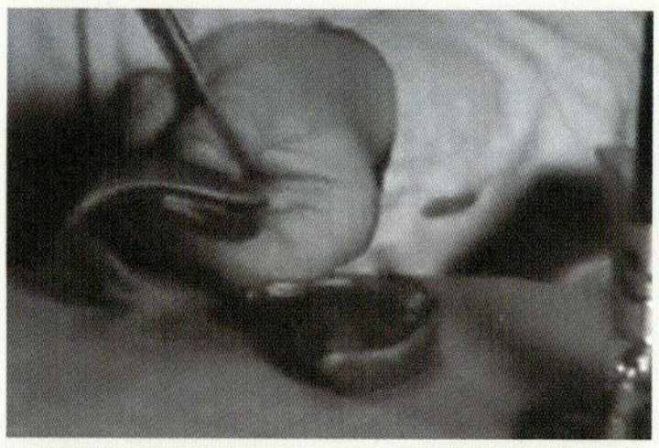
폐구할 수 있는 상·하 교합상형 인상채득용 트레이 제작

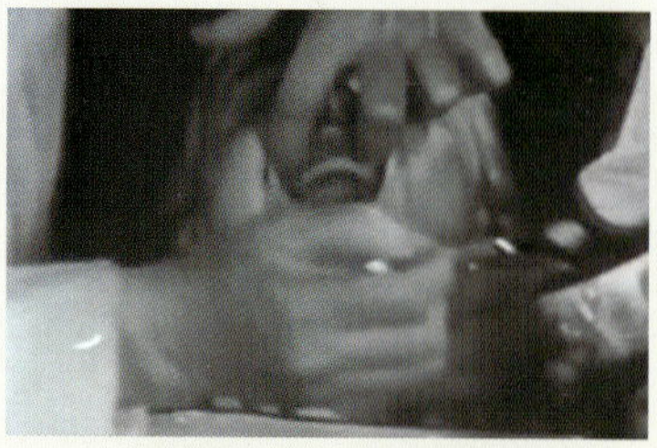
석고 인상재를 상악 구강 내에 도포

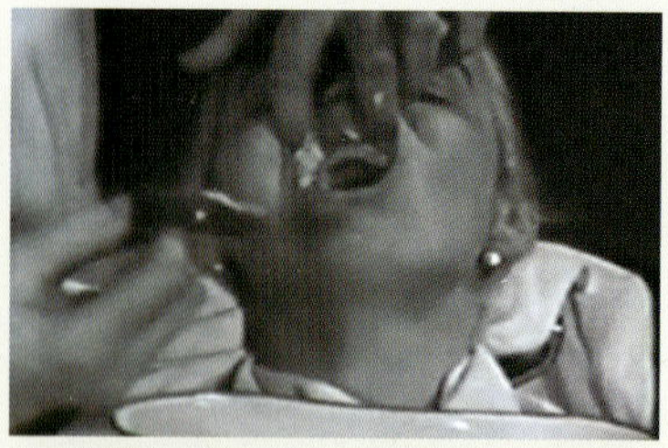
석고 인상재를 상악 트레이에 담아 압접 하악 트레이도 삽입하여 폐구를 가능하게 한다.

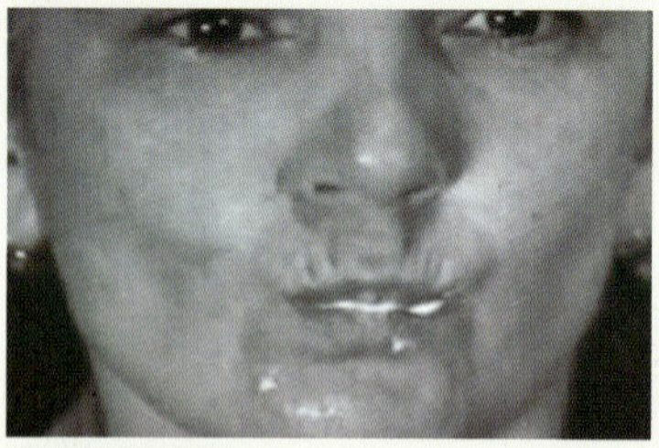
우~(기능운동)

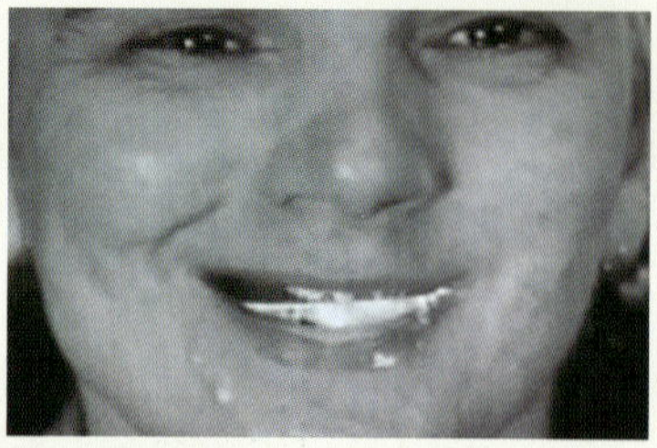
이~(기능운동)

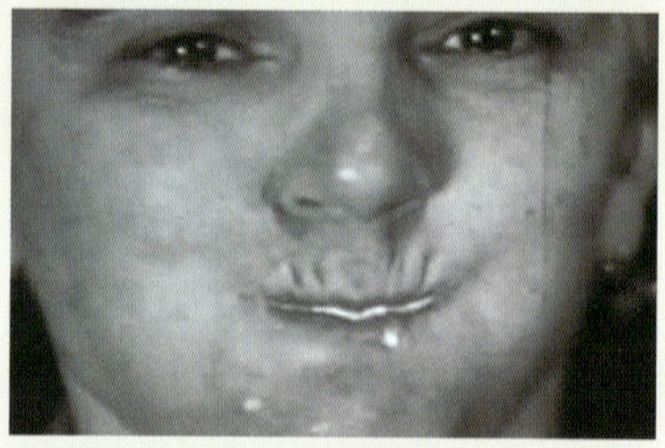
후~(상악 결절의 언더컷을 느슨하게 하기 위해 혹은 석고의 경화열을 식히기 위해 등 여러 설이 있다)

상악에 이어 하악도 마찬가지로 인상채득을 시행한다.

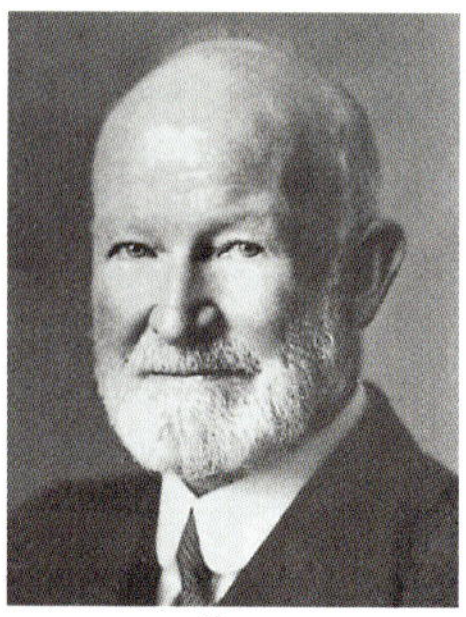
Dr. Gysi.A[9]

17) 아베 지로:『월간 아베 지로 - 하악 총의치 흡착까지의 길』, 덴탈다이아몬드사, 도쿄, 2007.에서 인용

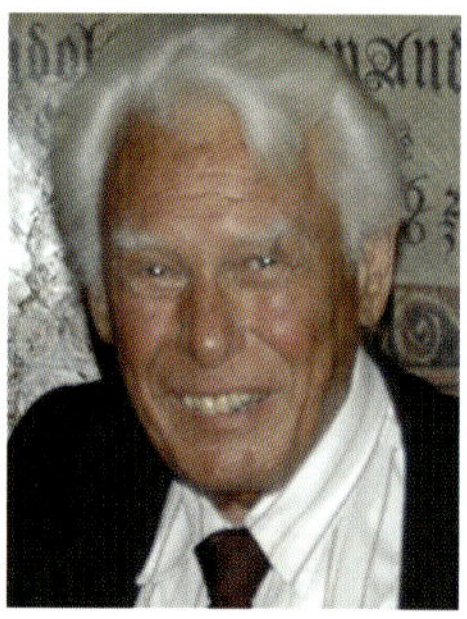
Mr. Hans Schleich
(Ivoclar Vivadent)

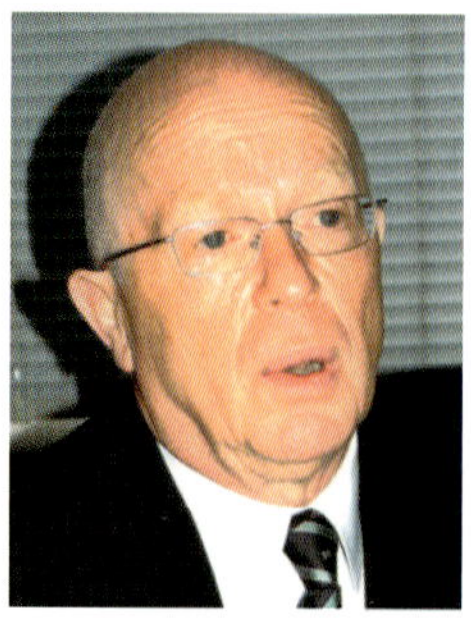
Mr. Herbert Frick
(Ivoclar Vivadent)
BPS

10) Herbert Frick, 아베 지로: 전 세계적으로 인정받는 컴플리트 덴처 제작 시스템 BPS.『치계전망』. 108(6): 1101-1127, 2006.에서 인용.

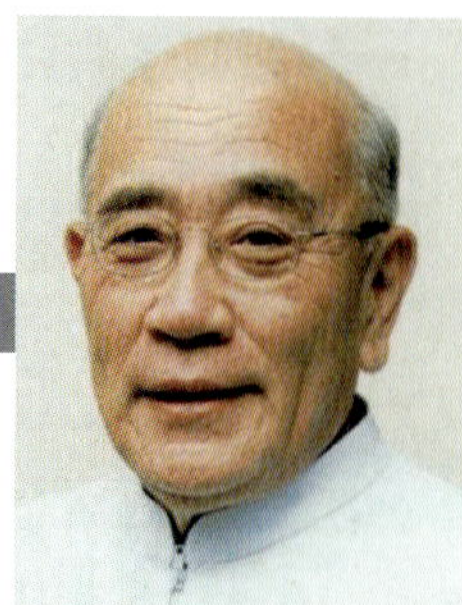
Dr. 곤도 히로시[12]
BPS

13) 곤도 히로시 외:『퀄리티 컨트롤 관점에서 다시 보는 총의치 치료 입문』, 의치약출판, 도쿄, 2007.에서 인용.

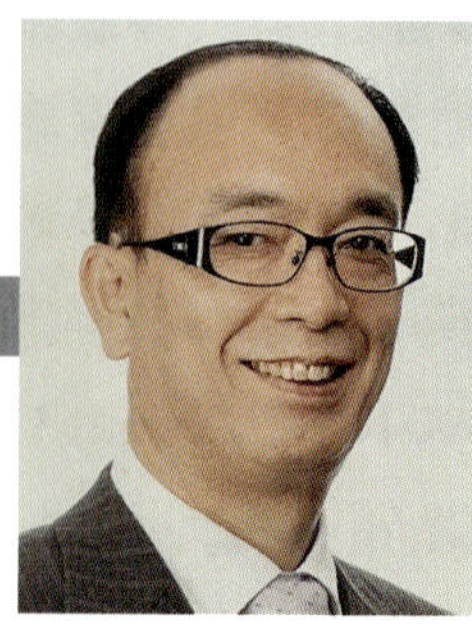
Dr. 아베 지로
흡착 인상채득법[11,17,18]
BPS와 하악 총의치 흡착의 융합[14,19]

BPS 상악 정밀 인상채득에서는 1차 정밀 인상채득으로 헤비바디 타입의 실리콘 인상재를 트레이 변연에만 올려서 구강 내에 삽입하여 "우~", "이~"의 기능운동을 여러 번 반복하여 보더 몰딩을 완성시키고, 비가동성의 저작점막상의 인상재를 제거하여 2차 정밀 인상채득에 대비한다.

2차 정밀 인상채득에서는 유동성이 높은 인젝션 타입의 실리콘 인상재를 사용하여 마찬가지로 기능 인상채득을 시행하여 매끄러운 인상채득면을 얻는다.

하악 정밀 인상채득에서는 윗입술을 핥는 "낼름낼름" 동작을 추가한다.

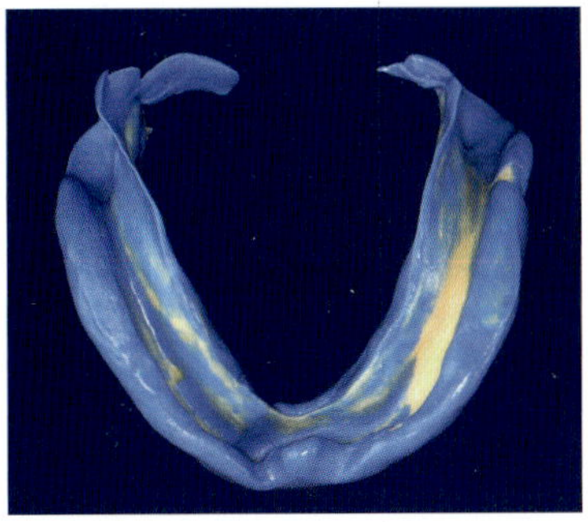

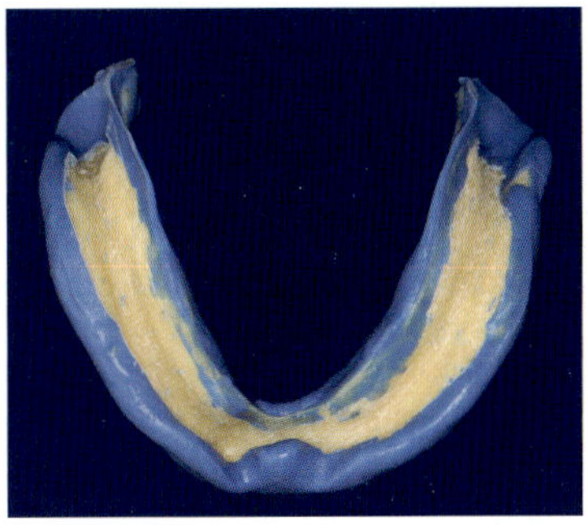

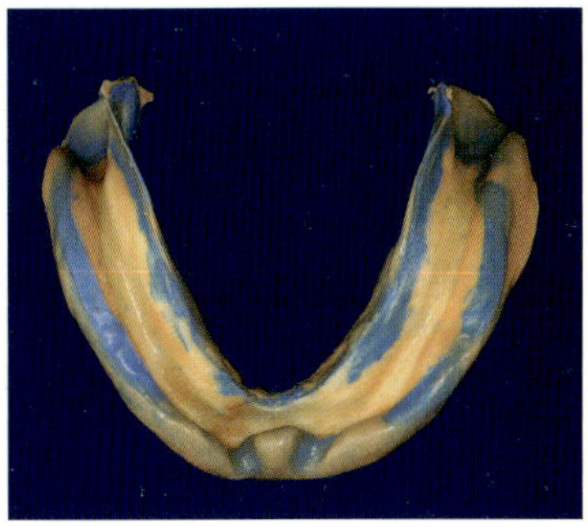

■ BPS에서의 폐구 기능 인상채득

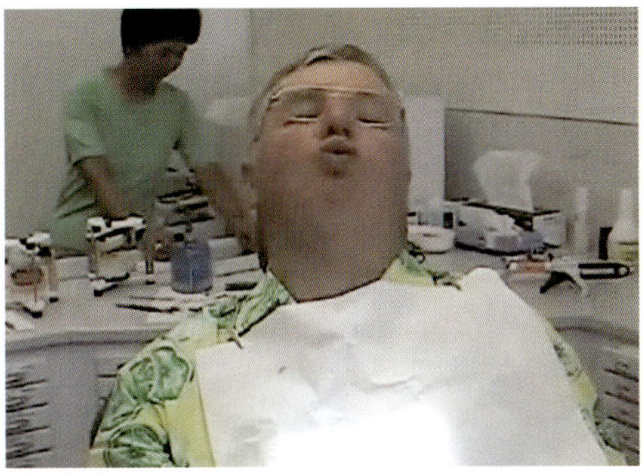

우~(기능운동)

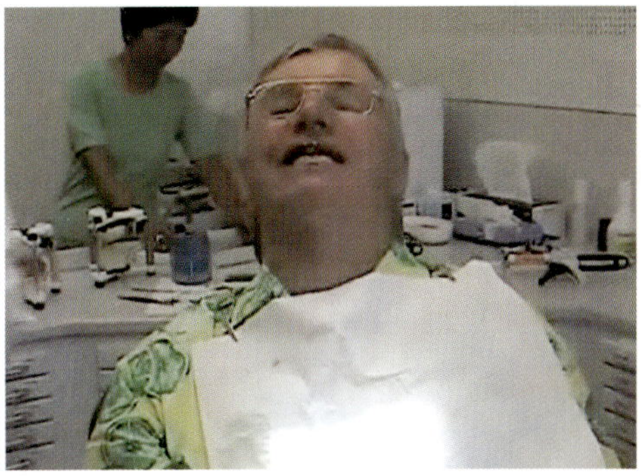

이~(기능운동)

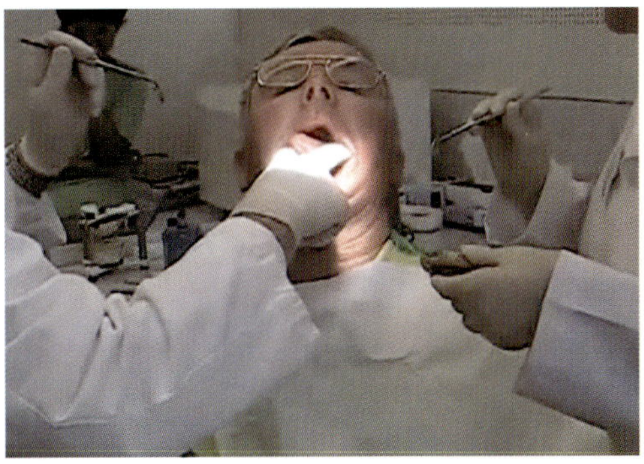

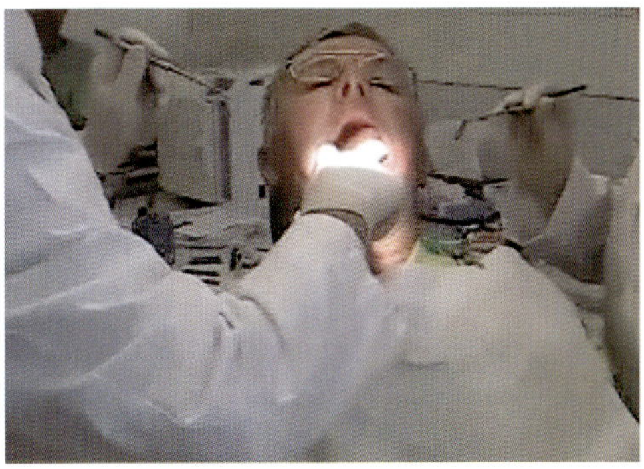

낼름낼름(기능운동) 윗입술을 핥는다

(2005년, 리히텐슈타인의 Ivoclar Vivadent사에서 필자가 진행한 BPS 세미나 녹화 영상에서)

2 | 컴파운드 인상채득법(술자 주도형)

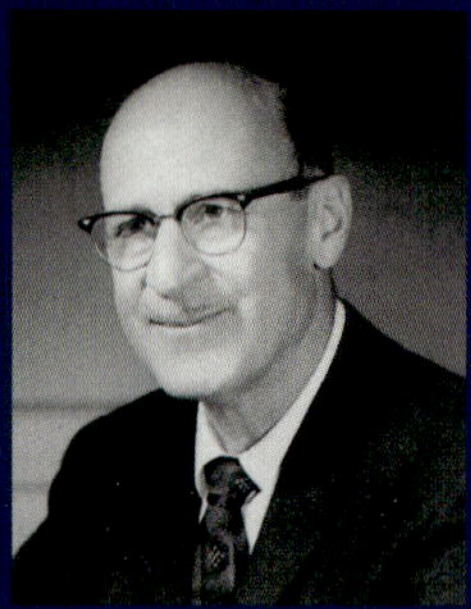

Dr. Boucher C.O.

17)아베 지로: 「월간 아베 지로 – 하악 총의치 흡착까지의 길」, 덴탈다이아몬드사, 도쿄, 2007.에서 인용

교과서의 변천

"PROSTHODONTIC TREATMENT FOR EDENTULOUS PATIENTS"

(BOUCHER의 무치악 환자의 보철치료)

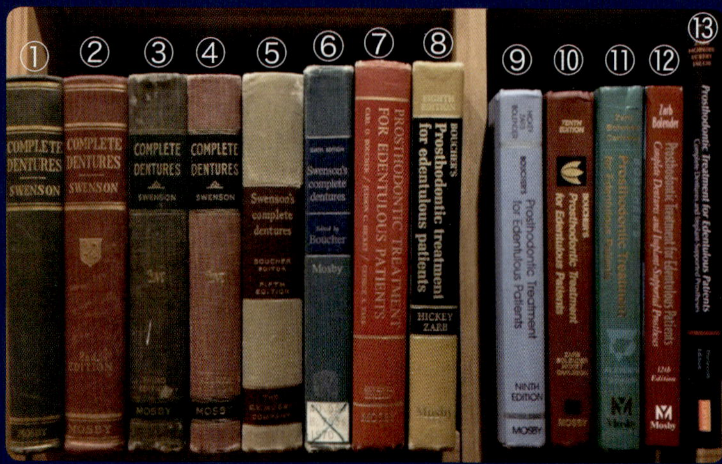

마쓰다 겐이치 (松田謙一) 선생님 제공

술자 주도형 컴파운드 인상채득법에서는 Dr. Boucher C.O.가 유명하다.

미국 대학 교과서인 "무치악 환자의 보철치료"는 개정판을 거듭해 2013년 발간된 13판이 최신판이다. 1940년부터 1970년까지는 사실 환자 주도형 폐구 기능 인상채득이 이루어졌다.

이것이 1975년부터 변화하여 2004년까지는 우리가 생각하는 술자 주도형 컴파운드·실리콘 인상채득이다.

최신판인 13판에서는 컴파운드 인상채득임에도 불구하고 술자 주도형이 아닌 환자 운동을 도입한 인상채득법으로 다시 변경되었다.

마츠다는 "BPS 등 환자의 기능운동을 도입한 인상채득법이 많이 소개되면서 그 장점이 재확인된 결과일 것"이라고 말했다[20].

"PROSTHODONTIC TREATMENT FOR EDENTULOUS PATIENTS"

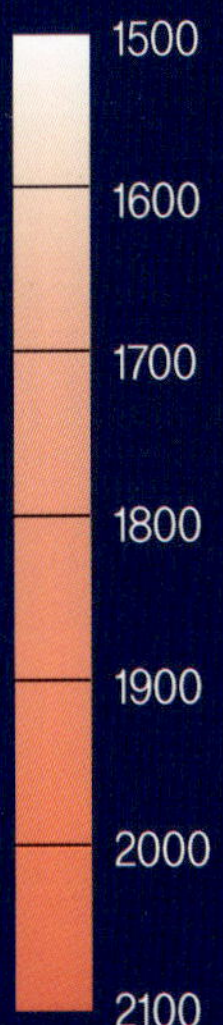

판	1	2	3	4	5	6	7	8	9	10	11	12	13
발행연도	1940	1947	1953	1959	1964	1970	1975	1980	1985	1990	1997	2004	2013
타이틀	Complete Dentures				Swenson's CD		PTEP*	Boucher's PTEP*				PTEP*	
대표저자	Swenson				Boucher			Hickey		Zarb			
방법													

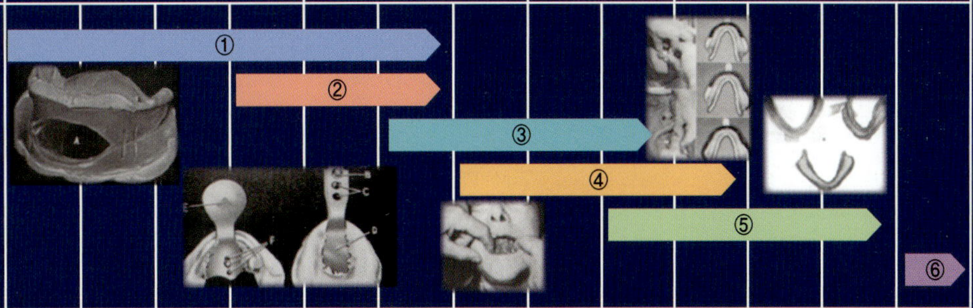

	①	②	③	④	⑤	⑥
트레이	왁스림 부착	구외법 GoA장치	개인트레이	개인트레이	개인트레이	개인트레이
변연형성재료	ZOE	ZOE	컴파운드	컴파운드	실리콘	컴파운드
변연형성방법	환자운동	환자운동	술자 조작	술자 조작	술자 조작	환자운동
Wash 재료	ZOE	ZOE	ZOE	실리콘	실리콘	실리콘

"PROSTHODONTIC TREATMENT FOR EDENTULOUS PATIENTS"

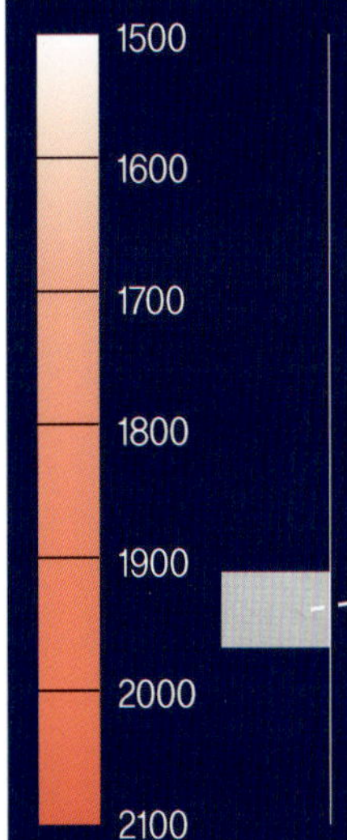

판	1	2	3	4	5	6	7	8	9	10	11	12	13
발행연도	1940	1947	1953	1959	1964	1970	1975	1980	1985	1990	1997	2004	2013
타이틀	Complete Dentures				Swenson's CD		PTEP*	Boucher's PTEP*				PTEP*	
대표저자	Swenson				Boucher			Hickey		Zarb			
방법													

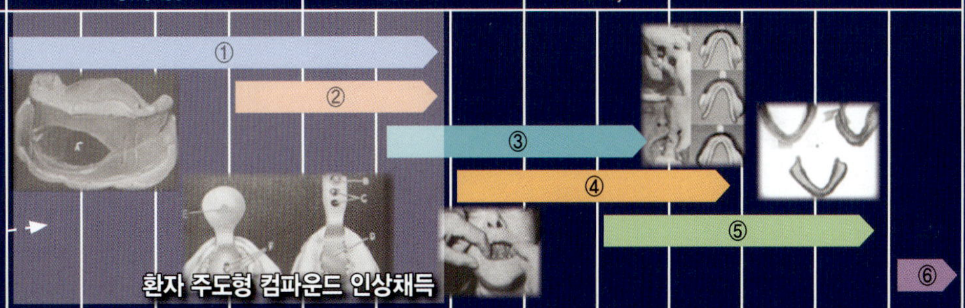

	①	②	③	④	⑤	⑥
트레이	왁스림 부착	구외법 GoA장치	개인트레이	개인트레이	개인트레이	개인트레이
변연형성재료	ZOE	ZOE	컴파운드	컴파운드	실리콘	컴파운드
변연형성방법	환자운동	환자운동	술자 조작	술자 조작	술자 조작	환자운동
Wash 재료	ZOE	ZOE	ZOE	실리콘	실리콘	실리콘

마쓰다 겐이치(松田謙一) 선생님 제공

"PROSTHODONTIC TREATMENT FOR EDENTULOUS PATIENTS"

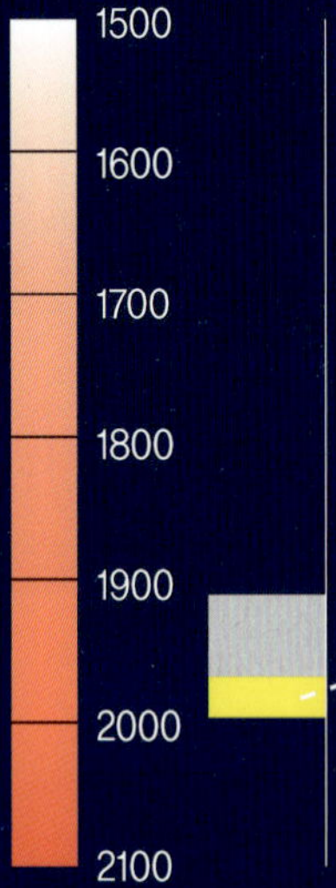

판	1	2	3	4	5	6	7	8	9	10	11	12	13
발행연도	1940	1947	1953	1959	1964	1970	1975	1980	1985	1990	1997	2004	2013
타이틀	Complete Dentures				Swenson's CD		PTEP*	Boucher's PTEP*				PTEP*	
대표저자	Swenson				Boucher			Hickey		Zarb			

방법

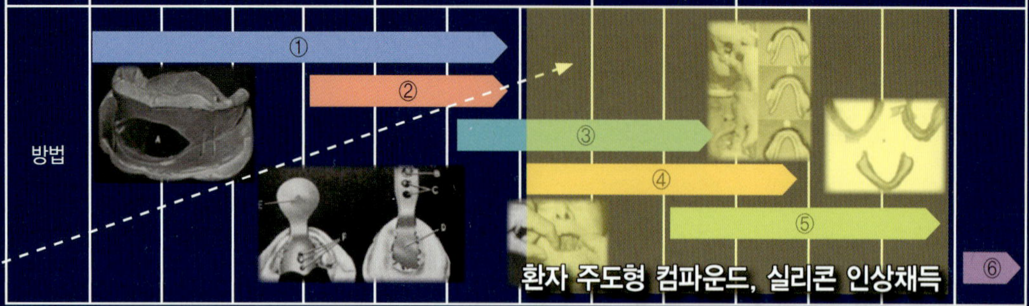

	①	②	③	④	⑤	⑥
트레이	왁스림 부착	구외법 GoA장치	개인트레이	개인트레이	개인트레이	개인트레이
변연형성재료	ZOE	ZOE	컴파운드	컴파운드	실리콘	컴파운드
변연형성방법	환자운동	환자운동	술자 조작	술자 조작	술자 조작	환자운동
Wash 재료	ZOE	ZOE	ZOE	실리콘	실리콘	실리콘

"PROSTHODONTIC TREATMENT FOR EDENTULOUS PATIENTS"

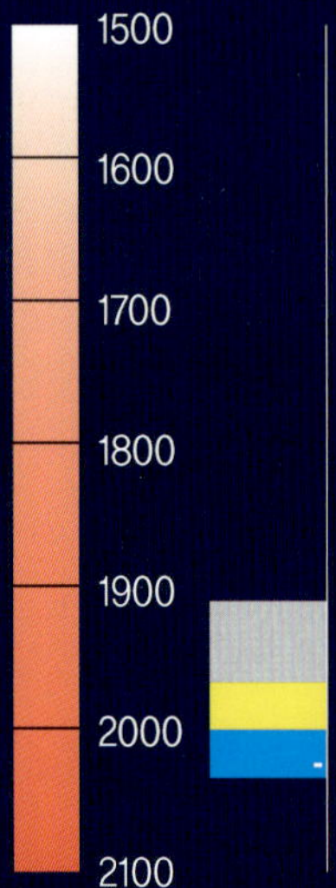

판	1	2	3	4	5	6	7	8	9	10	11	12	13
발행연도	1940	1947	1953	1959	1964	1970	1975	1980	1985	1990	1997	2004	2013
타이틀	Complete Dentures				Swenson's CD		PTEP*	Boucher's PTEP*				PTEP*	
대표저자	Swenson				Boucher			Hickey		Zarb			

방법

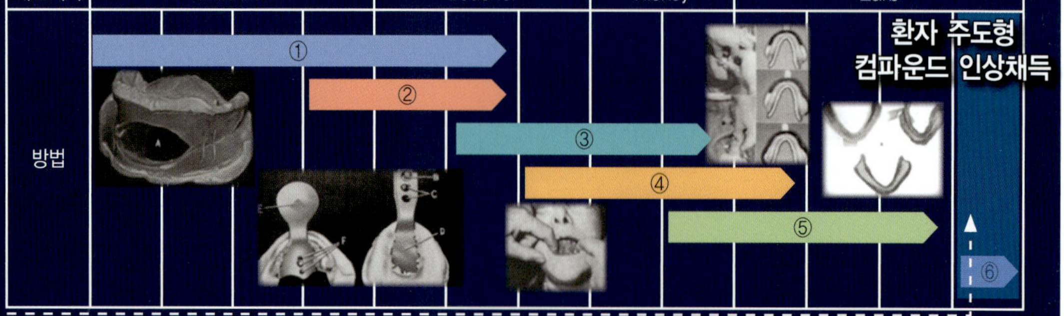

	①	②	③	④	⑤	⑥
트레이	왁스림 부착	구외법 GoA장치	개인트레이	개인트레이	개인트레이	개인트레이
변연형성재료	ZOE	ZOE	컴파운드	컴파운드	실리콘	컴파운드
변연형성방법	환자운동	환자운동	술자 조작	술자 조작	술자 조작	환자운동
Wash 재료	ZOE	ZOE	ZOE	실리콘	실리콘	실리콘

마쓰다 겐이치(松田謙一) 선생님 제공

3 | 치료용 의치 T-cond 인상채득법(환자 주도형)

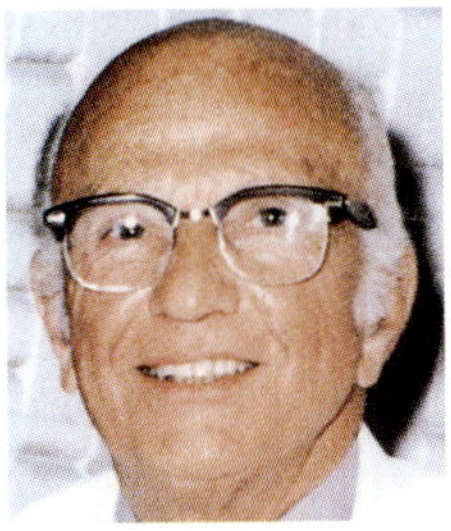

Dr. Earl pound

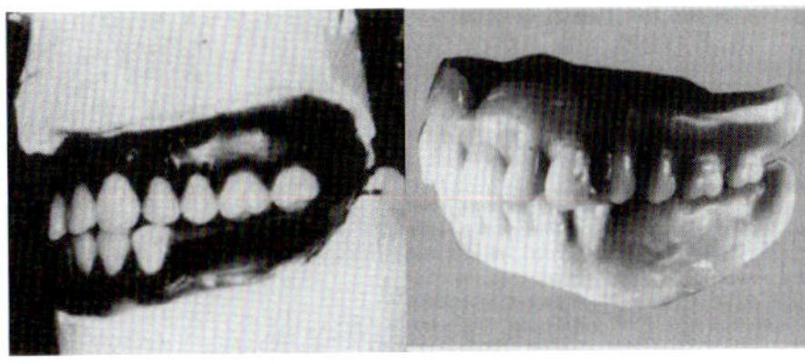

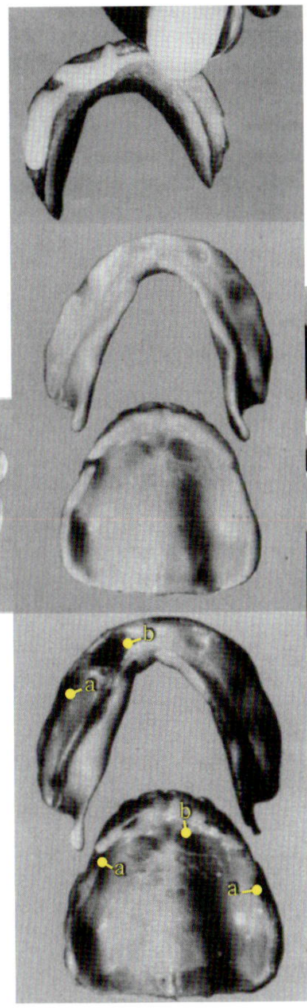

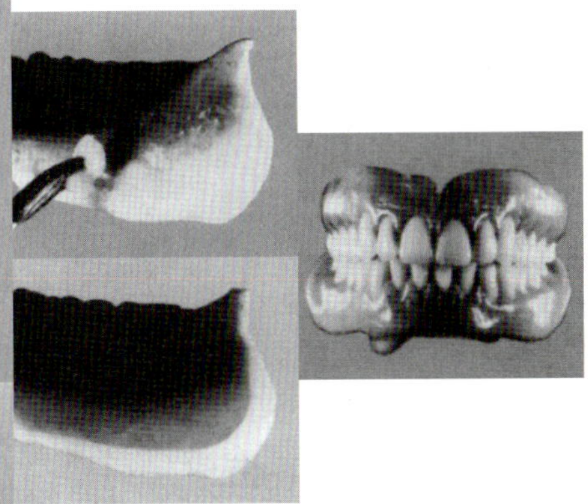

치료용 의치를 제작하고, 티슈 컨디셔너를 점막면에 깔고 실제로 환자에게 사용하게 하면서 변연 형태를 결정하고, 리라이닝 또는 최종 의치로 전환하는 방법이다.

하악 구치부에 인공치가 아닌 플랫 테이블을 설치하고 동시에 하악위를 모색하는 것이 특징이다.

Dr. Earl pound가 일본에 전수했기 때문에 당시에는 "파운드 덴처"라고 불렸다[21,22].

치료용 의치를 사용 중에 변연이 너무 길어져서 티슈 컨디셔너가 넘어가는 부분(a)을 삭제하고, 압력이 가해져서 상이 보이는 부분(b)을 릴리프하고, 부분적으로 티슈 컨디셔너를 추가하거나 전면 교체한다. 또한, 변연이 부족한 경우에는 변연에서 튀어나온 티슈 컨디셔너를 즉시중합레진으로 보강한다. 그리고 상 점막면이 1~2mm의 균일한 두께가 되도록 하는 것을 목표로 한다.

이 방법을 계승한 사람이 사쿠라이 타다츠쿠(桜井唯次, 동경 개업)이며, "사쿠라이식 무통 덴처"라고 불렀다[23]. 그 후, 츠츠미 타카시(堤崇詞, Labowada)에게 소개된 후카미즈 코조(深水皓三, 동경 개업)가가 이 방법을 이어받아 "파일럿 덴처"라고 했다[24-26]. 또한 플랫 테이블을 배제한 방법으로 요코타 토오루(横田 亨, 오이타현 개업)가가 치료용 의치를 제작하고 티슈 컨디셔너를 설치하는 "요코타 덴처"[30], 무라오카 히로시(村岡博, 동경 개업)가 구 의치를 개조하고 티슈 컨디셔너를 설치하는 "텐타티브 덴처"[27-29]로 널리 보급되었다.

21) Earl pound : Conditining of denture patients. J.A.D.A.64:461-468,1962.

22) Earl Pound(저), 阪本 勲(역), 櫻井 薫(감역) : 『환자와의 신뢰 관계를 구축하는 총의치 제작법』, p45-87, 와카바출판, 도쿄, 2009.

30) 요코타 토오루: 요코타 덴처 시스템. 퀸테센스출판, 도쿄, 1998.에서 인용.

Dr. Earl pound
"파운드 덴처"[21,22]

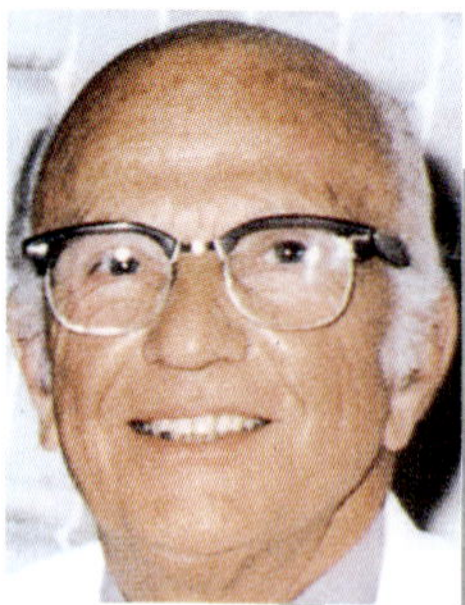

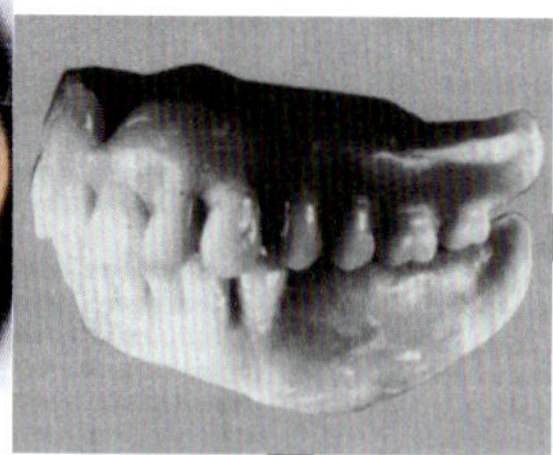

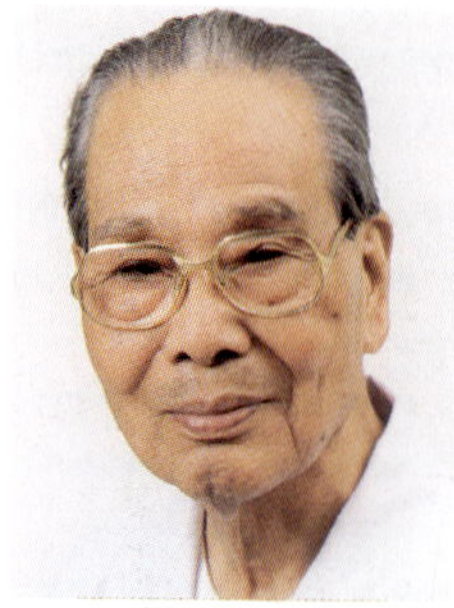

Dr. 사쿠라이 타다츠쿠(桜井唯次)[23]

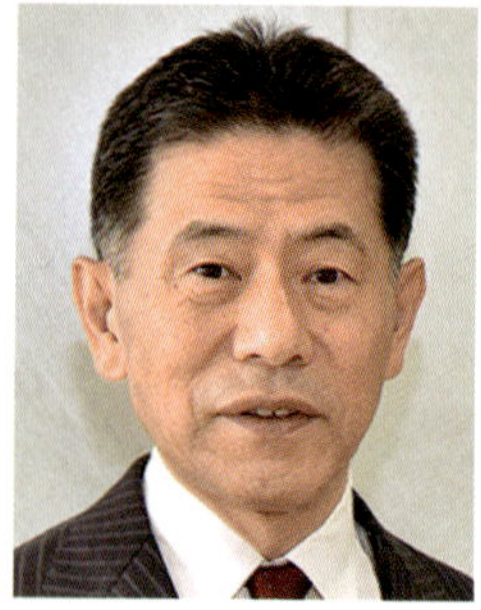

Dr. 후카미즈 코조(深水皓三)[24-26]

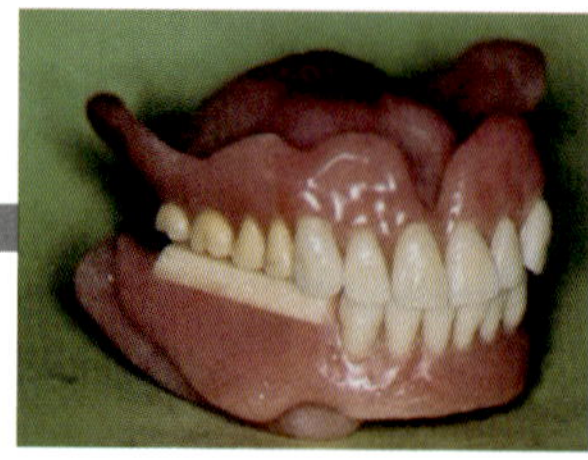

사쿠라이식 무통 덴처

23)나카오 가츠히코:『무통 덴처의 임상』, 격월간「보철임상」Mook, 의치약출판, 도쿄, 2002. 에서 인용

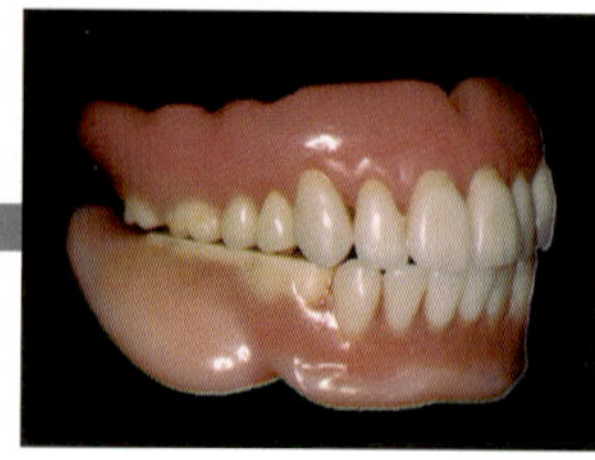

파일럿 덴처

24)후카미즈 코조:『눈으로 보는 인공치 배열 & 치은 형성』, 월간「치과기공」별책, 의치약출판, 도쿄, 2005.

25)후카미즈 코조:『치료용 의치를 활용한 총의치 임상』, 나가스에쇼텐, 교토, 2014.

26)후카미즈 코조, 이치카와 아츠시:「알지네이트 인상재를 이용한 무압성 해부학적 인상채득」, 『총의치 치료를 성공으로 이끄는 장인의 기능인상』(마에하타 카오루 편저), 61-72쪽, 덴탈다이아몬드사, 도쿄, 2019.에서 인용.

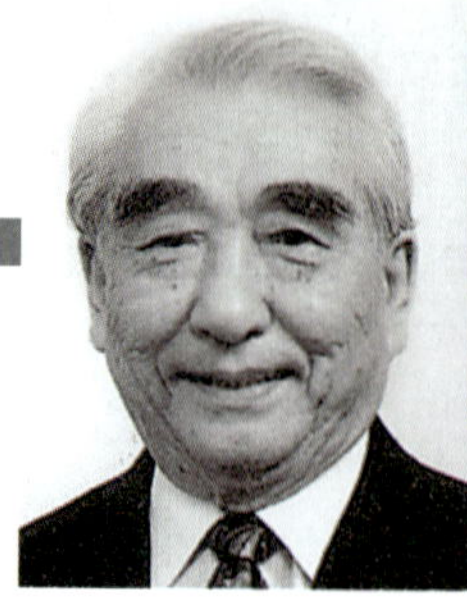

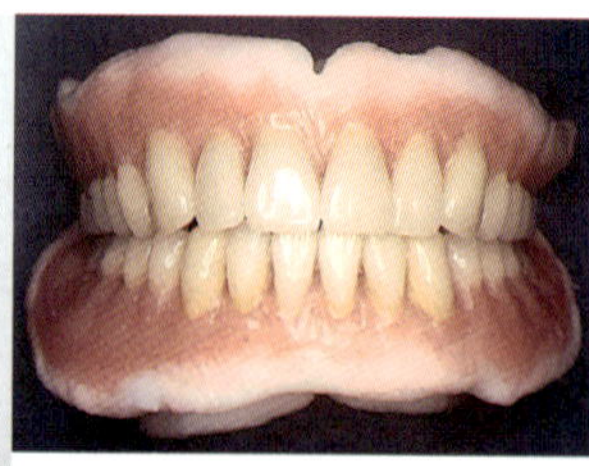

요코타 덴처[30]

리라이닝

Dr. 요코타 토오루(横田 亨)

30)요코타 토오루:『요코타 덴처 시스템』, 퀸테센스출판, 도쿄, 1998.에서 인용

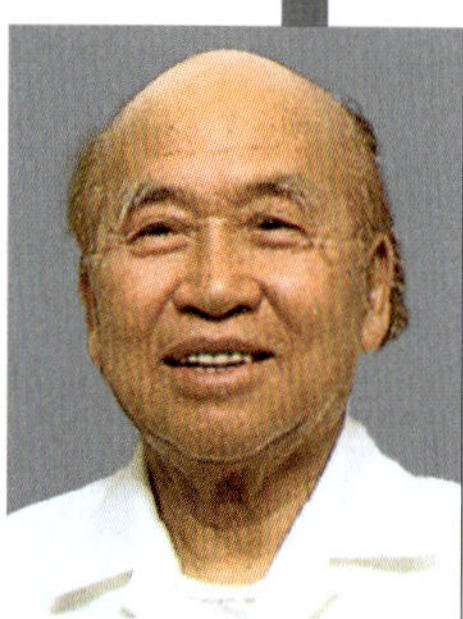

Dr. 무라오카 히로시
(村岡 博)

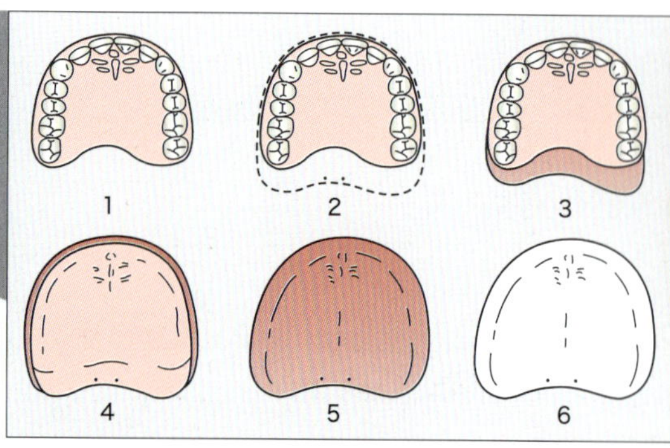

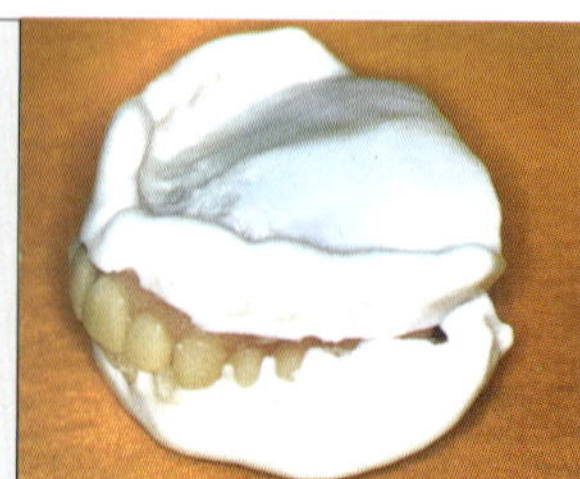

덴타티브 덴처
구 의치를 개조하여 치료용 의치로 사용

27)무라오카 히로시:『단계별로 답하는 총의치 임상 120 포인트 (증보판)』, 효론퍼블리셔스, 도쿄, 1996.에서 인용

28)무라오카 히로시:『컬러 아틀라스 컴플리트 덴처 제작 - 텐터티브 덴처를 활용한 실전 총의치』, 퀸테센스출판, 도쿄, 1988.

29)무라오카 히로시:『임상의 달인 2 무라오카 히로시』, 덴탈다이아몬드사, 도쿄, 1996.에서 인용

4 | 기타

1. 복제 의치

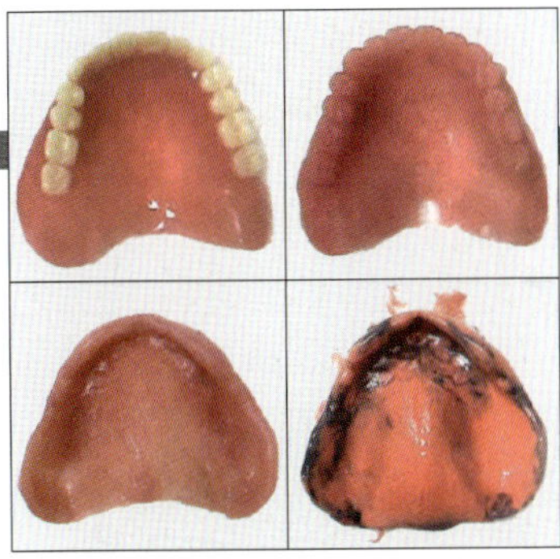

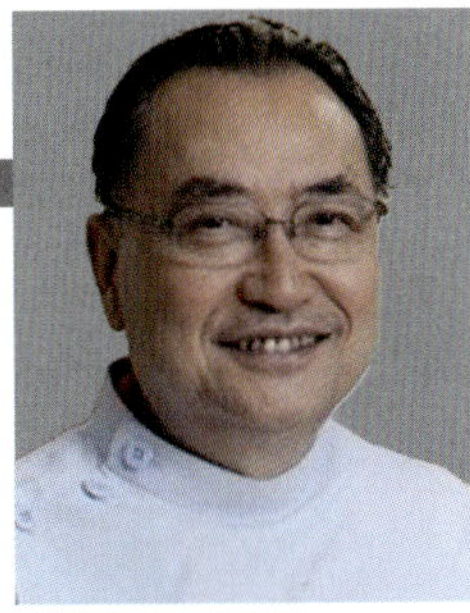

Dr. 무라오카 히데아키
(村岡秀明)

복제 의치
구 의치의 복제 의치를 제작, 개조하여 인상채득용 트레이로, 혹은 복제 의치를 치료용 의치로 사용

무라오카 히데아키: 『총의치 흡착을 위한 7단계』, 효론퍼블리셔스, 도쿄, 2009.

무라오카 히로시(村岡 博)는 구 의치를 개조하여 T-cond를 설치하여 치료용 의치로 한 반면, 아들 무라오카 히데아키(村岡秀明)는 환자가 구 의치의 반환을 요구했을 때의 대응을 고려하여 구 의치의 복제 의치를 제작하여 활용하는 술식을 소개했다.
① 구 의치의 복제 의치를 제작하여 개조하고 이를 트레이로 인상채득하여 새 의치를 완성한다.
② 구 의치의 복제 의치를 제작하여 개조하고 직접 리라이닝을 하여 치료용 의치로 한다.
그 후 치료용 의치의 복제 의치를 다시 제작하여 트레이로 인상채득하여 새 의치를 완성한다. 두 의사에게 공통된 것은 개형 인상채득을 채득하지 않는다는 것이다.

2. 교좌 인상채득법

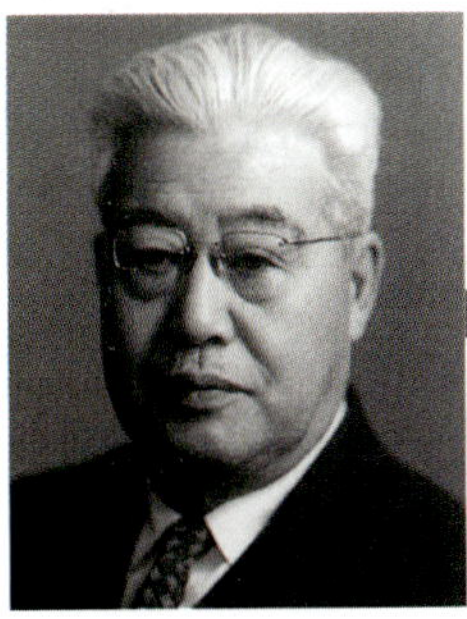

Dr. 야자키 마사카타
(矢崎正方)[31]
도쿄 치과대학 출신

33)야자키 히데아키: 『야자키 마사카타의 총의치에서 배우다』, 의치약출판, 도쿄, 1995.에서 인용

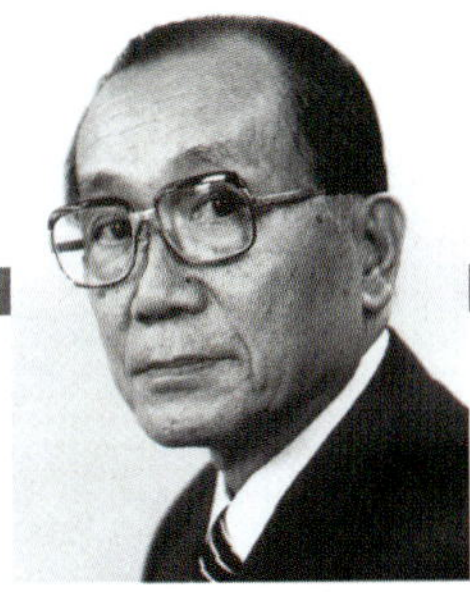

Dr. 가와우치 키요시
(河邉清治)[32]
도쿄 치과대학 출신

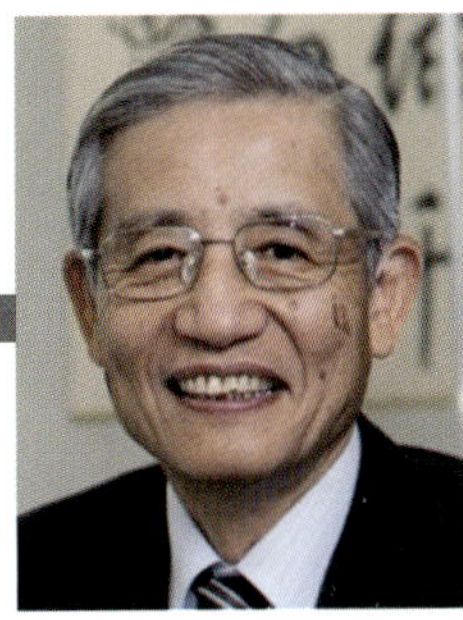

Dr. 야자키 히데아키
(矢崎秀昭)[33,34]
도쿄 치과대학 출신

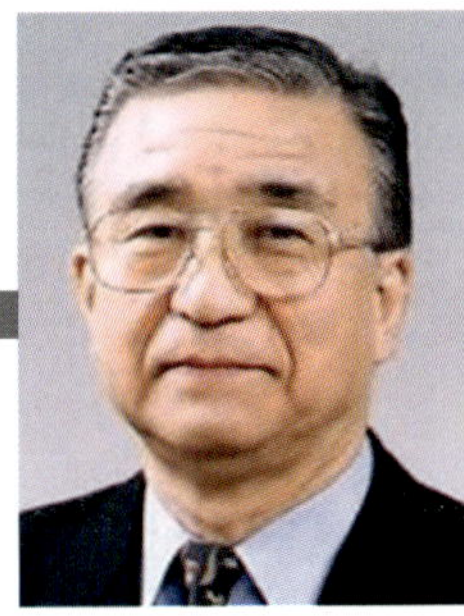

Dr. 가토 다케히코
(加藤武彦)[35]
도쿄 치과대학 출신

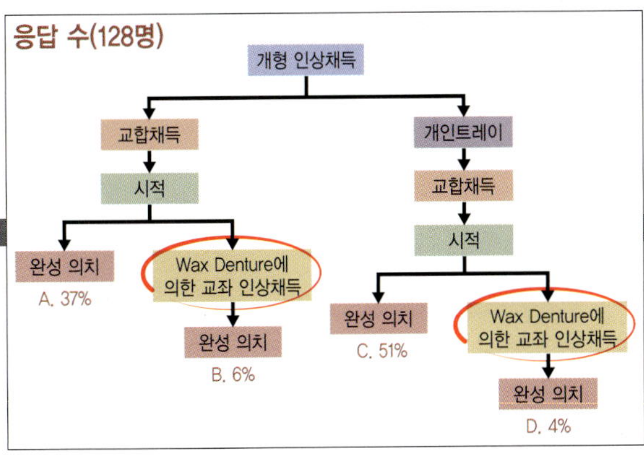

36)노자와 코지: 『총의치 제작 과정 및 해부학적 랜드마크에 대한 치과기공 조사』, 일본 악교합학회지 「교합의 과학」, 33권 (1, 2호): 23-30, 2013.

주로 도쿄 치과대학 출신자를 중심으로 계승되는 인상채득법이다. 니가타에서 시행한 총의치 인상채득법에 대한 설문조사에서는 약 10%가 교좌 인상채득법을 선택했다.

번외 편으로 일본에서 처음으로 의치 교과서를 집필했다고 하는 도쿄 치과대학 교수인 야자키 마사카타(矢崎正方)가 고안한 교좌 인상채득법이 있다[31].

인공치를 배열한 납의치 시적상의 점막면에 인상재를 도포하고 다시 인상채득을 하는 방법이다. 이를 통해 인상채득, 교합채득, 즉시의치 시적 시의 오류를 수정한다고 했다. 도쿄 치과대학에서는 현재도 이 방법을 교육하고 있으며, 도쿄 치과대학 출신 치과의사들을 중심으로 실천되고 있다.

34) 야자키 히데아키: 『복제 의치를 응용한 교좌인상법에 의한 총의치 임상』, p.45-49, 의치약출판, 도쿄, 2004.에서 인용.

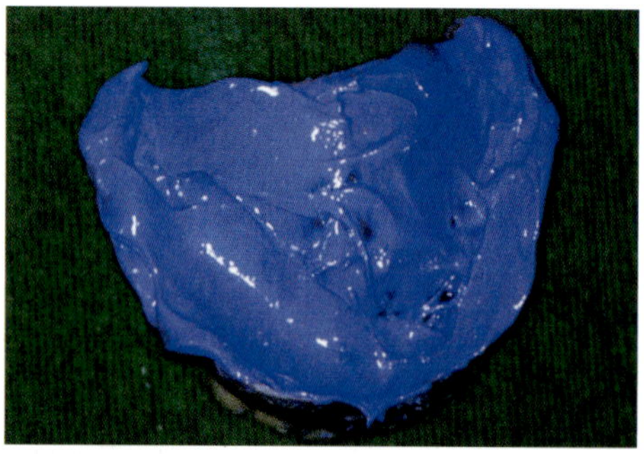

그림 ① 통상적인 교좌 인상채득에는 실리콘 러버 인상재, 비닐 실리콘 인상재 등의 레귤러 타입을 사용하고 있다.

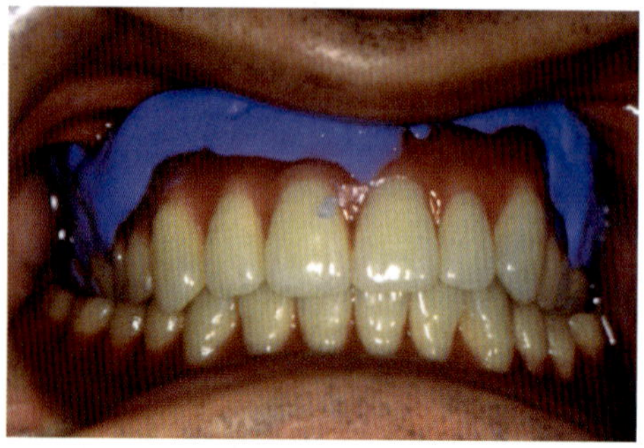

그림 ② 상악의 왁스 덴처를 손으로 강하게 소정의 위치에 압접한 다음 교합시켜 교합 상태에 어긋남이 없는지 확인한다.

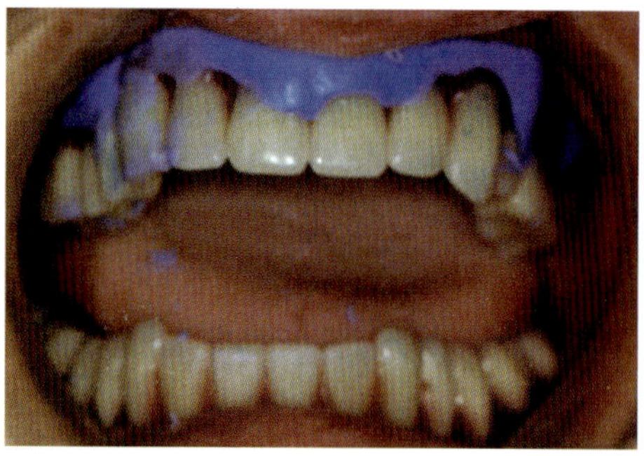

그림 ③ 인상재가 경화되기 전에 2~3회 가볍게 개구하여 개구 시의 가동점막의 상태를 상 연마면에 표시한다. 그리고 가볍게 교합시켜 인상재의 경화를 기다린다.

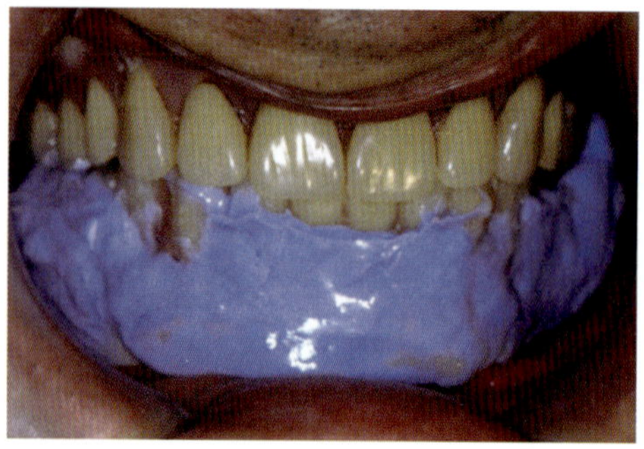

그림 ④ 상악과 마찬가지로 하악의 왁스 덴처에 실리콘 인상재를 올린 후, 구강 내에 삽입하고 가볍게 상악 의치와 교합시킨다.

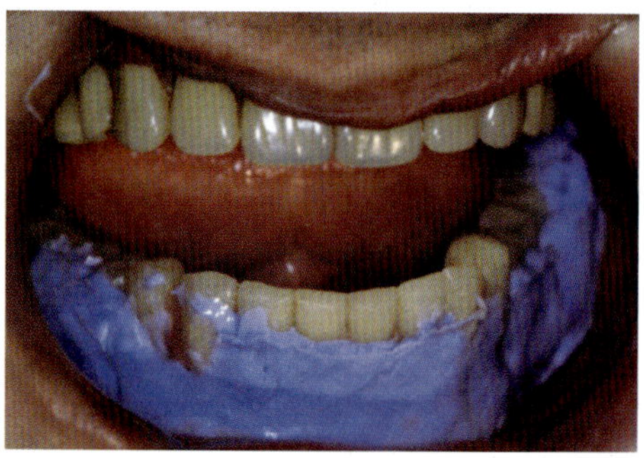

그림 ⑤ 2~3회 가볍게 교합시킨 후 보통의 발음이나 저작 정도의 개구를 시키고, 상 연마면에 개구 시 가동점막의 상태를 표시한다. 그리고 가볍게 교합시켜 인상재의 경화를 기다린다.

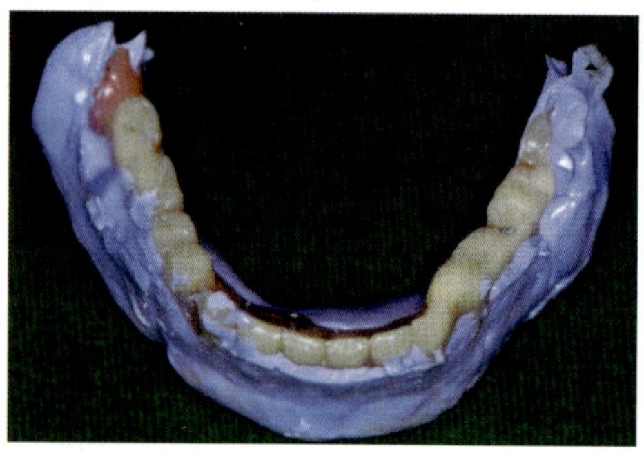

그림 ⑥ 개구 시 가동점막의 상태가 상 연마면에 표시되어 있는지, 설측의 상연의 형태 등을 확인한다.

3. 흡착 인상채득법

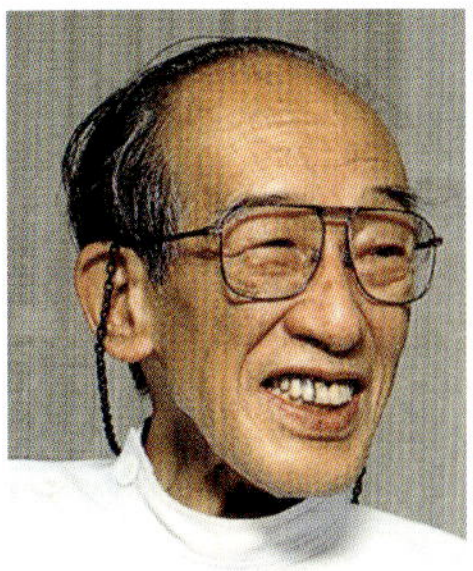

Dr. 소메야 세이치로
(染谷成一郎)[33]

40)소메야 세이치로: 임상의 달인 3, 소메야 세이치로. Dental Diamond, 도쿄, 1997.에서 인용.

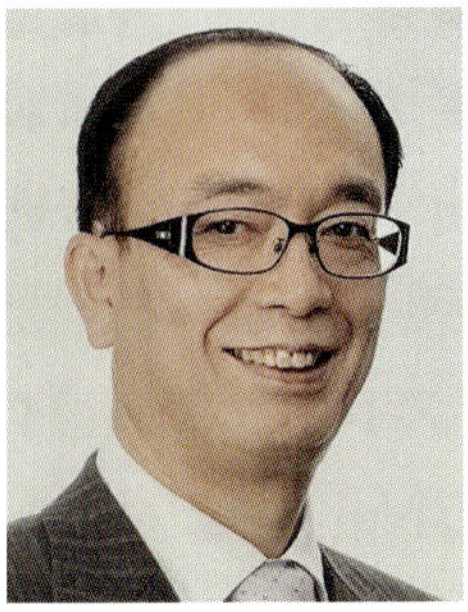

Dr. 아베 지로(阿部二郎)

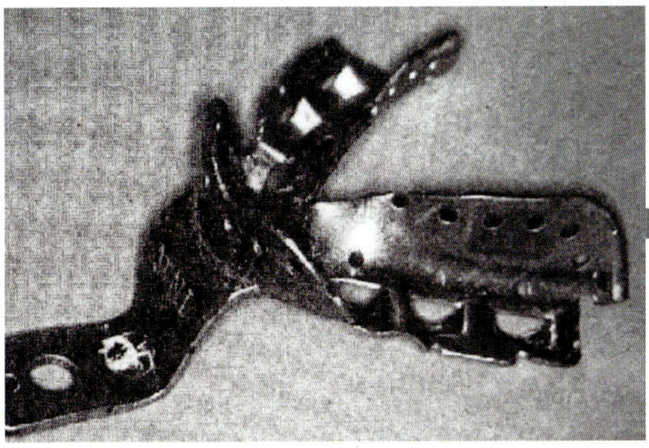

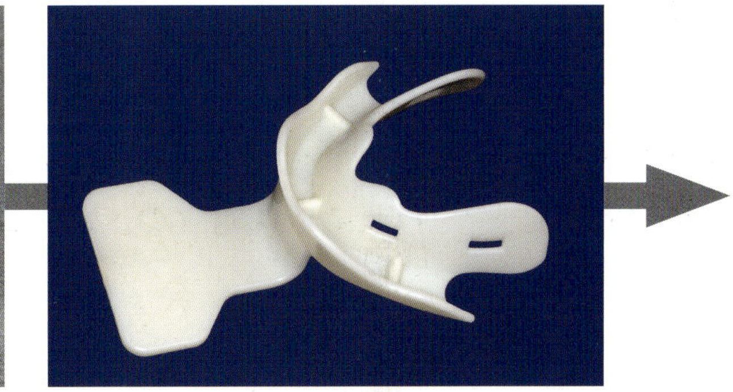

개형 인상채득에서 사용하는 소메야가 개발한 "틀 없는 트레이"[37]를 원형으로 하여 보다 사용하기 쉽게 개량한 것이 아베가 개발한 "Frame Cut Back Tray"(모리타)이다. 따라서 개념은 같다(P.105 참조).

하악 총의치에서 지금까지 부분적인 변연봉쇄를 시도하는 개념은 존재했지만, 상악 총의치와 같은 전체 둘레 봉쇄를 완성하여 흡착을 얻는 것은 어렵다고 여겨졌다. 그러나 소메야 세이치로(染谷成一郎)가 컴파운드를 이용한 하악 전치부의 점막에 의한 전체 둘레 봉쇄 이론을 거의 완성시켰다[38-40]. 설하주름부를 폐구 인상채득으로 둥글게 만들도록 하고, 폐구 시 협점막과 혀가 접촉하기 쉽도록 협점막을 당겨 인상채득을 취했다.
다만, 컴파운드 방식이었기 때문에 소메야와 같은 이미지를 재현하기가 쉽지 않았다. 그 후, 소메야에게 사사하던 아베 지로에 의해 누구에게나 재현할 수 있는 이론과 실천법이 1999년에 발표되어 널리 퍼졌다[11]. 이것이 폐구 기능인상채득법이었다.

프롤로그에서 Chapter 2까지의 참고문헌

1. G C Boven, G M Raghoebar, A Vissink & H J A Meijer : Improving masticatory performance, bite force, nutritional state and patient's satisfaction with implant overdentures: a systematic review of the literature. Journal of Oral Rehabilitation, 42(3) :220-233, 2015.
2. Ines Polzer, Martin Schimmel, Frauke Müller, Reiner Biffar : Edentulism as part of the general health problems of elderly adults. Int Dent J, 60(3) :143-155, 2010.
3. Pierre Yves Cousson, Marion Bessadet, Emmanuel Nicolas, Jean- Luc Veyrune, Bruno Lesourd and Claire Lassauzay : Nutritional status, dietary intake and oral quality of life in elderly complete denture wearers. Gerodontology, 29(2) : 685-692, 2012.
4. Damian J Lee, Paola C Saponaro : Management of Edentulous Patients. Dent Clin North Am, 63(2) :249-261, 2019.
5. 厚生労働省:平成28年歯科疾患実態調査結果の概要. 17, 2017.
6. K E Wical, C C Swoope : Studies of residual ridge resorption. Part 1. Use of panoramic radiographs for evaluation and classification of mandibular resorption. J Prosthet Dent. 32(1) : 7-12, 1974.
7. 椎名順朗, 細井紀雄:無歯顎患者の回転パノラマX線撮影による下顎骨の観察. 鶴見歯学, 16(2) :281-287, 1990.
8. 大貫昌理:顎堤条件からみたリンガライズドオクルージョンの選択. 日本補綴歯科学会誌, 48(5) :691-702, 2004.
9. 権田悦通(編著) :最新 総義歯補綴学(第2版). 医歯薬出版, 東京, 82-83, 1999.
10. Herbert Frick, 阿部二郎:世界で認められているコンプリートデンチャー製作システムBPS. 歯界展望, 108(6) :1101-1127, 2006.
11. 阿部二郎:総義歯の臨床—下顎総義歯を吸着させるために—. 日本歯科評論, 679:159-174, 680:125-139, 681:141-157, 1999.
12. 近藤 弘, 堤 嵩詞, 井出吉信, 阿部伸一:検査・診断・治療計画にもとづく基本総義歯治療.「補綴臨床」別冊, 医歯薬出版, 東京, 2003.
13. 近藤 弘, 近藤博保, 布川 澄:Quality Controlから見直す総義歯治療入門. 医歯薬出版, 東京, 2007.
14. 阿部二郎, 小久保京子, 佐藤幸司:4-STEPで完成　下顎吸着義歯とBPSパーフェクトマニュアル. クインテッセンス出版, 東京, 2011.
15. 松田謙一:全部床義歯製作にBPSを取り入れるメリット. 日本補綴歯科学会誌, 9:224-229, 2017.
16. Gysi Film:Prof.ギージー教授による総義歯調整法. Wada precision Dental Laboratories Co., Ltd. 1929.
17. 阿部二郎:月刊 阿部二郎 下顎総義歯吸着までの道のり. デンタルダイヤモンド社, 東京, 2007.
18. 阿部二郎:誰にでもできる下顎総義歯の吸着. 第1版, 29-35, ヒョーロン・パブリッシャーズ, 東京, 2004.
19. 阿部二郎, 岩城謙二, 須藤哲也, 小久保京子:下顎総義歯吸着テクニック　ザ・プロフェッショナル. クインテッセンス出版, 東京, 2017.
20. 松田謙一:全部床義歯臨床のビブリオグラフィー. 前田芳信(監修), 52, 医歯薬出版, 東京, 2019.
21. Earl pound:Conditioning of denture patients. JADA, 64: 461-468, 1962.
22. Earl pound(著), 阪本 勲(訳), 櫻井 薫(監訳) :患者との信頼関係を築く総義歯製作法. 45-87, わかば出版, 東京, 2009.
23. 中尾勝彦:無痛デンチャーの臨床. 隔月月刊「補綴臨床」 Mook, 医歯薬出版, 東京, 2002.
24. 深水皓三, 堤 嵩詞(編) :目で見る人工歯排列&歯肉形成. 月刊「歯科技工」別冊, 医歯薬出版, 東京, 2005.
25. 深水皓三(編・著) :治療用義歯を用いた総義歯臨床. 永末書店, 京都, 2014.
26. 深水皓三, 市川 淳:アルジネート印象材による無圧的解剖学的印象採得. 総義歯治療を成功させる匠の概形印象(前畑 香:編著), 61-72, デンタルダイヤモンド社, 東京, 2019.
27. 村岡 博:ステップごとに答える総義歯臨床120のポイント(増補版).ヒョーロン・パブリッシャーズ. 東京, 1999.
28. 村岡 博:カラーアトラス コンプリートデンチャーの製作—テンタティブデンチャーを使った実践総義歯. クインテッセンス出版, 東京, 1988.
29. 村岡 博:臨床の達人2 村岡 博. デンタルダイヤモンド社, 東京, 1996.
30. 横田 亨:ヨコタ・デンチャー・システム. クインテッセンス出版, 東京, 1998.
31. 矢崎正方:総義歯学. 而至化学工業, 東京, 1958.
32. 河邊清治:河邊総義歯の臨床. 医歯薬出版, 東京, 1989.
33. 矢崎秀昭:矢崎正方の総義歯に学ぶ. 医歯薬出版, 東京, 1995.
34. 矢崎秀昭:複製義歯を応用した咬座印象法による総義歯の臨床. 医歯薬出版, 東京, 2004.
35. 加藤武彦(監修) :食べる喜びを支える歯科医療のためのデンチャースペース義歯. デンタルダイヤモンド社, 東京, 2018.
36. 野澤康二:総義歯製作工程および解剖学的ランドマークについての歯科技工調査. 日本顎咬合学会誌「咬み合わせの科学」, 33(1-2) :23~30, 2013.
37. 染谷成一郎:総義歯の臨床ポイント. 医歯薬出版, 東京, 1984.
38. 染谷成一郎:下顎総義歯の印象—レトロモラーパッドの周りを中心に—. GCビデオライブラリー, ジーシー, 東京, 1992.
39. 染谷成一郎:快適な辺縁封鎖のために口腔の形と床縁の形を見る. 補綴臨床, 30(1) :31-36, 1997.
40. 染谷成一郎:臨床の達人3 染谷成一郎. デンタルダイヤモンド社, 東京, 1997.

Chapter 2

하악 치조제 흡수 증례에 적합한 인상채득법은?

Chapter 2

하악 치조제 흡수 증례에 적합한 인상채득법은?

흡착 인상채득법과 컴파운드 인상채득법의 비교

	흡착 인상채득법	컴파운드 인상채득법
목적	점막에 의한 의치상 전체 봉쇄	의치상 내압 면적 확대
타켓	구강점막	근육
최종 목표	의치 흡착	의치의 유지·안정
주도	환자 주도	술자 주도
인상채득 시의 개·폐구	주로 폐구 인상채득	주로 개구 인상채득
인상채득 형태	누가 해도 거의 비슷	술자에 따라 변화
인상채득체 사이즈	<	
설하주름부의 두께	>	
협붕 부위의 폭	<	
악설골근선 하부의 길이	<	
Retromolar pad	가로로 길다	세로로 길다

동일 환자에 대한 각각의 인상채득 방법에 의한 인상채득체 형태

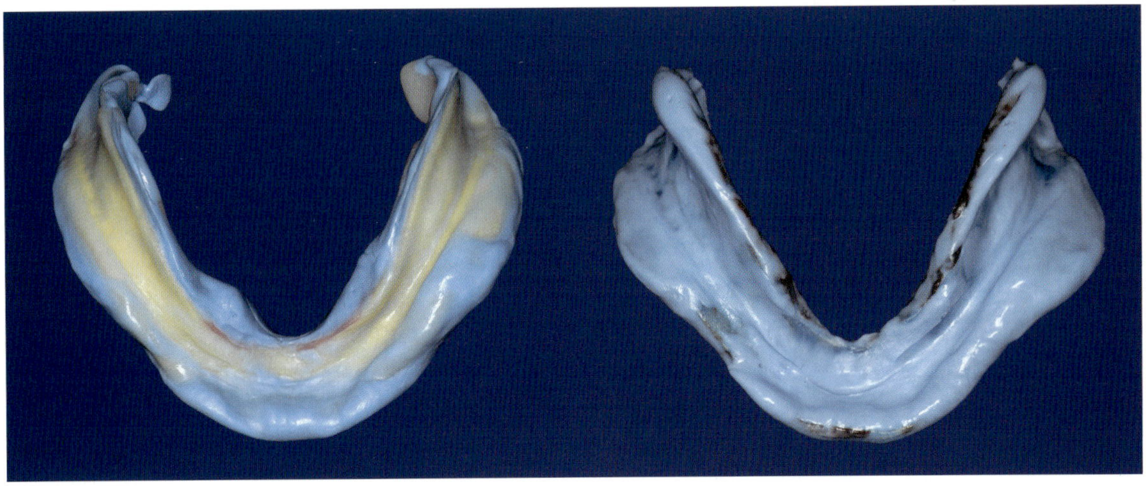

흡착 인상채득법　　　　컴파운드 인상채득법

흡착 인상채득법은 치조제 흡수 증례에 적합하다. 종래의 컴파운드 인상채득법은 목적이 "의치상 내압 면적 확대"이지만, 정작 대응하는 치조골 자체가 흡수하여 면적이 협소해지는 경향이 있기 때문이다.

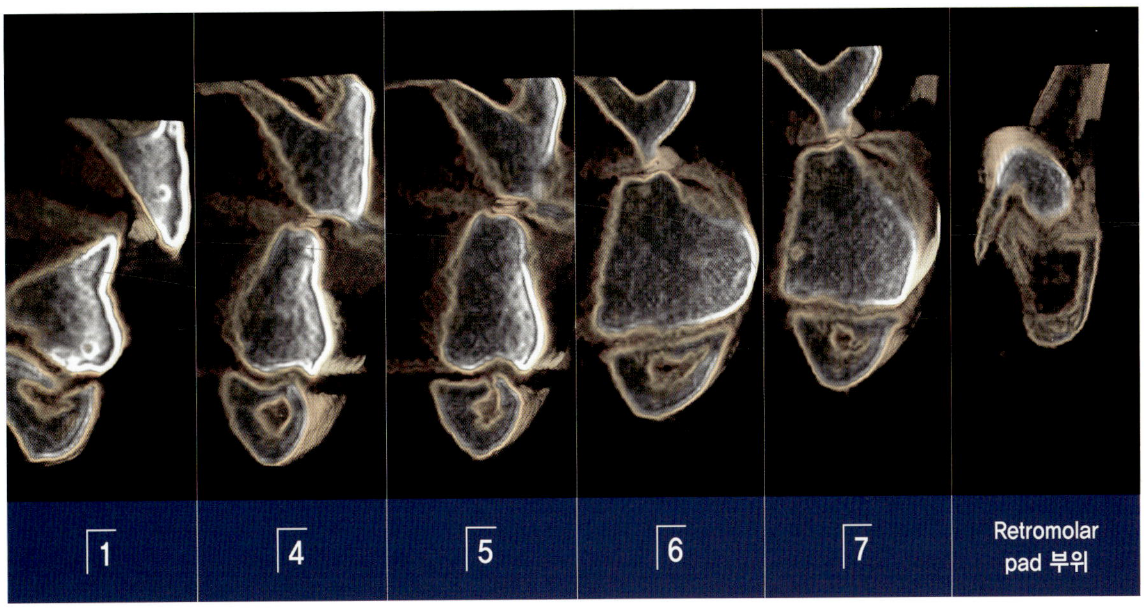

하악 고도 흡수 치조제와 흡착 인상채득법으로 제작한 의치의 CT 영상.
치조제 면적이 협소해져 더 이상의 의치상 확대가 불가능한 것을 알 수 있다.

동일 남성 환자의 구강 내 시간 경과에 따른 변화: Adaptation(생체 보상)
혀와 협점막이 밀착되어 구강저가 올라간 것처럼 보인다.

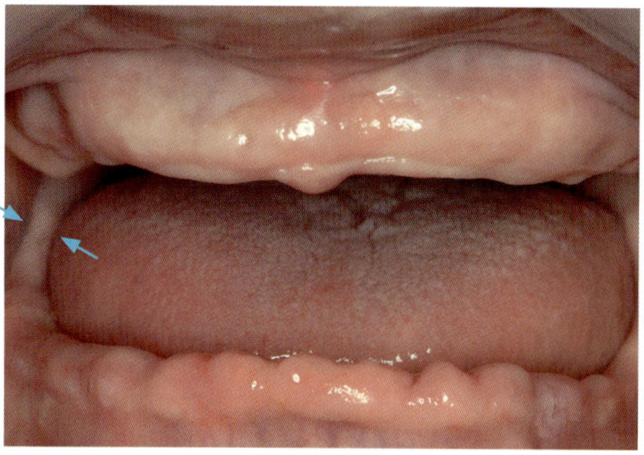
77세

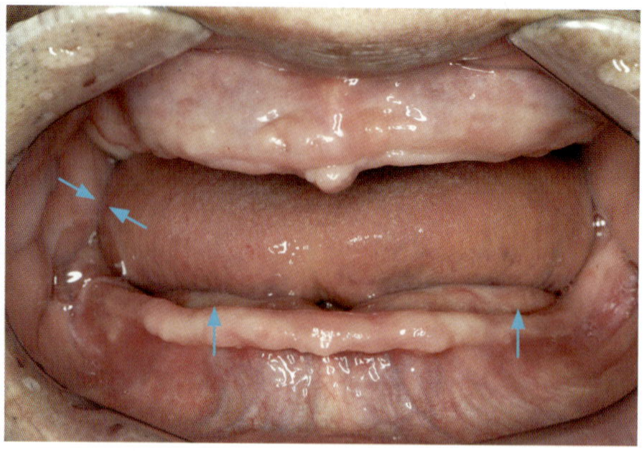
82세

치조제 흡수에 호응하여 adaptation(생체 보상)이 일어나고, 구강 내 공간을 메우도록 가동점막이 치조골을 향해 모여든다. 이는 하루에 약 2,000회 일어나는 연하운동에 의한 구강 내 음압이 발생하고, 보다 쉽게 연하할 수 있도록 유도되는 현상으로 설명된다.[18] 이 현상은 "점막에 의한 의치상 전체 둘레 봉쇄"가 목적인 흡착 인상채득법에 있어서 매우 유리한 요소가 된다.

Chapter 3

하악 무치악의 구강 내 조건과 흡착과의 관계성

Chapter 3 01

머리 위치에 따른 구강점막의 변화와 흡착검사

자연스러운 머리 위치~식사 시 머리 위치

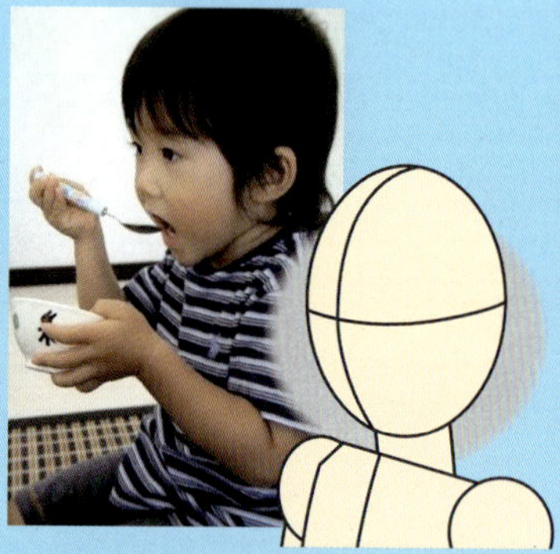

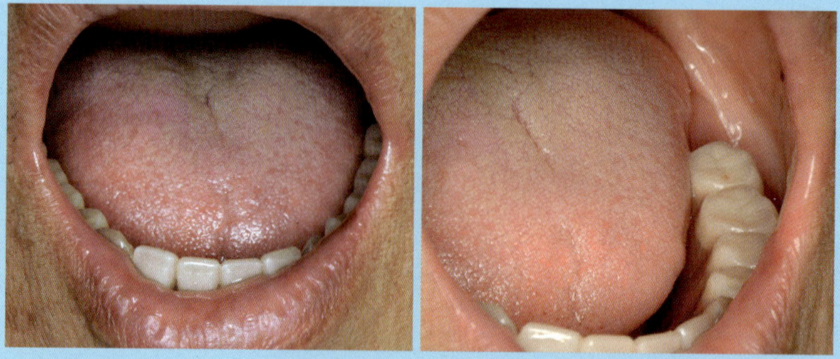

위를 보는 머리 위치가 되면 설첨이 후방으로, 그리고 설근부가 하방으로 이동하기 때문에 의치상의 변연봉쇄에는 불리하다. 반대로 아래를 보는 머리 위치가 되면 설첨이 앞으로, 그리고 설근부가 상방으로 이동하기 때문에 유리하다.

즉, 머리를 위쪽으로 하면 흡착이 약화되거나 사라지고, 아래쪽으로 하면 흡착이 강해지는 경향이 있다. 흡착이 필요한 상황은 대화 시와 저작 시이므로 자연스러운 머리 위치 또는 거기에서 약간 아래를 향한 식사 자세로 흡착 검사를 시행한다.

머리를 위쪽으로 향한 자세

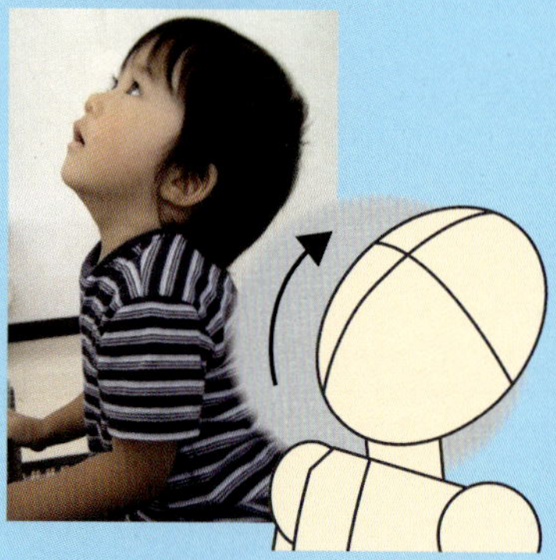

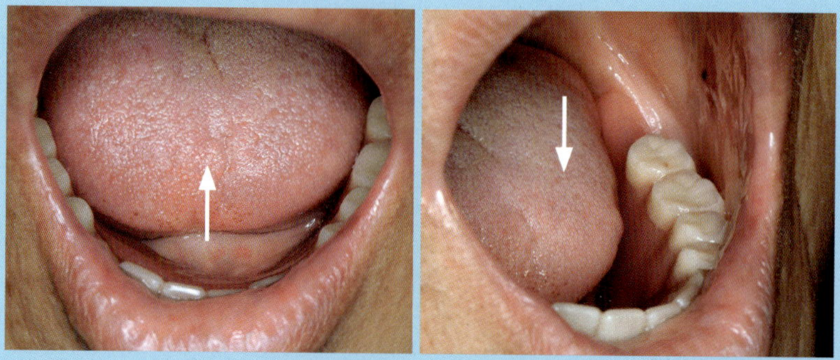

Chapter 3
02

개·폐구 시
구강저부의 형태 변화의 임상적 관찰과
총의치 제작 시의 대응법

02-1

개·폐구 시 구강저부의 형태 변화의 임상적 관찰

개·폐구 시 구강저 형태의 분류

폐구 시와 개구 시에는 구강저의 높이가 일정하지 않다.

폐구 시에는 대부분의 증례에서 혀가 전방에 위치한다.

개구 시 구강저 형태의 분류를 다음에 나타낸다.

① 개구해도 폐구 시의 구강저 형태를 거의 유지하는 증례

② 개구하면 혀가 후퇴위를 취하고, 설하주름이 뒤로 당겨져 구강저가 낮아지는 증례

③ 개구하면 구강저가 거상하는 증례

①의 증례에서는 봉쇄 누출의 문제는 없다.

그러나 ②의 증례에서는 구강저가 낮아지기 때문에 누출이 발생하기 쉽다.

③의 증례에서는 개인트레이의 설계선을 잘못 설정하면 개구 시에 거상하는 구강저에 밀려 의치가 탈락한다.

고도 치조제 흡수 증례에서는 ③의 "개구하면 구강저가 거상하는 증례"가 많이 나타난다.

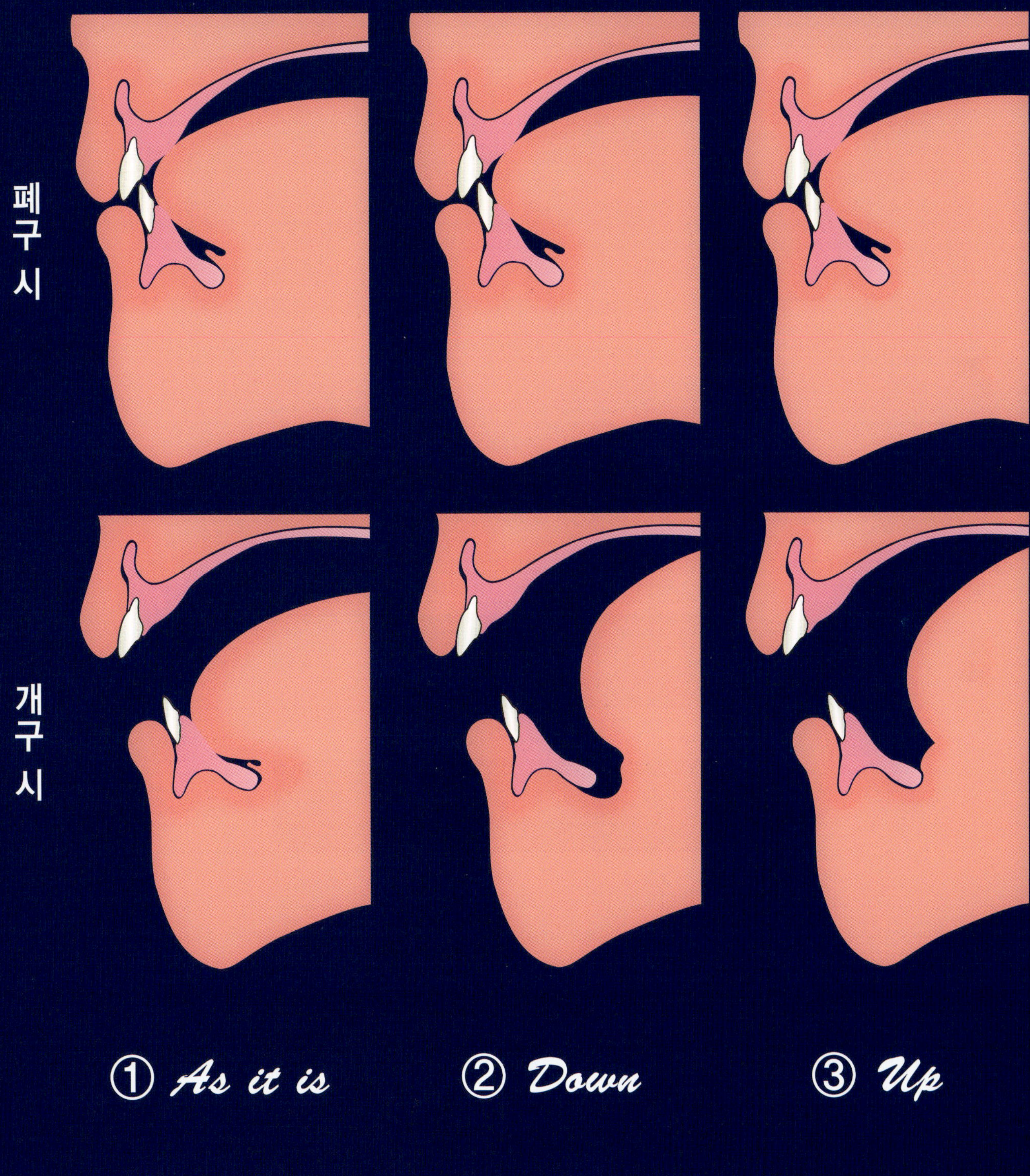
폐구 시
개구 시
① As it is
② Down
③ Up

개구 시 유치악자의 혀 후퇴위 비율

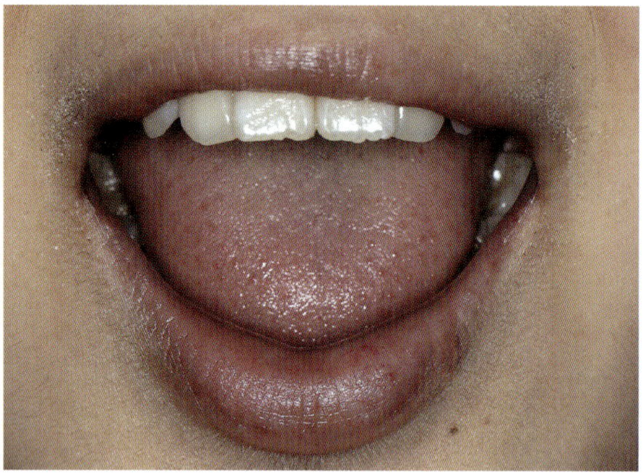

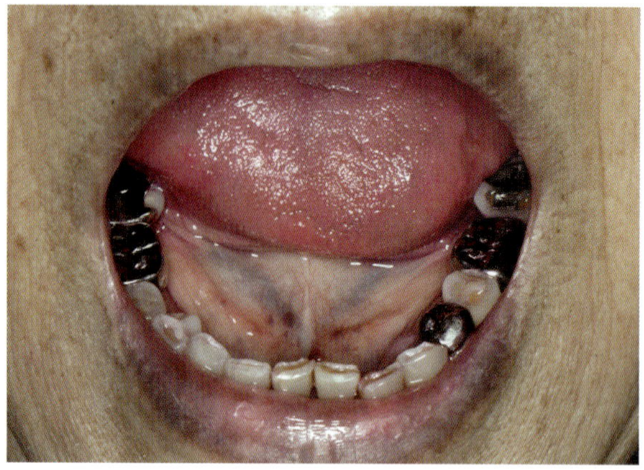

스터디 그룹 센다이 "쯔키이치카이(月一会)" 및
야마가타 "카쓰시 쥬쿠(勝史塾)"에 의한 "혀의 위치"에 대한 설문조사

(유치악 피험자 128증례): 2014

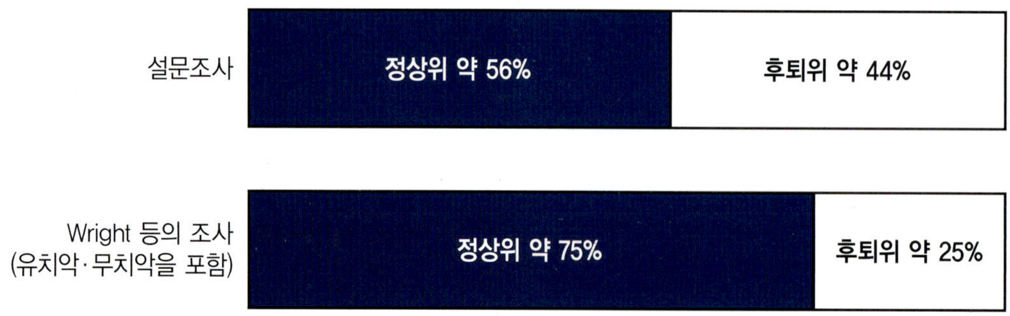

개구 시 무치악자의 혀의 후퇴위 비율

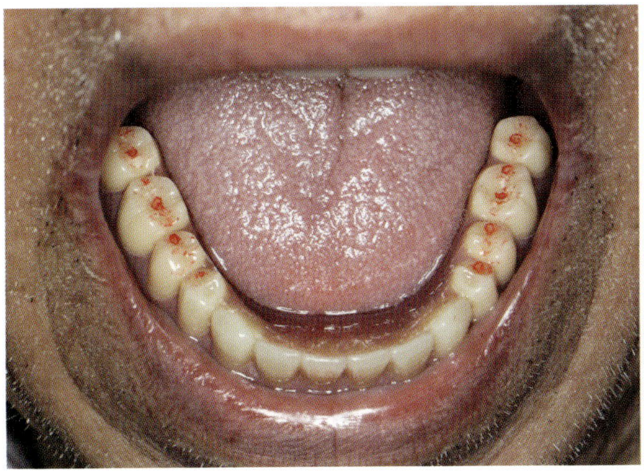
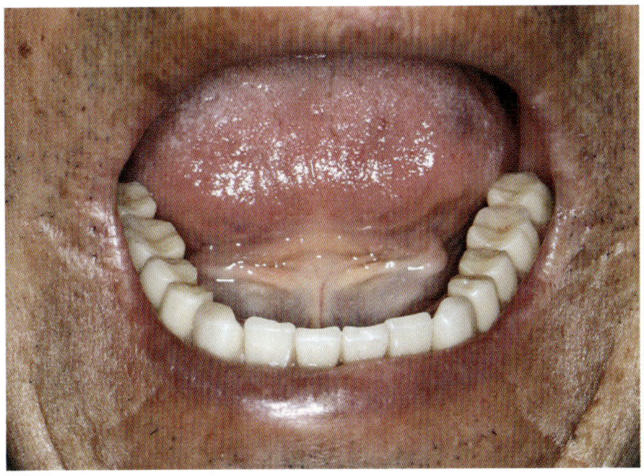

스터디 그룹 센다이 "쯔키이치카이(月一会)" 및
야마가타 "카쓰시 쥬쿠(勝史塾)"에 의한 "혀의 위치"에 대한 설문조사

(유치악 피험자 128례): 2014

설문조사	정상위 약 30%	후퇴위 약 70%

개구 시의 "혀의 위치"는 크게 정상위와 후퇴위로 나뉜다.

Wright 등에 따르면 혀의 정상위는 "설체가 구강저를 완전히 채우고, 설배는 둥글고 평평하며, 혀의 외측 가장자리는 하악 대구치 교합면 위에 위치한다. 설첨은 하악 전치 절연 또는 절치부 치조정선 위에 위치한다"고 정의되어 있다. 그리고 개구 시 혀의 정상위는 약 75%이고, 나머지는 혀가 들어간 위치, 즉 후퇴위를 취하는 것이 약 25%라고 보고하고 있다.

그래서 필자가 소속된 스터디 그룹인 센다이 "쯔키이치카이(月一会) 및 야마가타 "카쓰시 쥬쿠(勝史塾)"에서 "혀의 위치"에 대한 설문조사를 시행했다. 2014년 우리 조사에 따르면 유치악 증례 128건 중 개구 시 혀의 정상위는 약 56%(72명)였고, 혀의 후퇴위는 약 44%(56명)였다. 분명히 Wright 등의 보고보다 혀의 후퇴위가 더 많은 결과로 나타났다.

Wright 등은 혀의 후퇴위의 원인으로 선천적 요인과 후천적 요인이 있다고 말하고 있으며, 후천적 요인으로 "의치의 치열이 좁음"을 들고 있다. Wright 등의 연구는 미국 미시간 대학에서 이루어진 것이다. 서양인은 치아 폭경의 총합에 비해 치열궁의 치조골이 큰 경향이 있는 반면, 일본인은 치아 폭경의 총합에 비해 치열궁의 치조골이 작은 경향이 있다. 따라서 Wright 등이 혀의 후퇴위를 결정하는 후천적 요인으로 "의치의 치열이 좁음"을 꼽고 있는 것으로 보아, 일본인의 유치악자에서는 서양인에 비해 치열이 좁기 때문에 혀의 후퇴위가 더 자주 발생하는 것은 아닐까 추측되었다.

또한 무치악증 환자 83증례에 있어서 의치 착용 시 개구 시 혀의 정상위는 약 30%(25명)이고, 혀의 후퇴위는 약 70%(58명)였다. 이는 Wright 등이 말한 대로 무치악증 환자에서는 치열이 좁은 의치를 착용하고 있는 증례가 많기 때문인 것으로 보인다.

조사 방법

- 무치악 환자에게 의치를 장착하고 체어에 앉게 한 후 입을 벌리고 닫는 동작을 반복하도록 지시하고 입을 벌린 상태에서의 혀의 위치를 관찰했다.
- 혀가 긴장하여 부정확한 위치를 취하지 않도록 무치악 환자에게 사전에 관찰 목적을 알리지 않고 목적을 알아차리지 못하도록 자연스럽게 관찰한다.
- 대조군으로 국소의치를 착용하지 않고 제2대구치 이외에 결손이 없는 유치악자(브릿지는 가능)의 개구 시 혀의 위치를 관찰했다.
- 개구 시 혀의 위치의 정상위란 "자연스러운 머리 위치의 무치악 환자를 정면으로 보고 구강저 점막이 혀에 가려져 확인이 불가능한 상태"로 편의상 규정했다.
- 개구 시 혀의 위치의 후퇴위란 "자연스러운 머리 위치의 무치악 환자를 정면으로 보고 혀가 정면상 위쪽에 위치하며 아래쪽에 구강저 점막이 확인되는 상태"로 편의상 규정했다.

혀의 후퇴위

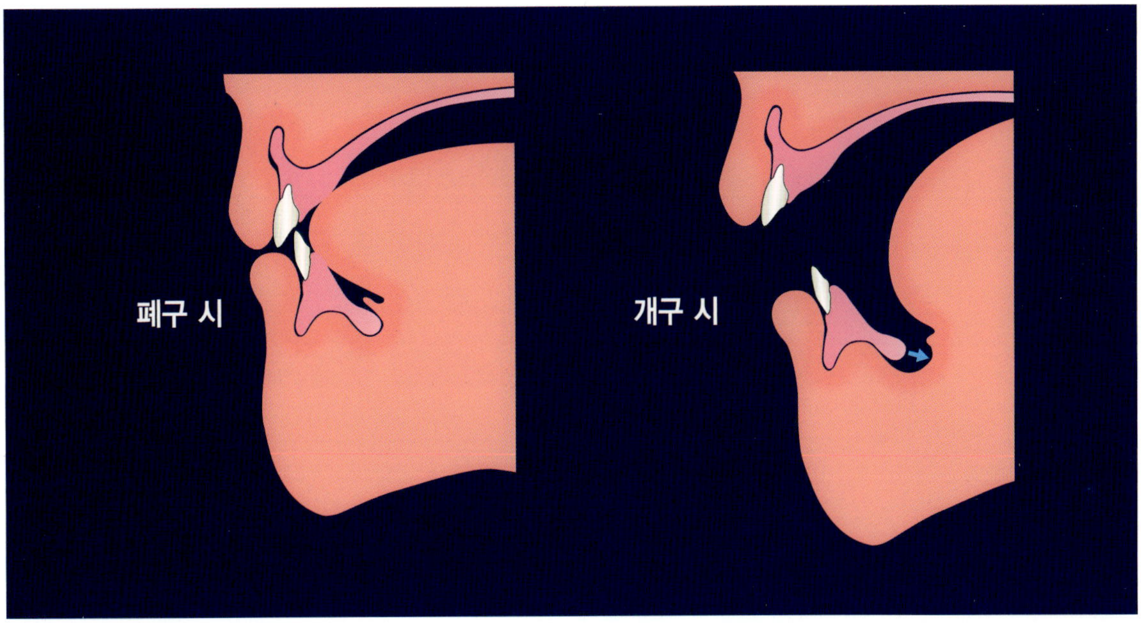

개구 시 혀가 후퇴위를 취하면 설하주름이 뒤로 당겨져 결과적으로 구강저가 내려가 봉쇄누출이 일어나기 쉽다.

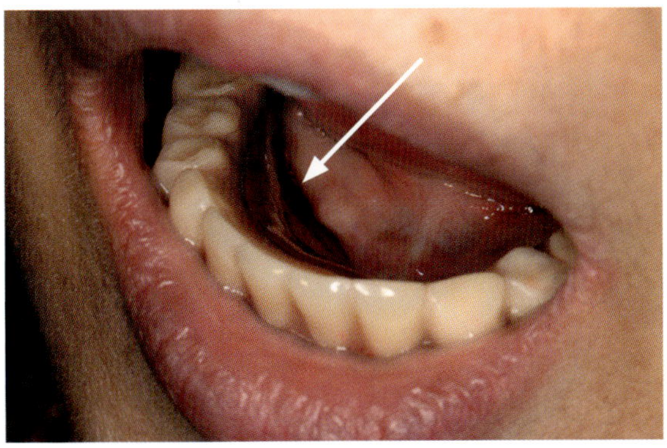

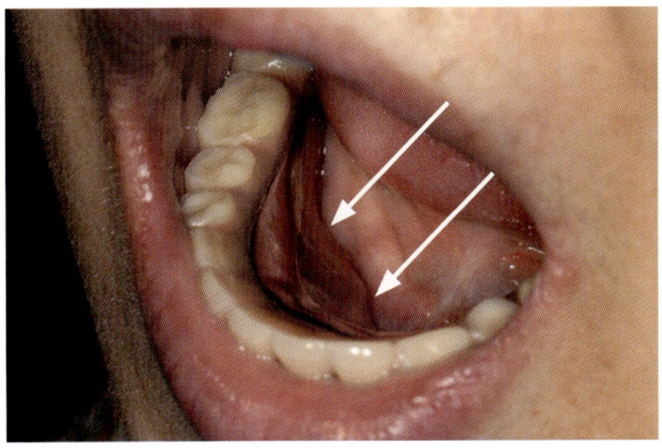

혀의 후퇴 정도와 설하주름의 양과의 관계

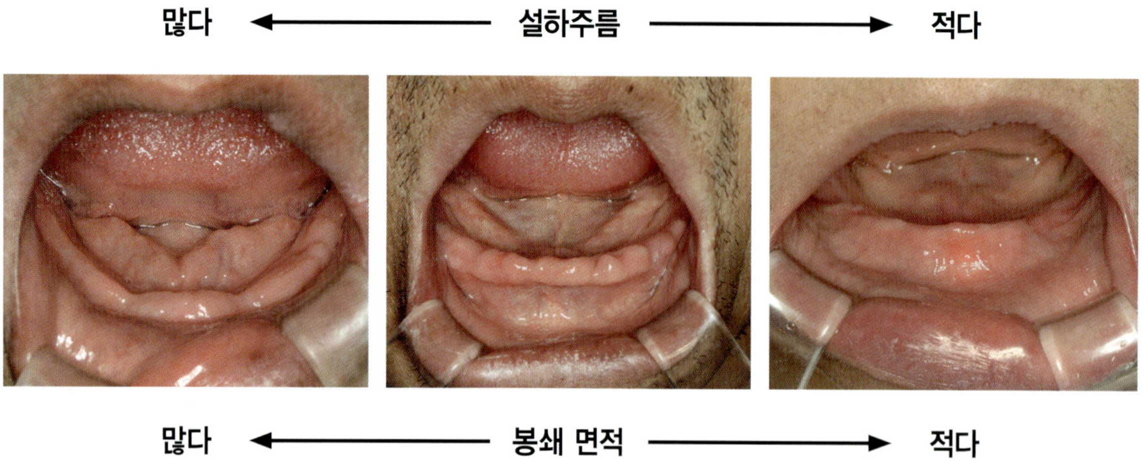

개구 시 혀가 후퇴위를 취하면 반드시 흡착이 상실되는 것은 아니다. 혀의 후퇴 정도와 설하주름량과의 관계에 따른다. 일반적으로 혀의 후퇴 정도가 크면 봉쇄 누출이 잘 일어나고, 설하주름량이 많으면 봉쇄 누출이 잘 일어나지 않는다. 예외적으로 혀가 후퇴 위치를 취하면 구강저가 솟아올라 봉쇄가 좋아지는 증례도 있다.

02-2

구강저부에서 봉쇄 누락 확인법

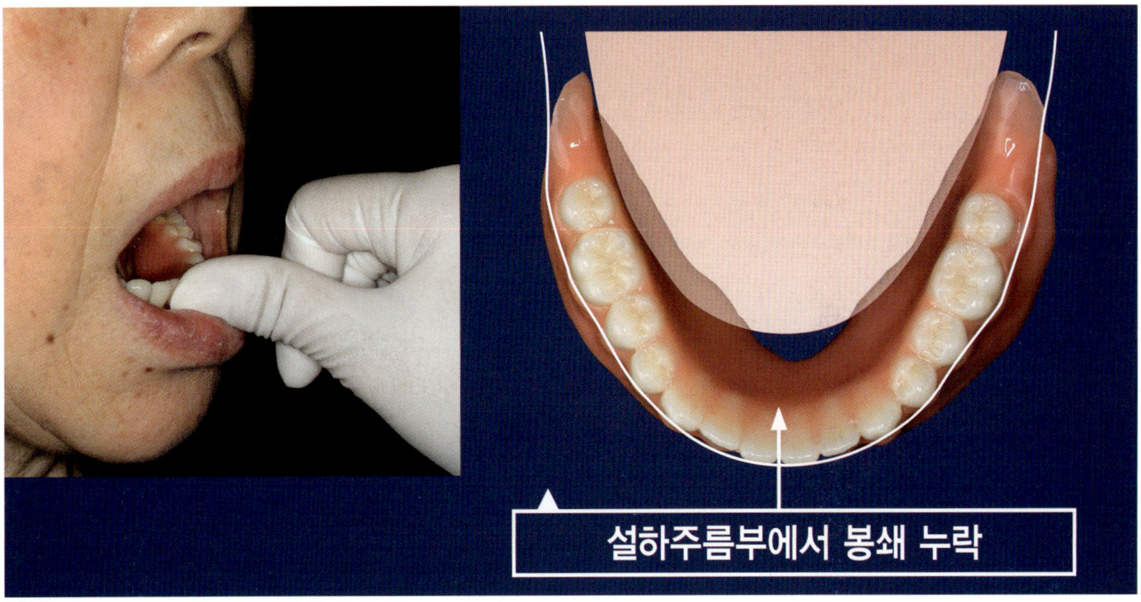

설하주름부에서 봉쇄 누락은 하악 전치 인공치부를 설측으로 밀었을 때 음압을 느끼지 못함으로써 확인할 수 있다.

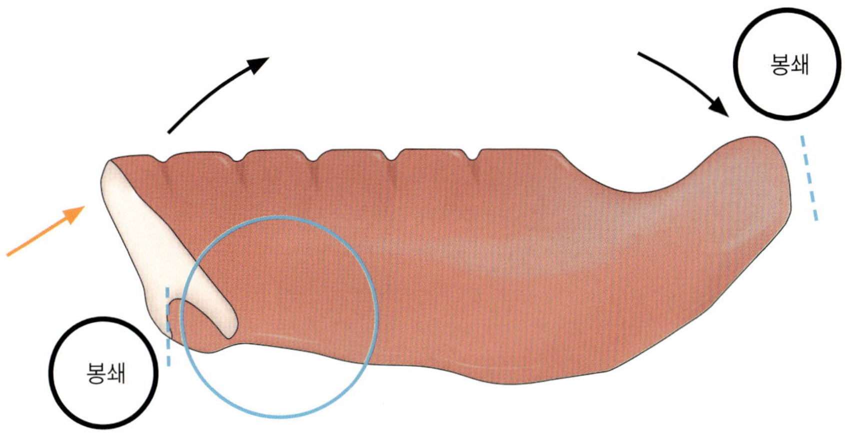

하악 전치 인공치를 설측으로 밀면 의치 전체가 뒤쪽으로 이동하여 하악 전치부 치조제 전방에 밀착되므로 해당 부위는 봉쇄된다.

또 하악 전치부 치조제가 회전 중심이 되고 의치상 후연은 retromolar pad부에 밀착되어 봉쇄된다. 따라서 봉쇄 누락부는 설하주름 부위라고 도출된다.

02-3

증례 I

설방 협착에 의해 혀가 후퇴위를 취하고 구강저가 침하한 증례

설방 협착의 원인

1. 인공치 배열 위치에 의한 설방 협착
2. 의치상 설측 형태에 의한 설방 협착
3. 혀의 측면 상당부의 의치상 두께에 의한 설방 협착
4. 골융기에 기인하는 설방 협착

[대처법] 설방 협착의 원인 제거

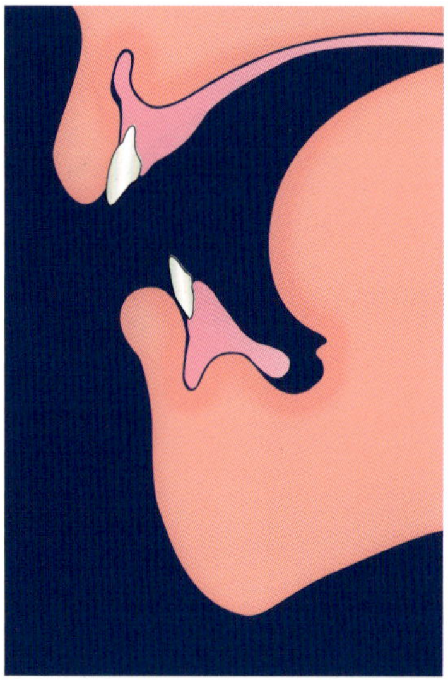

개구 시 설방 협착 인자에 의해 혀가 후퇴위를 취하고 있다.

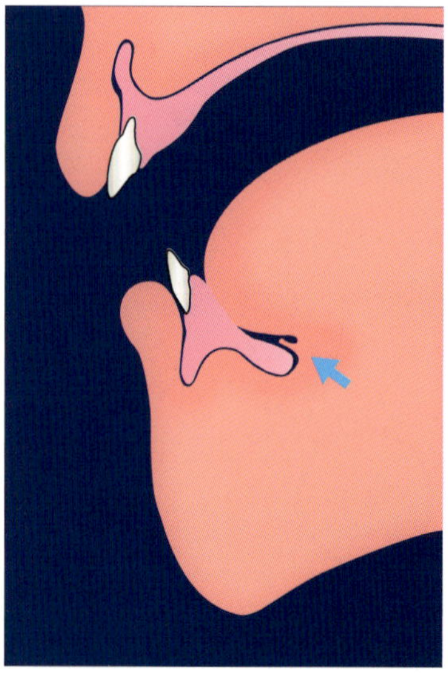

설방 협착 인자를 제거함으로써 정상위로 복귀했다.

1 | 인공치 배열 위치에 따른 설방 협착

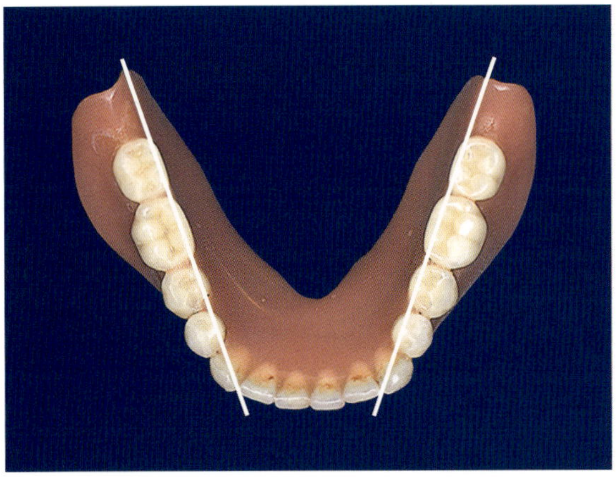

파운드 라인보다 설측에 구치 인공치를 배열한 구 의치.

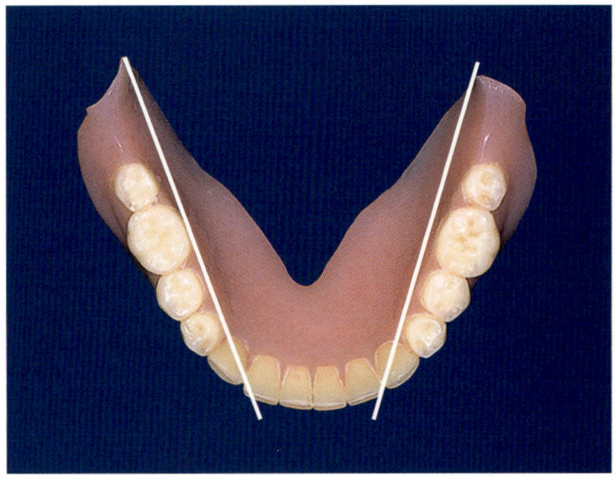

파운드 라인보다 협측에 구치 인공치를 배열한 설방을 고려한 새 의치.

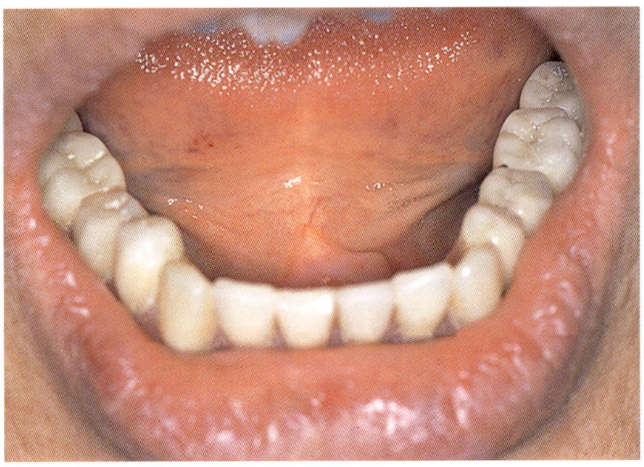

개구 시 혀가 후퇴위를 취하고 있었다.

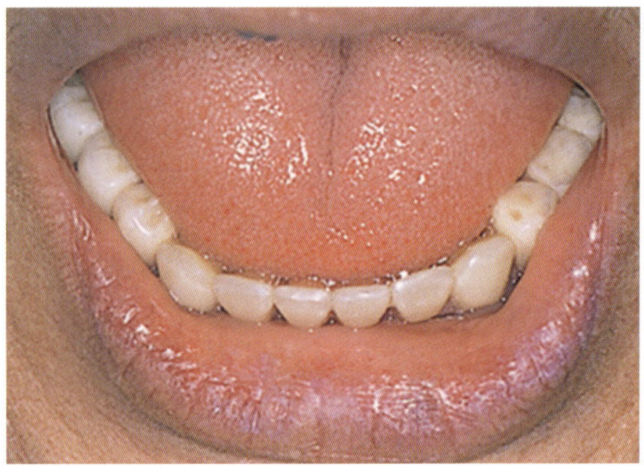

개구 시 혀가 정상위로 이동했다.

인공치의 배열을 바꾸어 설방 협착을 해소하면 반드시 그런 것은 아니지만 혀가 정상위로 복귀하는 경우가 있다.

2 | 의치상 설측 형태에 따른 설방 협착

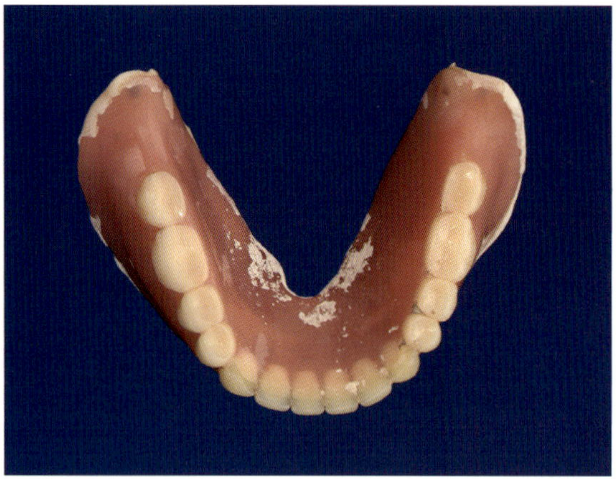
구 의치

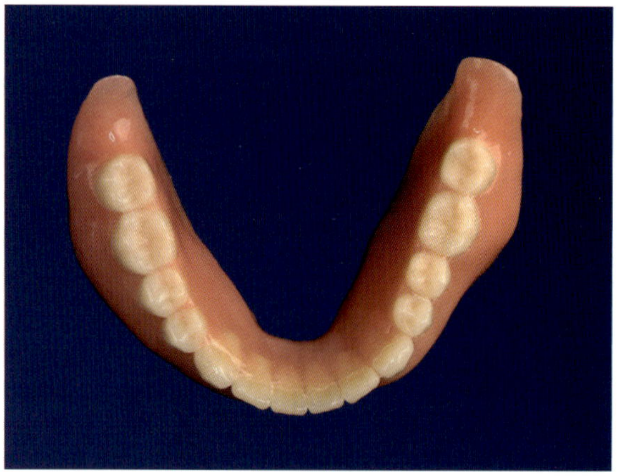
새 의치

구 의치

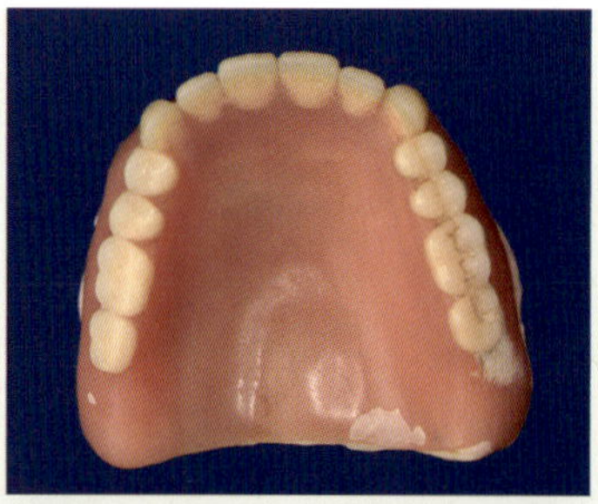

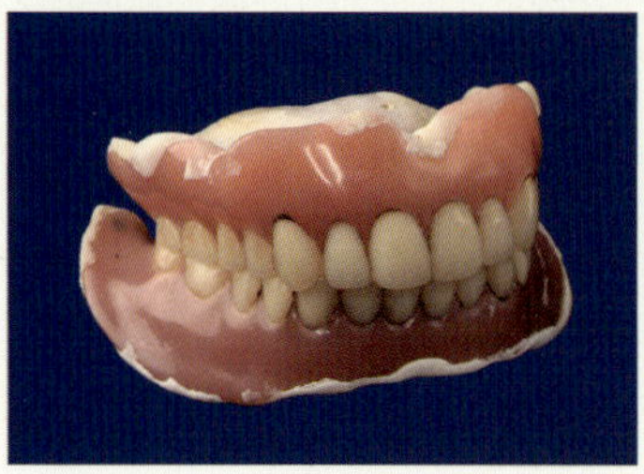

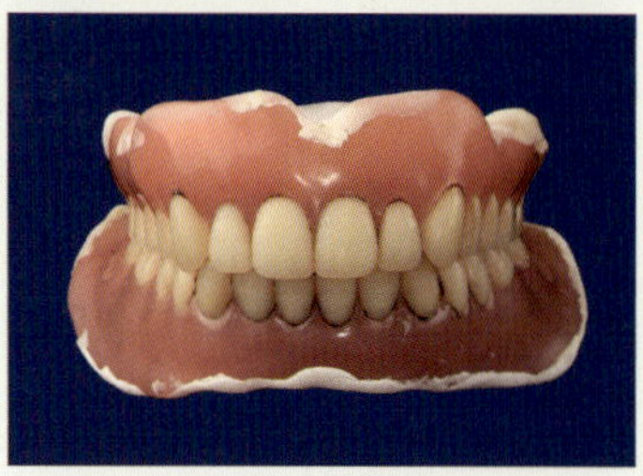

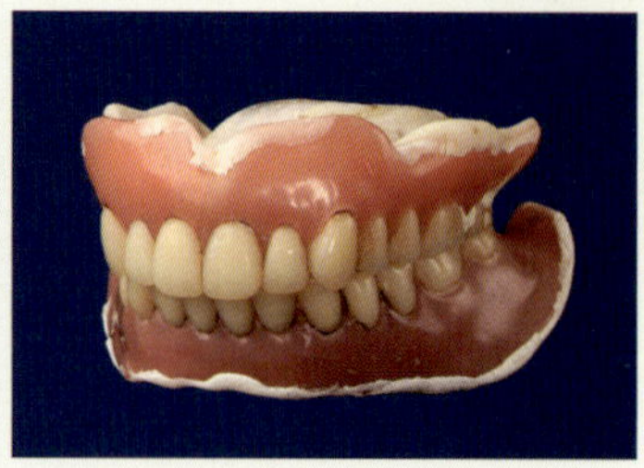

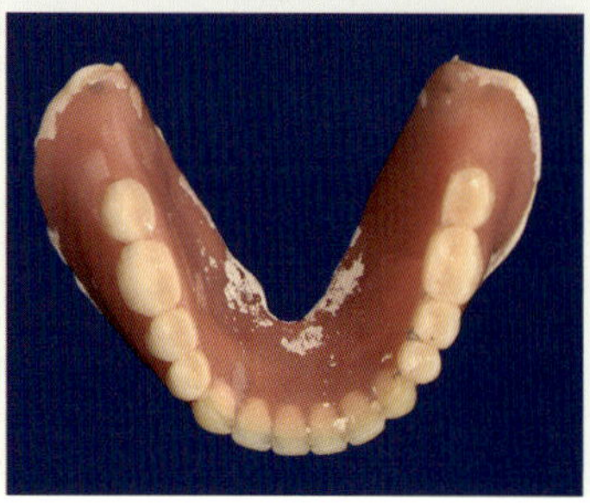

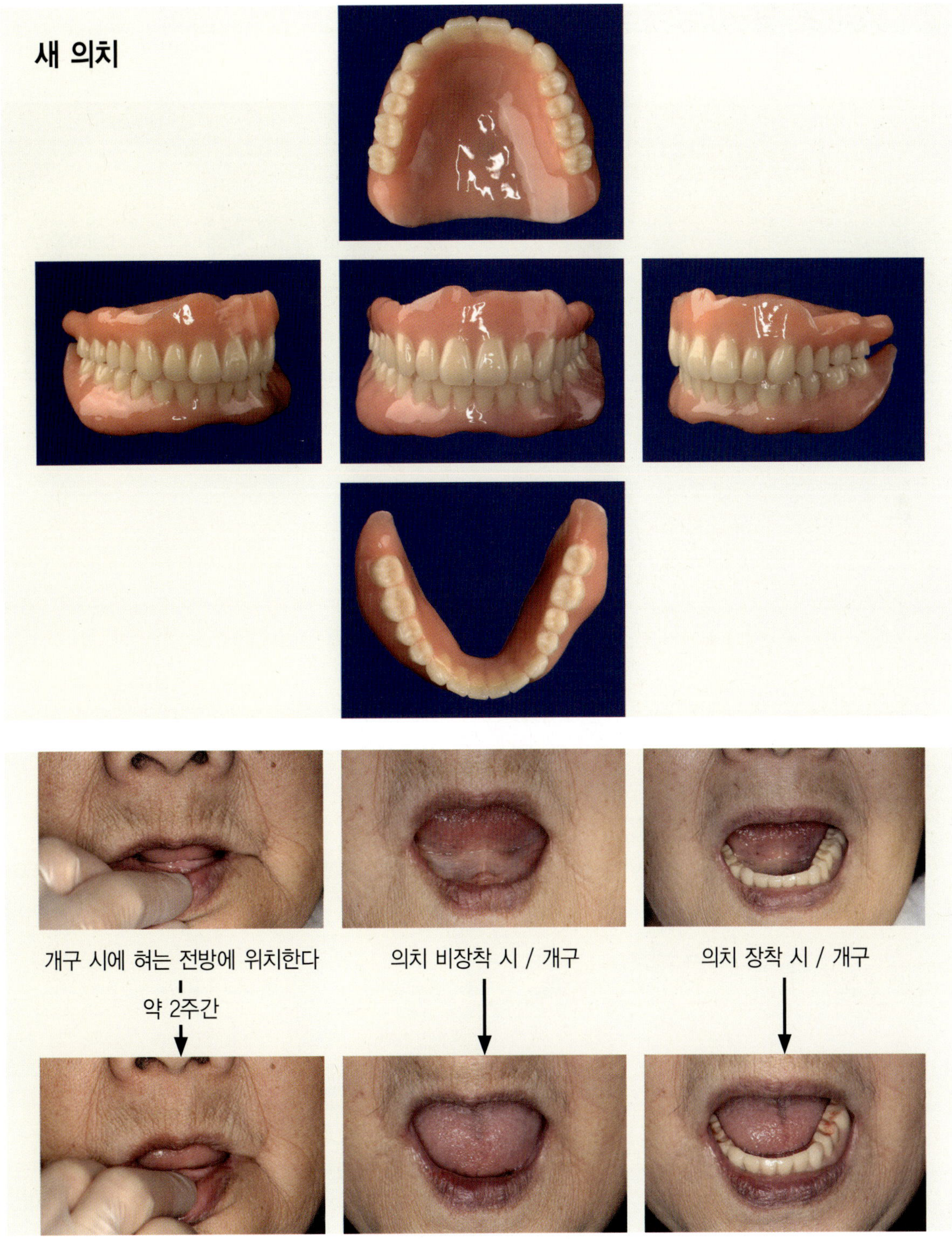

구 의치에서는 의치상 설측 형태가 두꺼워 설방이 협착되어 있었다. 새 의치에서는 설방 협착을 해소함으로써 착용 2주 후 내원 시 의치 미착용 시와 착용 시 모두 혀의 후퇴위에서 정상위로 복귀하는 것이 확인되었다. 반드시 그런 현상이 일어나는 것은 아니다.

3 | 혀의 측면 상당부의 의치상 두께에 의한 설방 협착

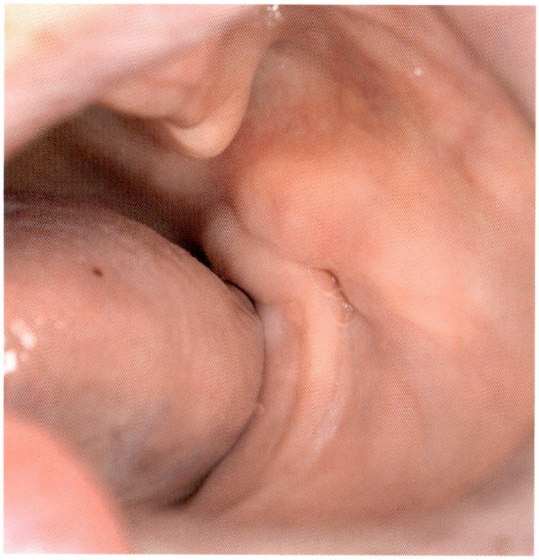

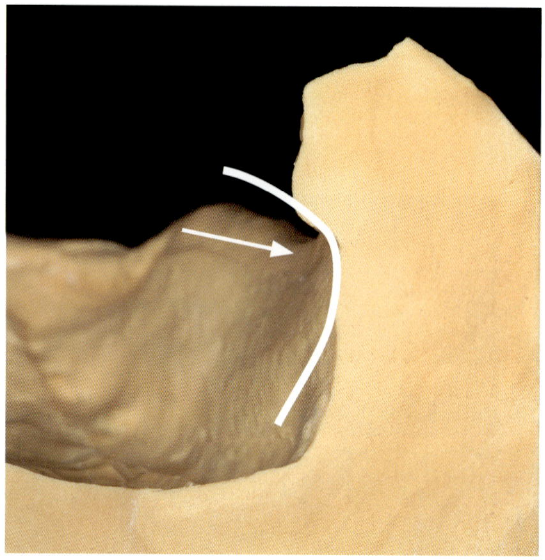

폐구 시에는 혀의 측면이 retromolar pad의 설측 하방의 언더컷 부분에 닿아 있다.

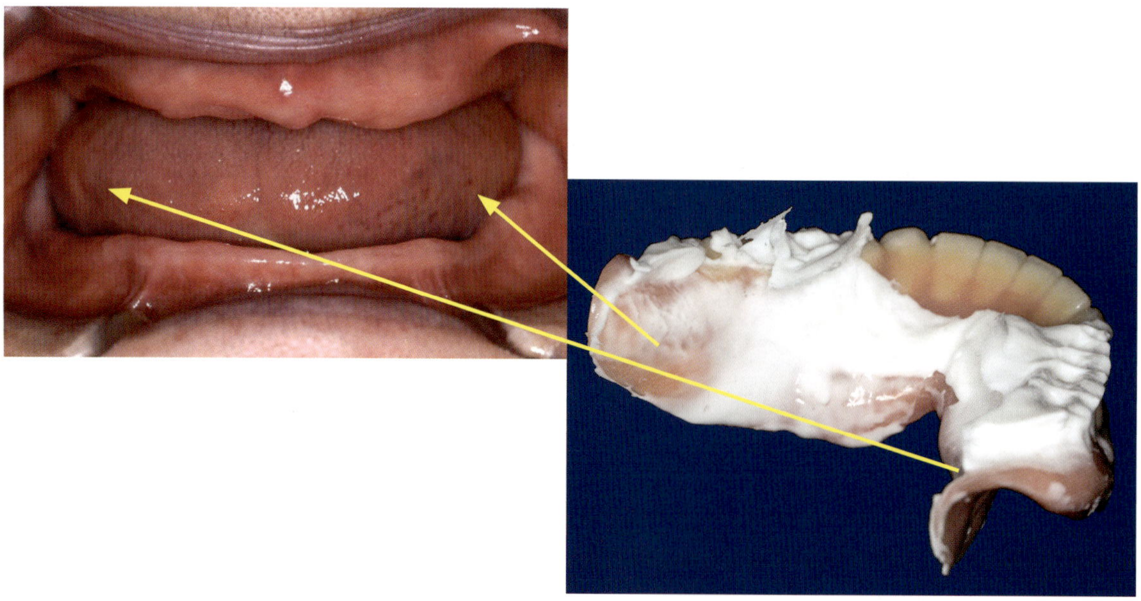

혀의 측면 상당부의 의치상이 두꺼우면 혀가 방해된다고 느껴져 후퇴위를 취할 수 있다.

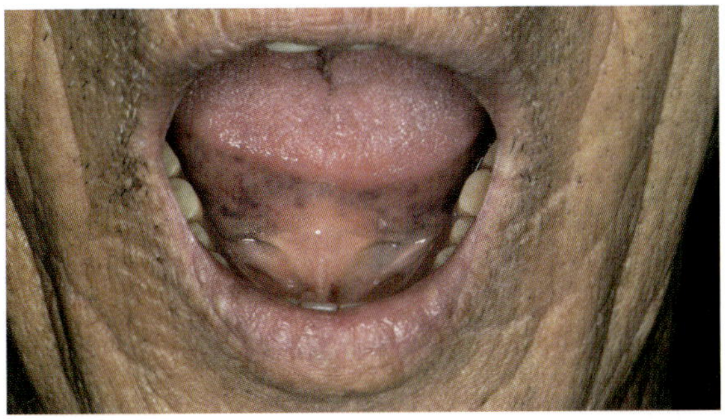

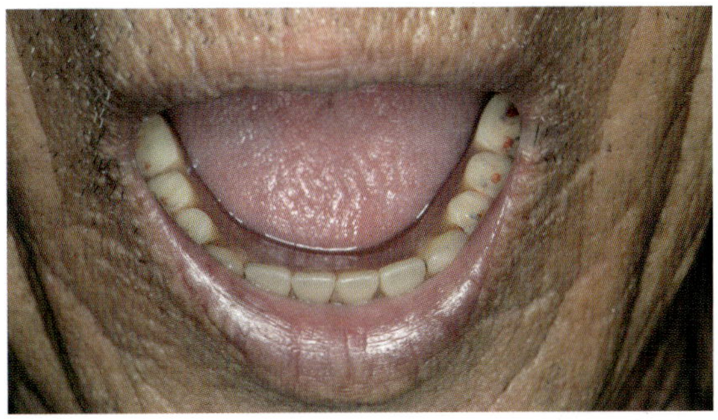

혀의 측면 상당부의 의치상을 얇게 함으로써 혀가 정상위로 복귀했다. 반드시 그런 것은 아니지만 이러한 현상이 일어날 수 있다.

4 | 골융기에서 기인하는 설방 협착

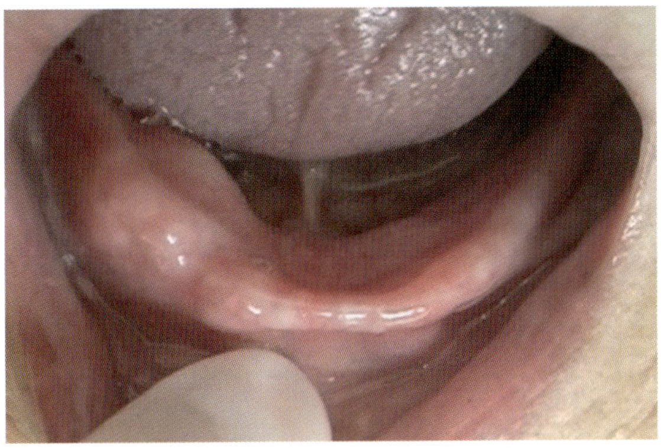

원래 골융기 때문에 설방이 좁아진 곳에 의치가 들어가면 더욱 좁아져서 혀가 후퇴위를 취할 수 있다.

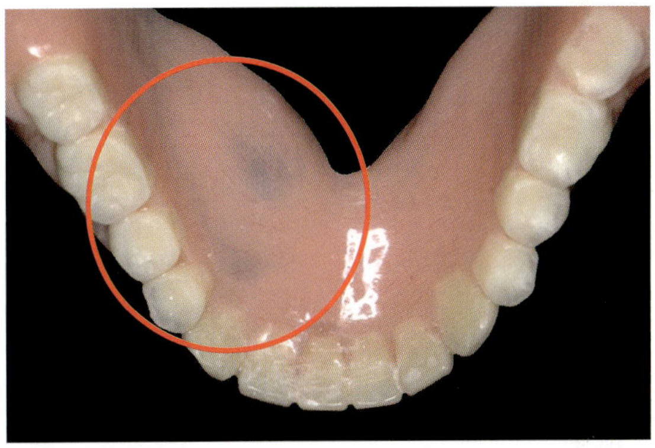

그래서 골융기부의 의치상을 최대한 얇게 이행적으로 삭제해 형태 수정을 시행했다.

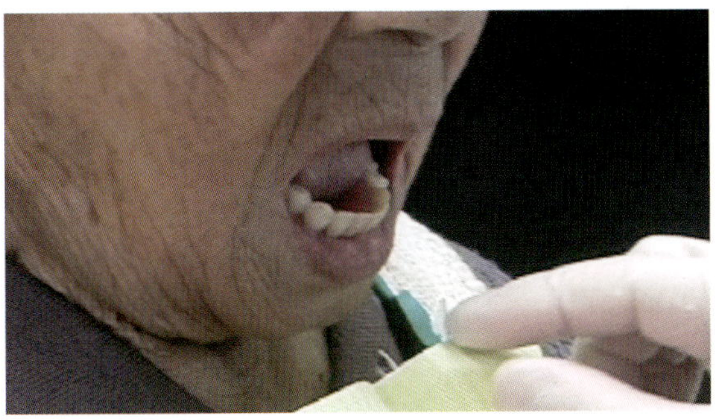

의치상 삭제 전

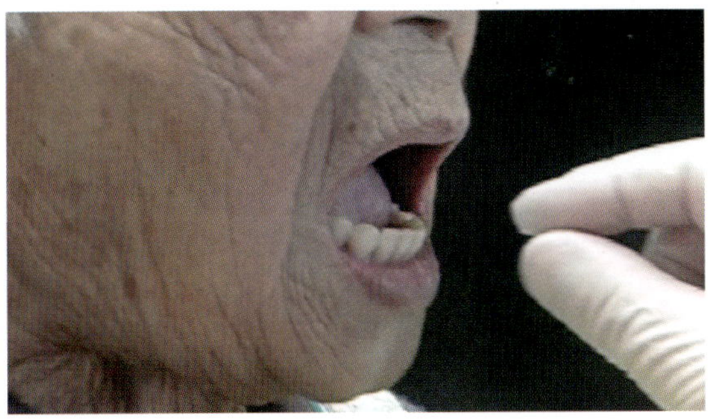

의치상 삭제 후

의치상 삭제 전과 삭제 후의 비교에서는 삭제 후 혀가 전방으로 이동하는 것을 확인할 수 있다.

정상 위치까지는 아니지만 설하주름부의 봉쇄가 완성되어 흡착을 얻을 수 있게 되었다.

02-4

증례 II

허가 후퇴위를 취하여 구강저가 침하한 증례

혀의 후퇴위의 원인

1. 설방 협착인자를 발견할 수 없거나 설방 협착인자를 제거해도 혀의 후퇴위를 일으키고 있다.
2. 구강운동이상증(Oral Dyskinesia)

[대처법] 의치상의 설하주름부를 연장한다.

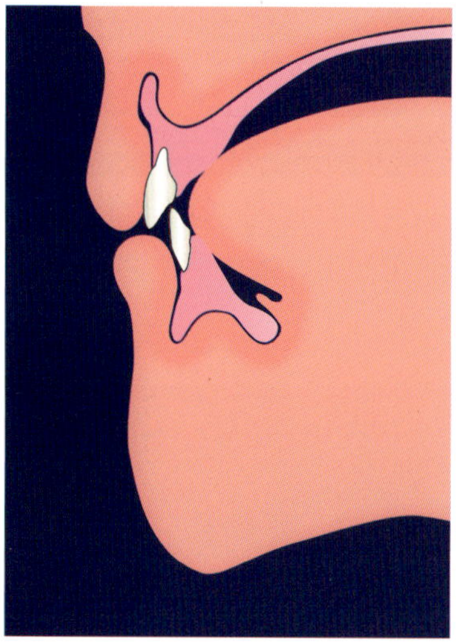

폐구 시에는 혀가 전방에 있는 정상위를 취하고 있다.

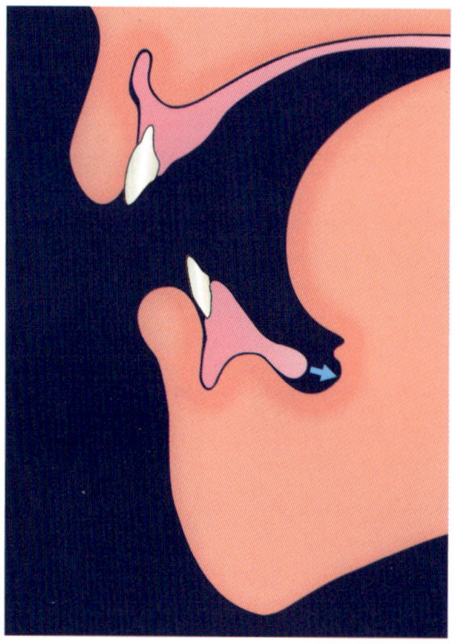

개구 시 혀가 후퇴위를 취하면 설하주름도 뒤로 당겨져 결과적으로 구강저가 내려가고 봉쇄 누출이 일어나기 쉽다.

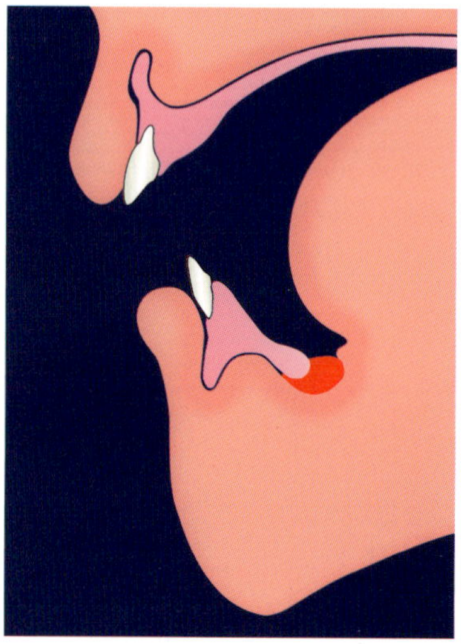

개구 시 혀가 후퇴위를 취할 때 생기는 설하주름부 공간을 채우도록 설측 첨가를 시행한다. 이로써 개구해도 변연봉쇄가 완성되어 흡착이 가능해진다.

설하주름까지의 상연장 거리가 짧은 경우[1)]

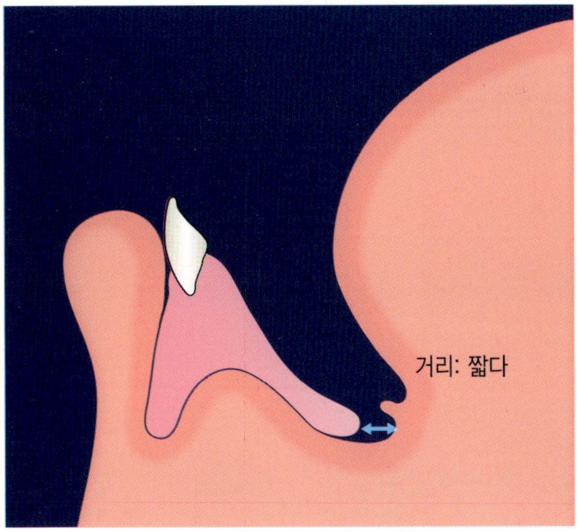

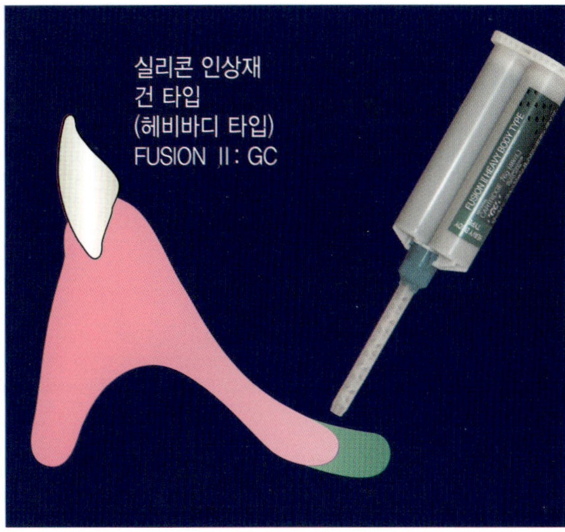

설하주름까지의 수평적 위치를 실리콘 인상재의 헤비바디 타입으로 결정한다. 실리콘 인상재의 헤비바디 타입을 의치상의 설하주름부에 설치한다.

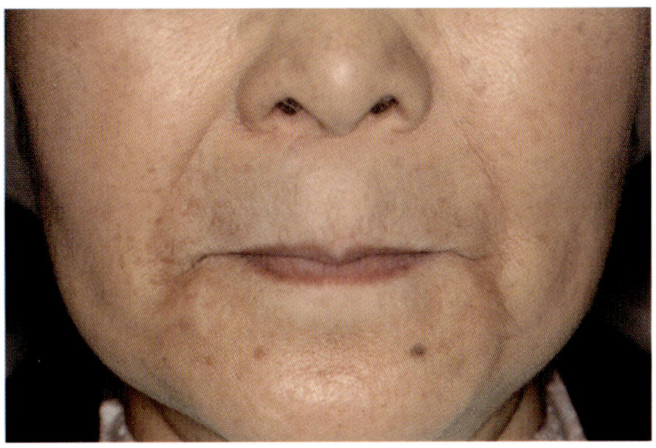

연하

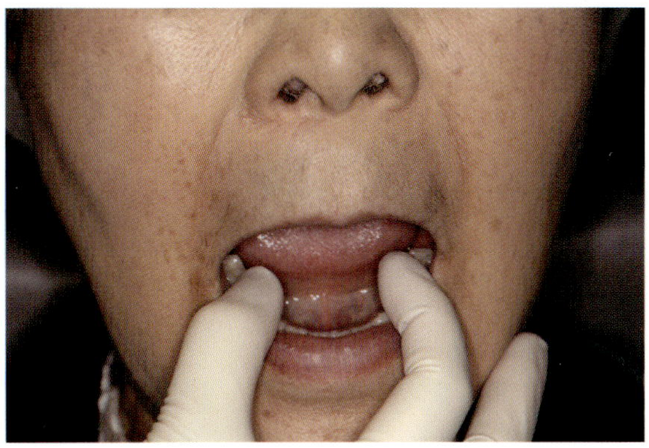

개구

연하와 개구를 2회 정도 하고 개구를 유지한 채 인상재의 경화를 기다린다.

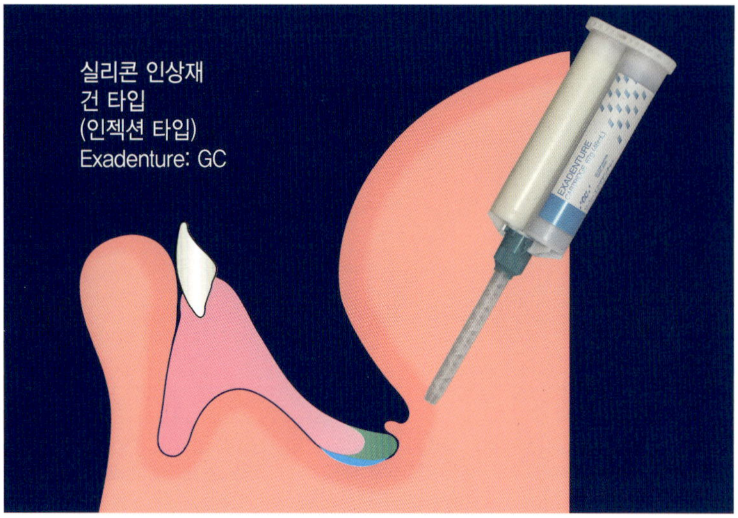

구강저까지의 수직적 위치를 실리콘 인상재의 인젝션 타입으로 결정한다. 실리콘 인상재의 인젝션 타입을 헤비바디 타입 위에 도포한다.

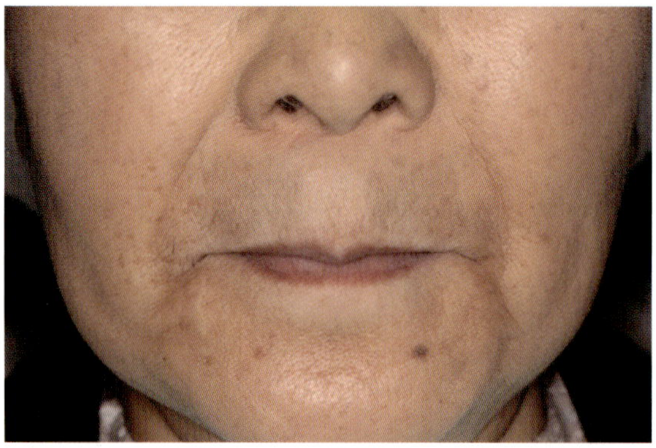

연하

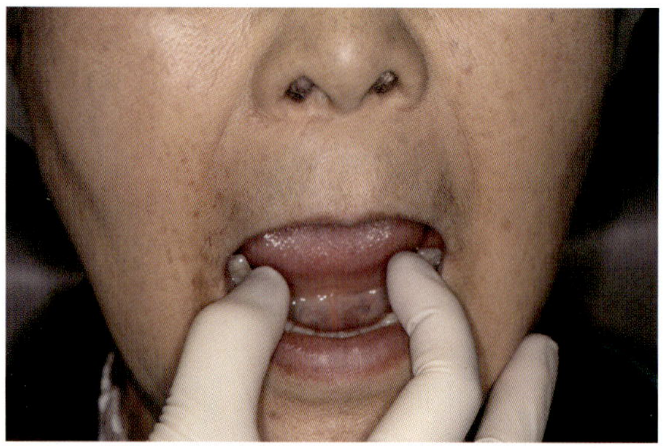

개구

연하와 개구를 2회 정도 하고 개구를 유지한 채 인상재의 경화를 기다린다. 골에 지지된 치조제 점막 상당부의 의치상 내면에 들어간 인상재를 나이프 등으로 제거한 다음 실리콘 인상재로 연장한 부분을 석고로 모형을 만든 후 레진으로 대체한다.

설하주름까지 상연장 거리가 긴 경우[2)]

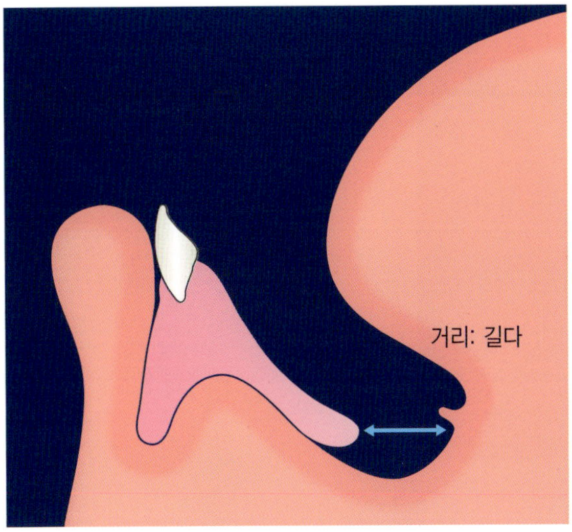

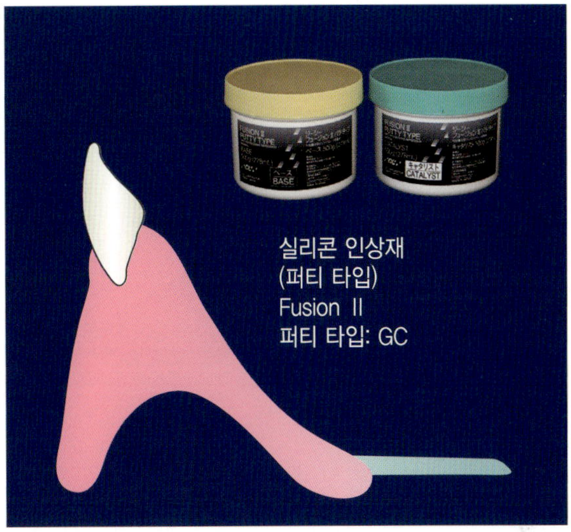

설하주름까지의 수평적 위치를 실리콘 인상재의 퍼티 타입으로 결정한다. 실리콘 인상재의 퍼티 타입을 얇은 판상 형태로 만들어 설하주름부에 설치한다.

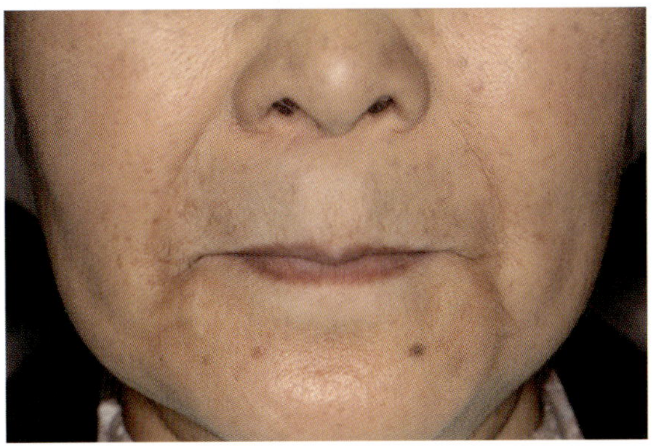

연하

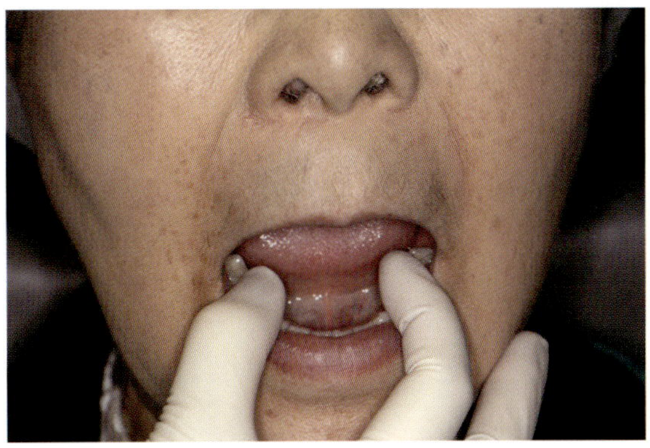

개구

연하와 개구를 2회 정도 하고 개구를 유지한 채 인상재의 경화를 기다린다.

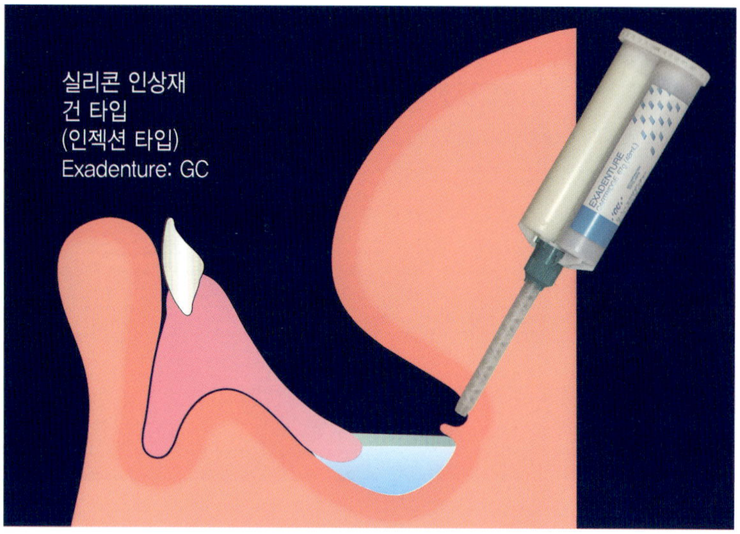

구강저까지의 수직적 위치를 실리콘 인상재의 인젝션 타입으로 결정한다. 실리콘 인상재의 인젝션 타입을 퍼티 부분에 도포한다.

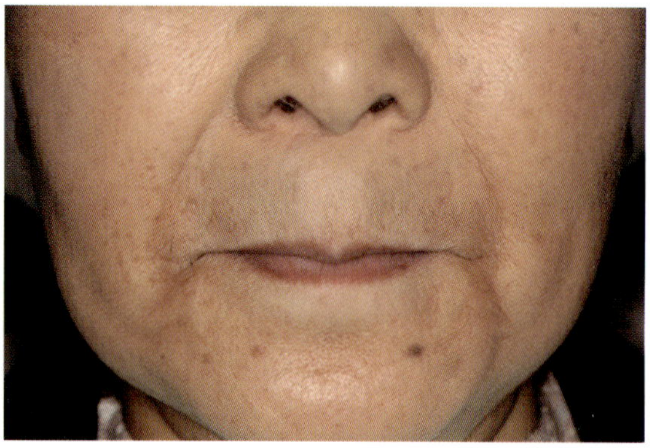

연하

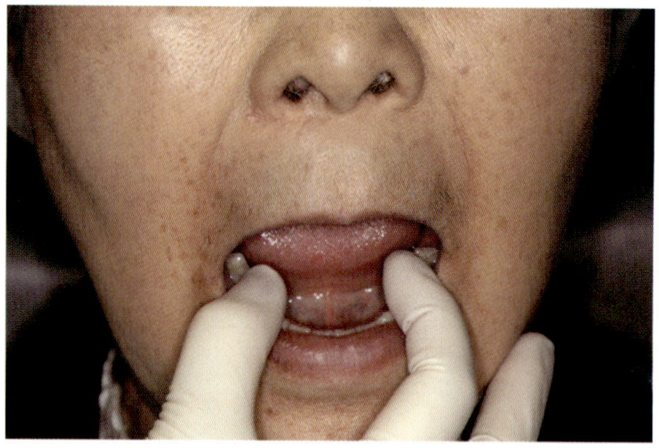

개구

연하와 개구를 2회 정도 하고 개구를 유지한 채 인상재의 경화를 기다린다. 의치상 내면에 들어간 인상재를 나이프 등으로 제거한 후 실리콘 인상재로 연장한 부분을 석고로 모형을 만들어 레진으로 대체한다.

1 | 설방 협착인자를 발견할 수 없거나 설방 협착인자를 제거해도 혀의 후퇴위가 일어난다.

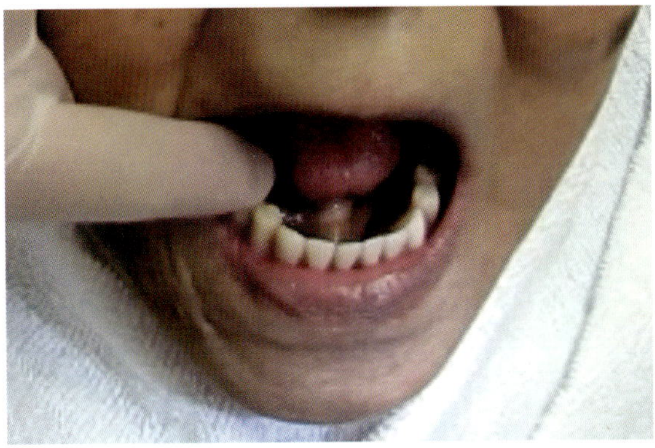

설방 협착인자는 보이지 않지만, 개구 시 혀가 후퇴위를 취하고 하악 전치부 인공치부를 설측으로 눌러도 음압이 느껴지지 않는다.

설하부 상 연장술식

▶1차 인상채득

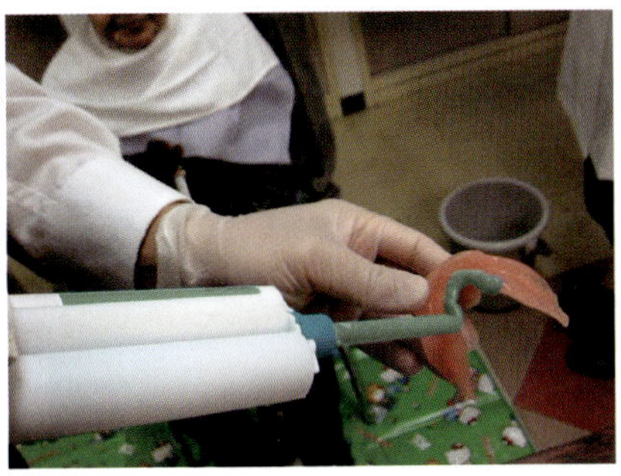

설하주름부에 보더 타입 혹은 헤비바디 타입의 실리콘을 도포한다.

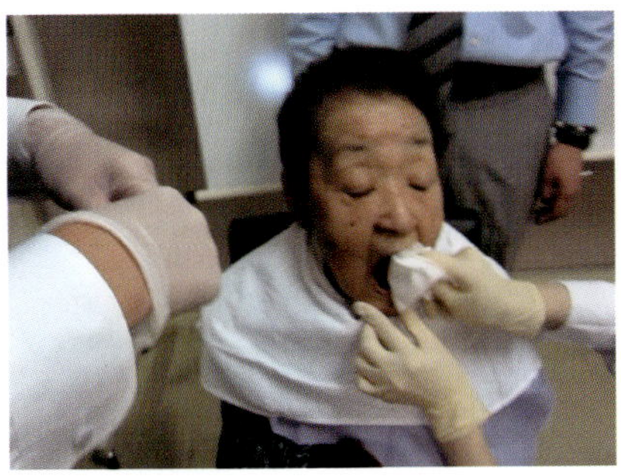

타액을 닦아낸다.

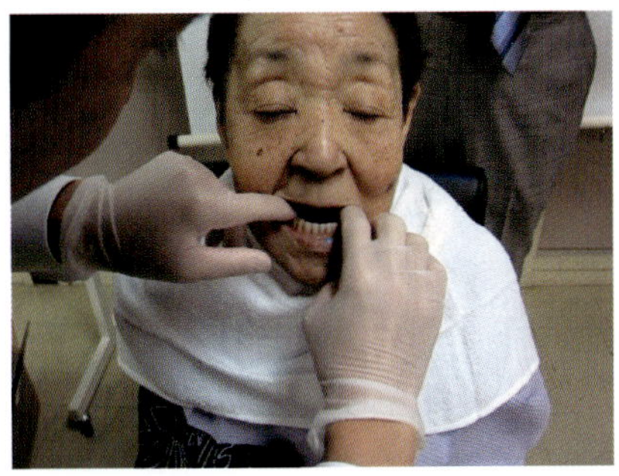

의치를 삽입한다.

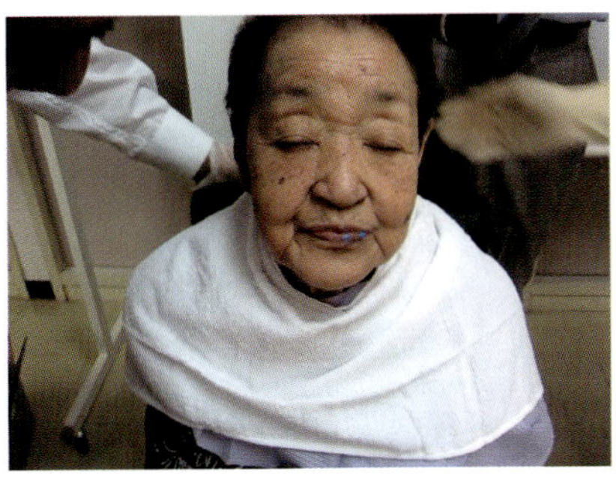

연하

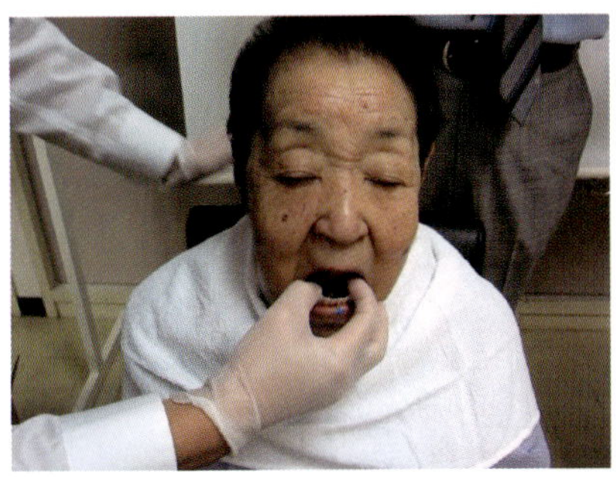

개구 유지

×2

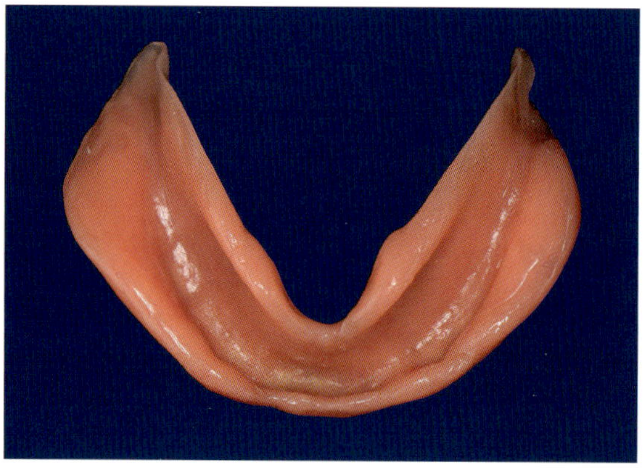

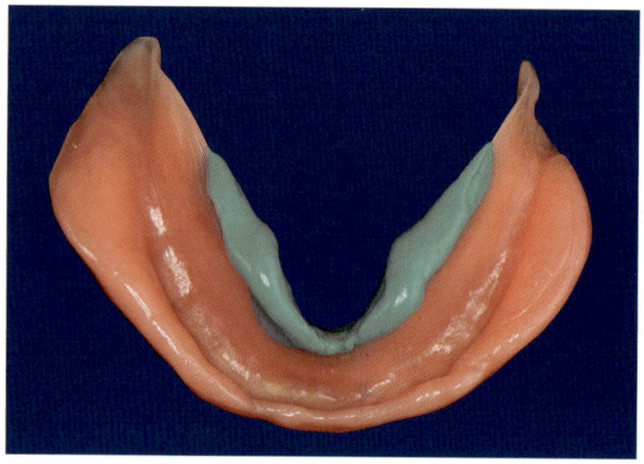

▶**2차 인상채득**

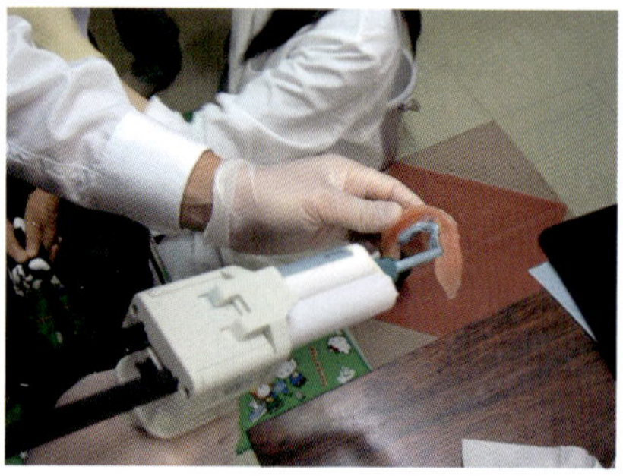

설하주름부에 유동성이 높은 인젝션 타입의 실리콘을 도포한다.

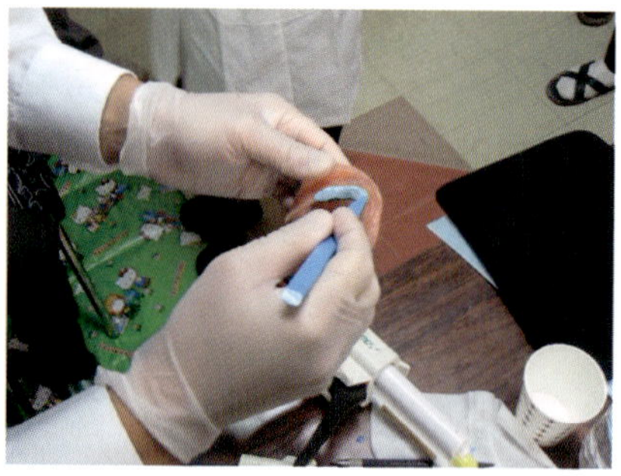

스파튤라로 얇게 편다.

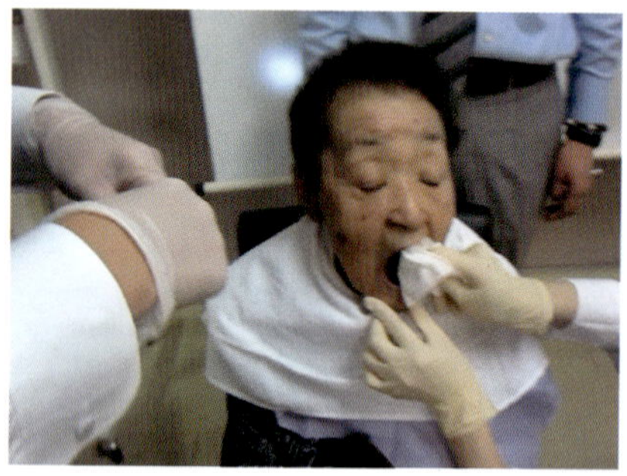

타액을 닦아낸다.

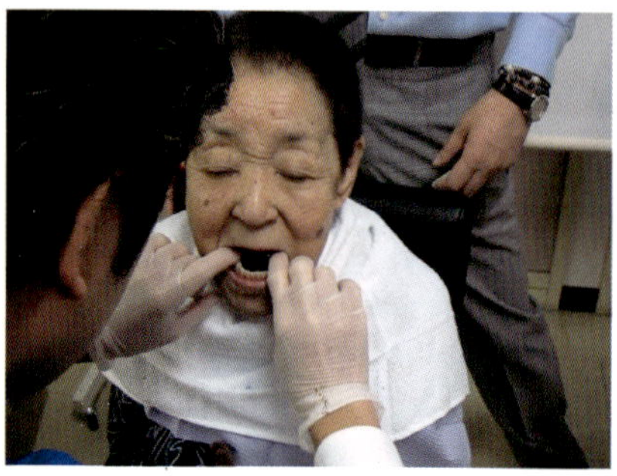

의치 삽입

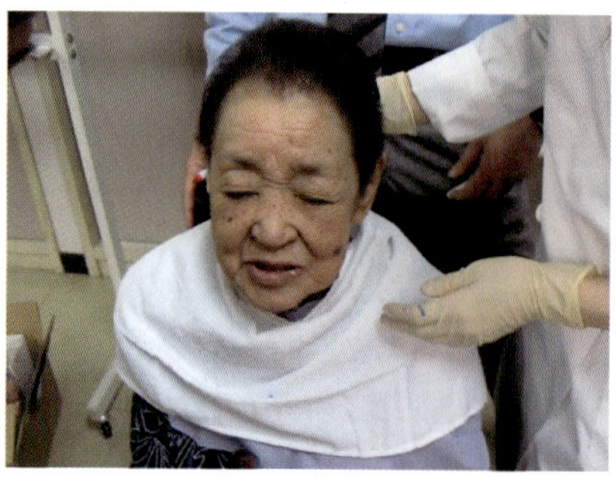

연하

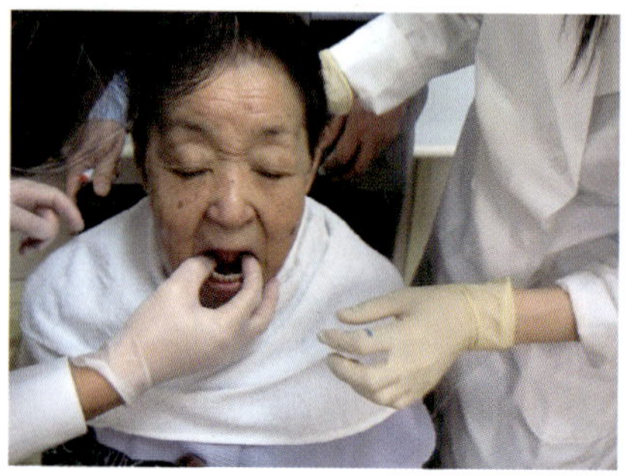

개구 유지

×2

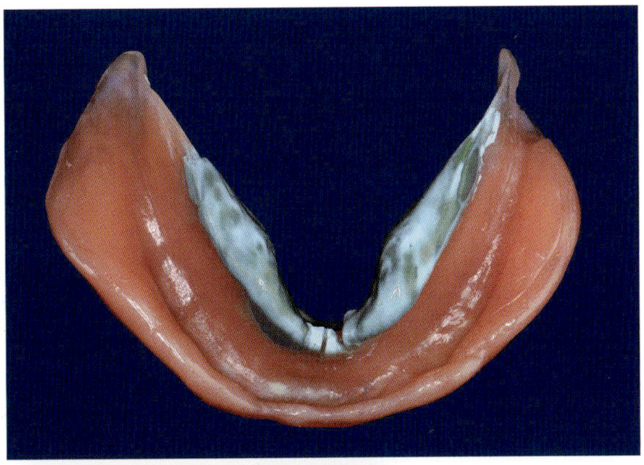

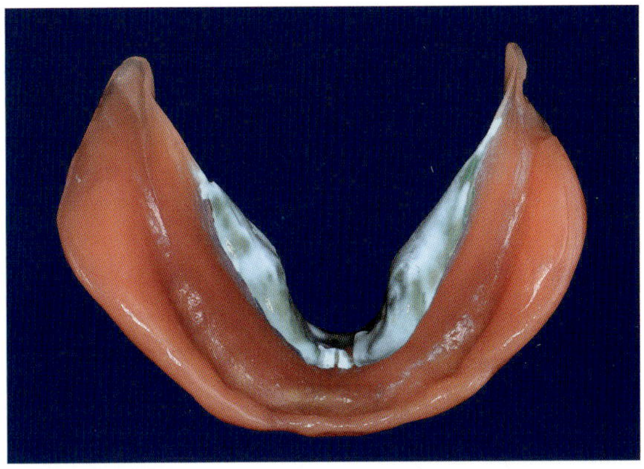

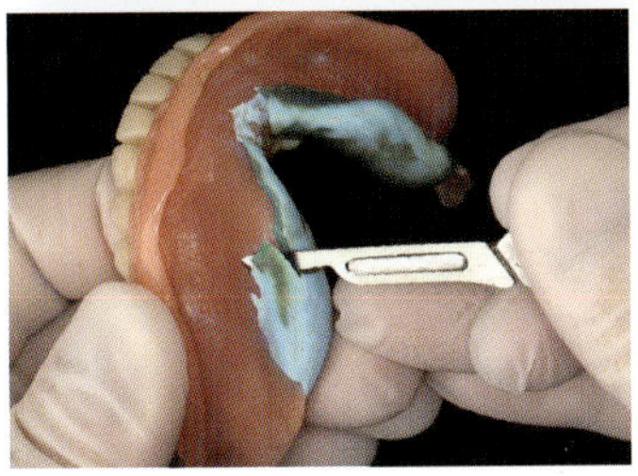

골로 지지되는 치조제 점막 상당부의 의치상 내면에 들어간 실리콘 인상재를 나이프로 제거한다.
그대로는 반드시 닿는 부분이 생긴다.
그 후 석고 모형을 만들어 레진으로 대체한다.

설하부 상 연장 전

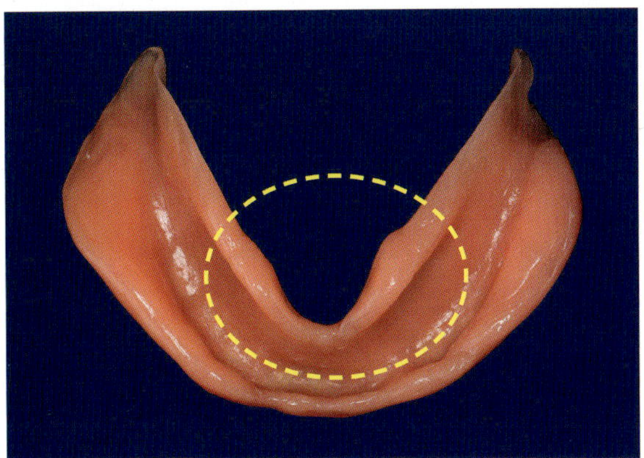

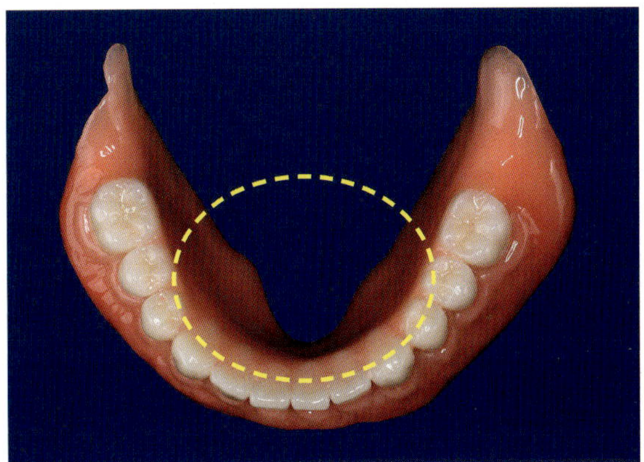

설하부 상 연장 후

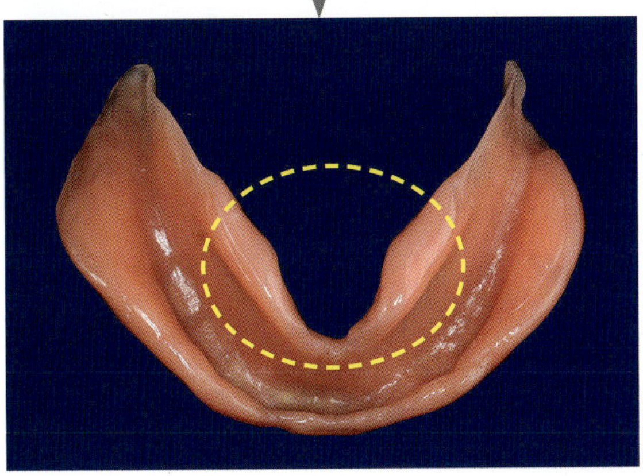

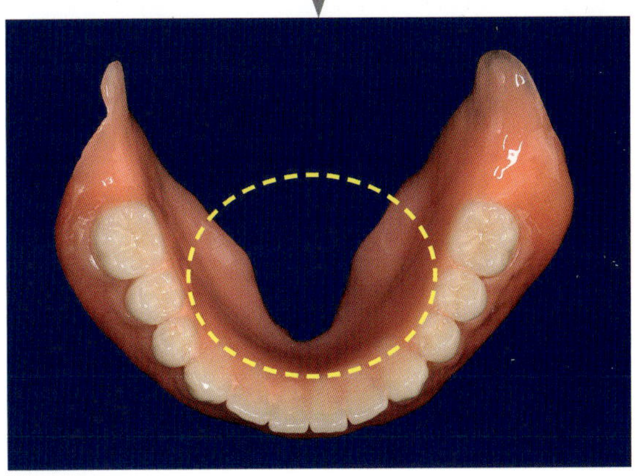

하악 전치 인공치부를 설측으로 누르면 음압을 느낄 수 있었다.

2 | 구강운동이상증(Oral Dyskinesia)

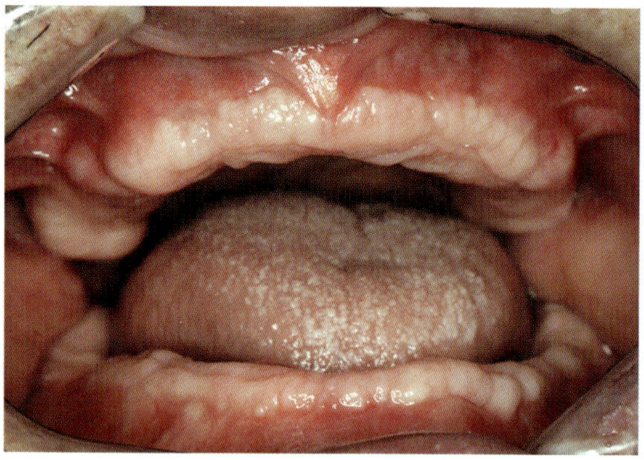

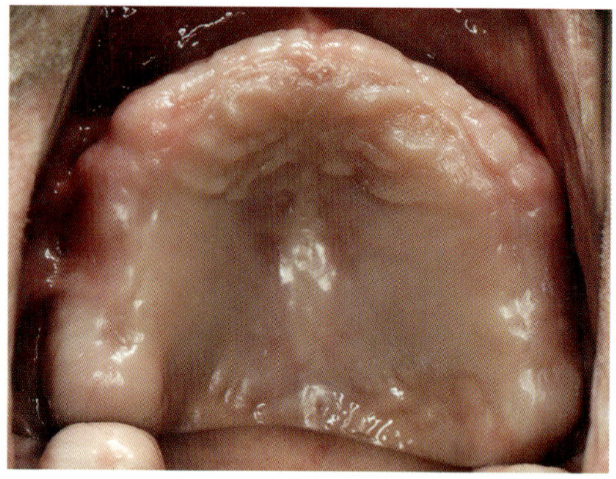

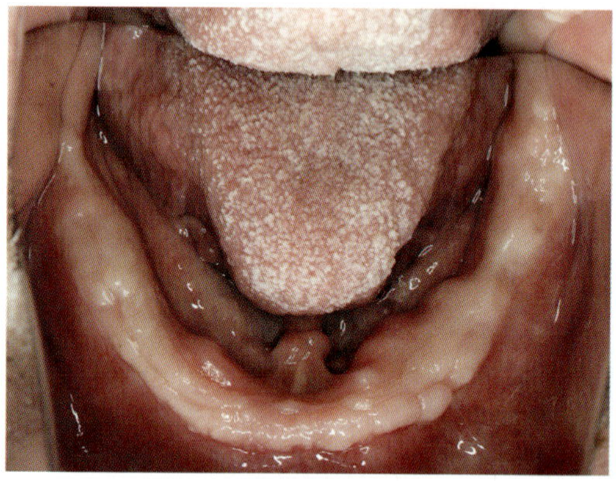

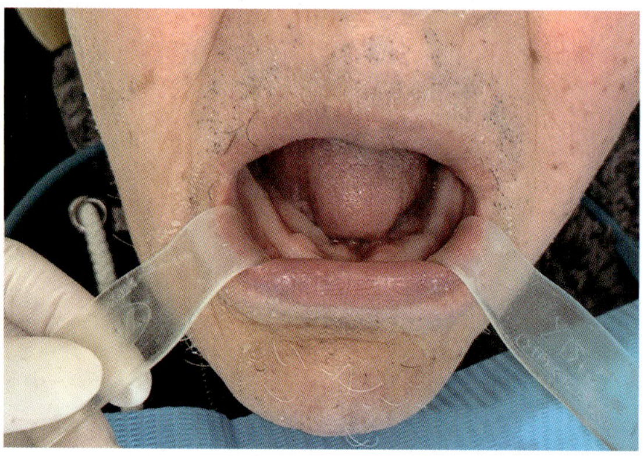

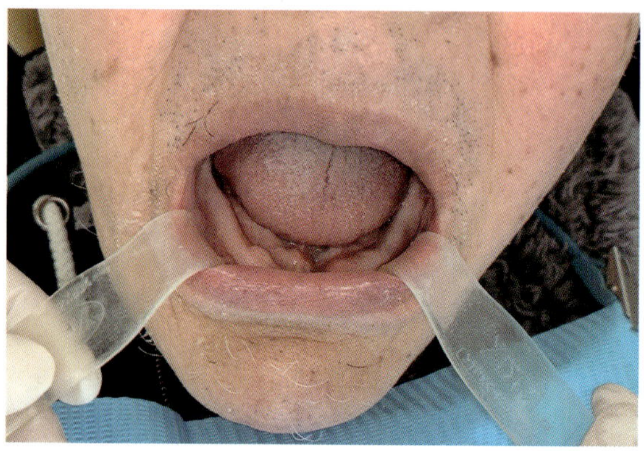

구강운동이상(구강 주위에 발생하는 반복적이거나 감정적인 불수의 운동)으로 인해 혀가 올라가고, 폭의 감소와 확장되는 움직임을 지속적으로 반복하고 있다.

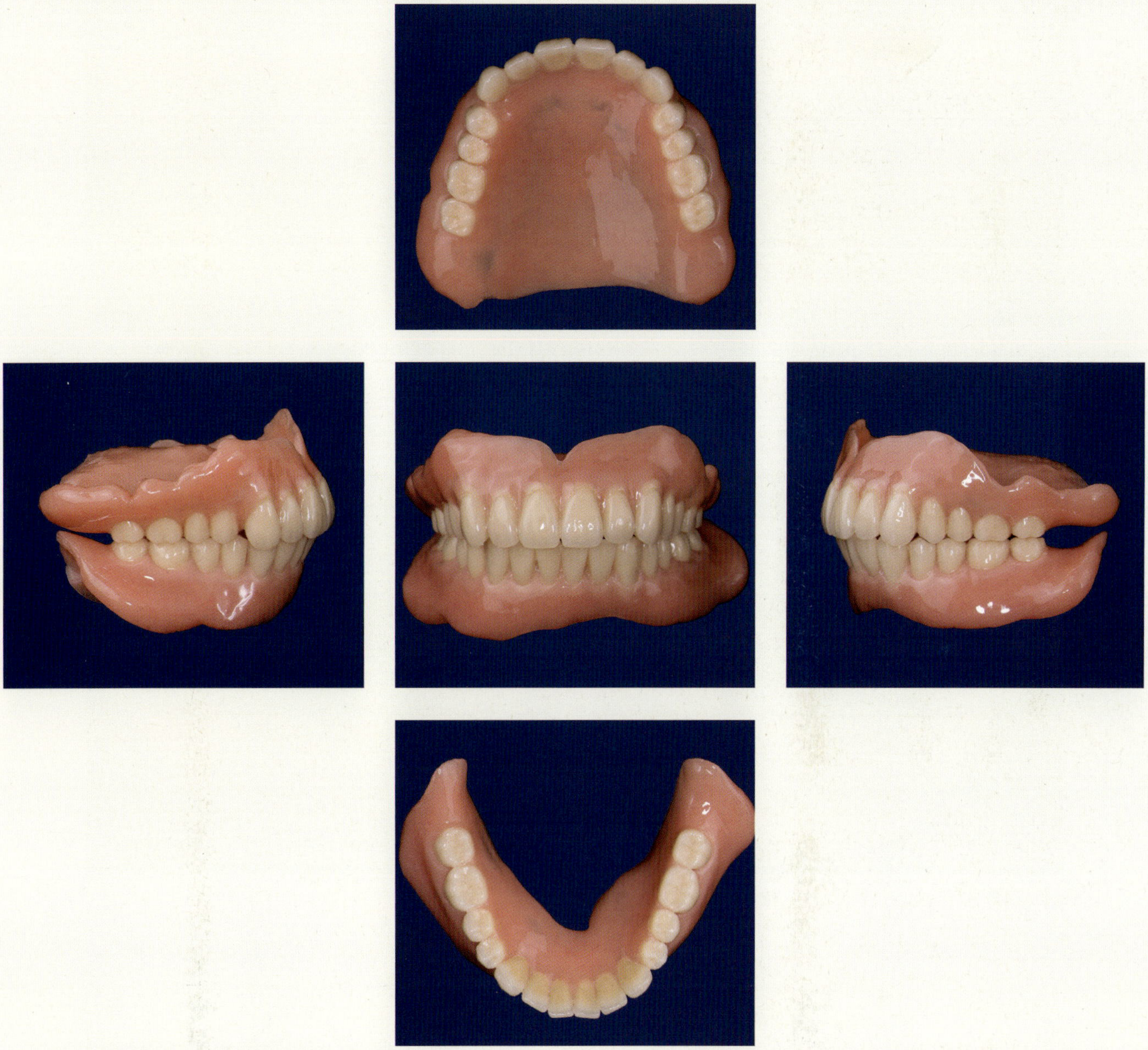

“아픈 곳은 없지만 낫토 등을 먹으면 빠진다”고 호소한다.
하악 전치 인공치부를 순측으로 당기면 음압을 느끼지만, 설측으로 누르면 음압이 느껴지지 않고 쏙 빠진다.

▶1차 인상채득

연하 **개구**

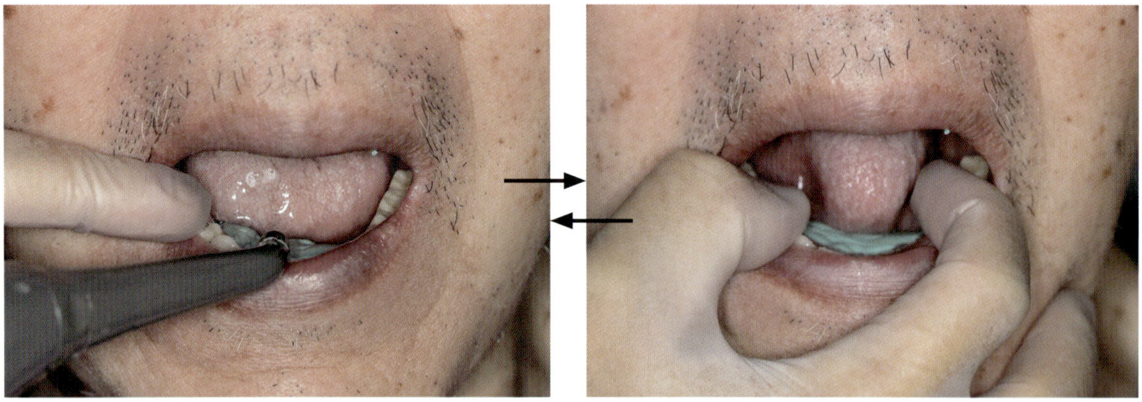

실리콘 인상재의 퍼티 타입을 얇은 판상으로 만들어 설하주름부에 설치한다. 연하와 개구를 2회 정도 하고 개구를 유지한 채 인상재의 경화를 기다린다.

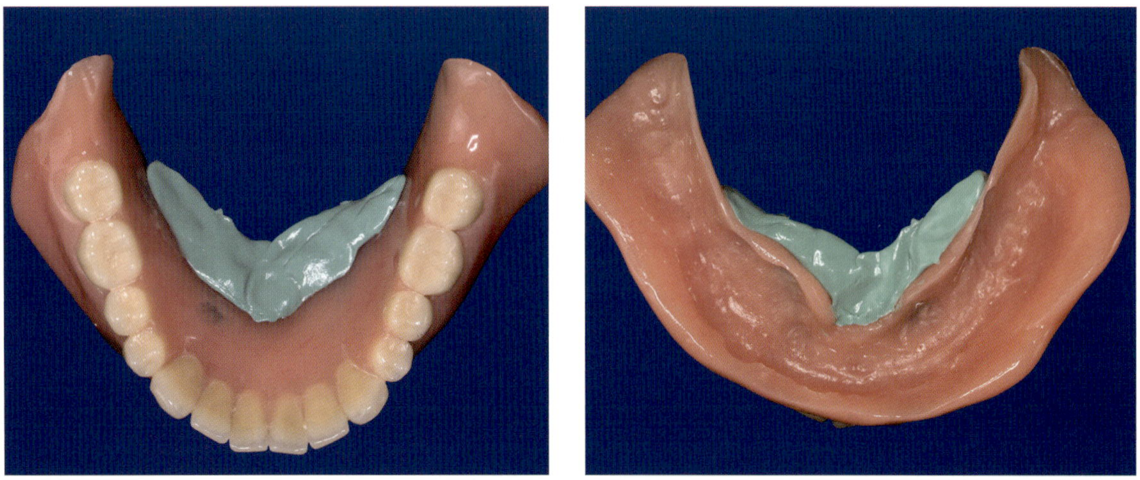

설하주름까지의 수평적 위치를 실리콘 인상재의 퍼티 타입으로 결정하였다.

▶2차 인상채득

연하 **개구**

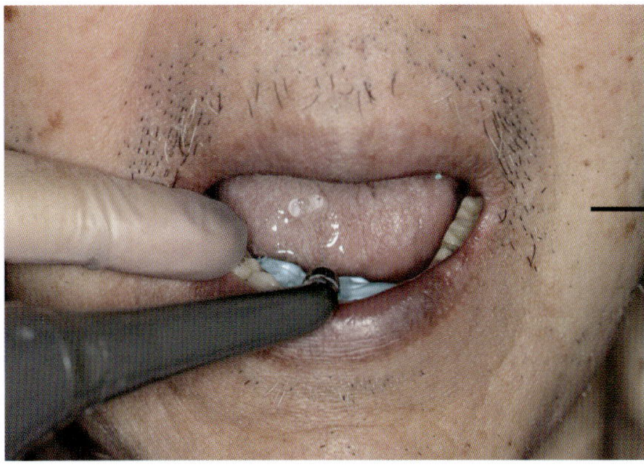

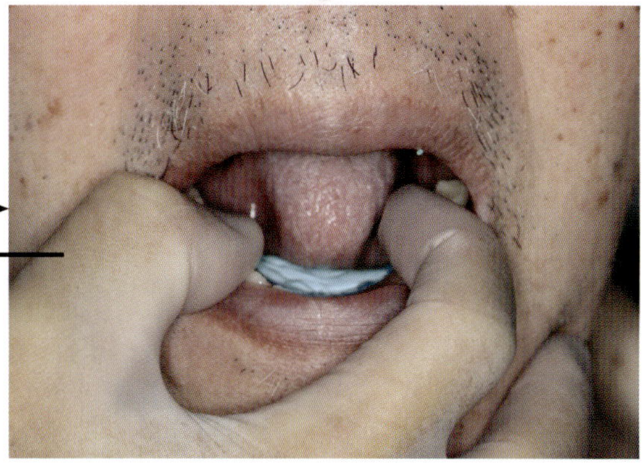

실리콘 인상재의 인젝션 타입을 경화된 1차 인상 퍼티 타입에 도포한다. 연하와 개구를 2회 정도 시행하여 개구를 유지한 채 인상재의 경화를 기다린다.

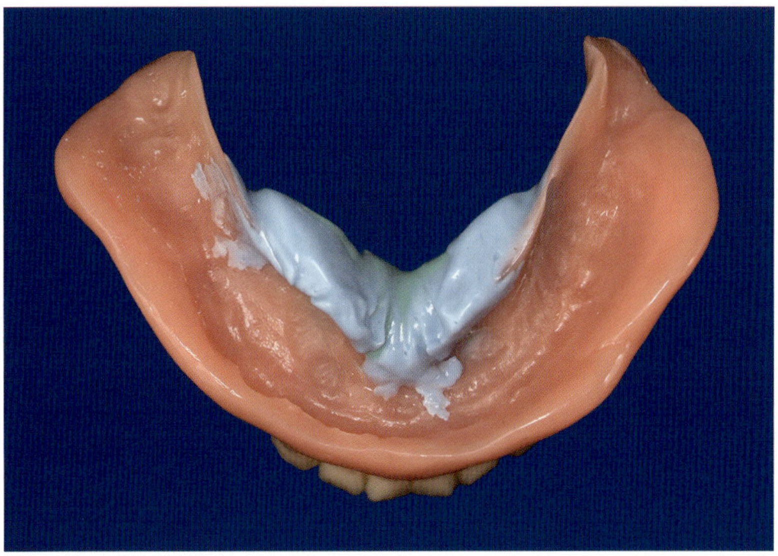

구강저까지의 수직적 위치를 실리콘 인상재의 인젝션 타입으로 결정했다. 골에 지지되는 치조제 점막 상당부의 의치상 내면에 들어간 인상재를 나이프 등으로 제거한 후 석고모형을 만들어 레진으로 대체한다.

연장 전

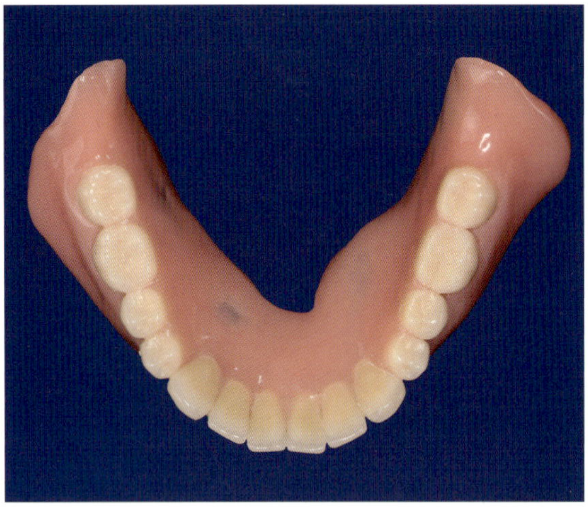

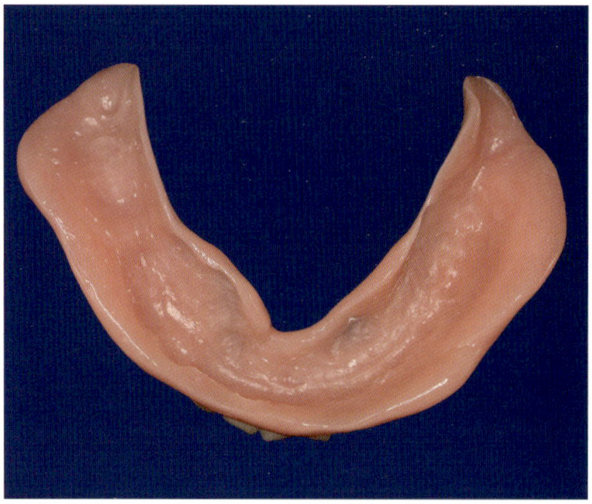

연장 후

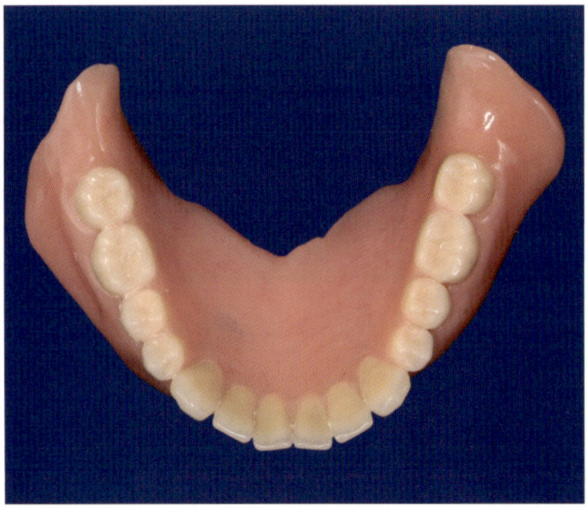

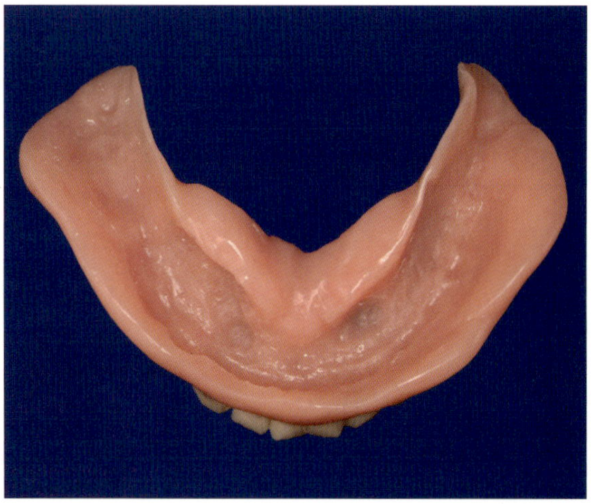

의치상 설하 주름부가 연장되었다.

설하 주름부에 통증이나 궤양은 보이지 않았다.

02-5

증례 Ⅲ

혀가 후퇴위를 취하고 구강저가 솟아오르는 증례

개구 시 구강저 형태의 분류

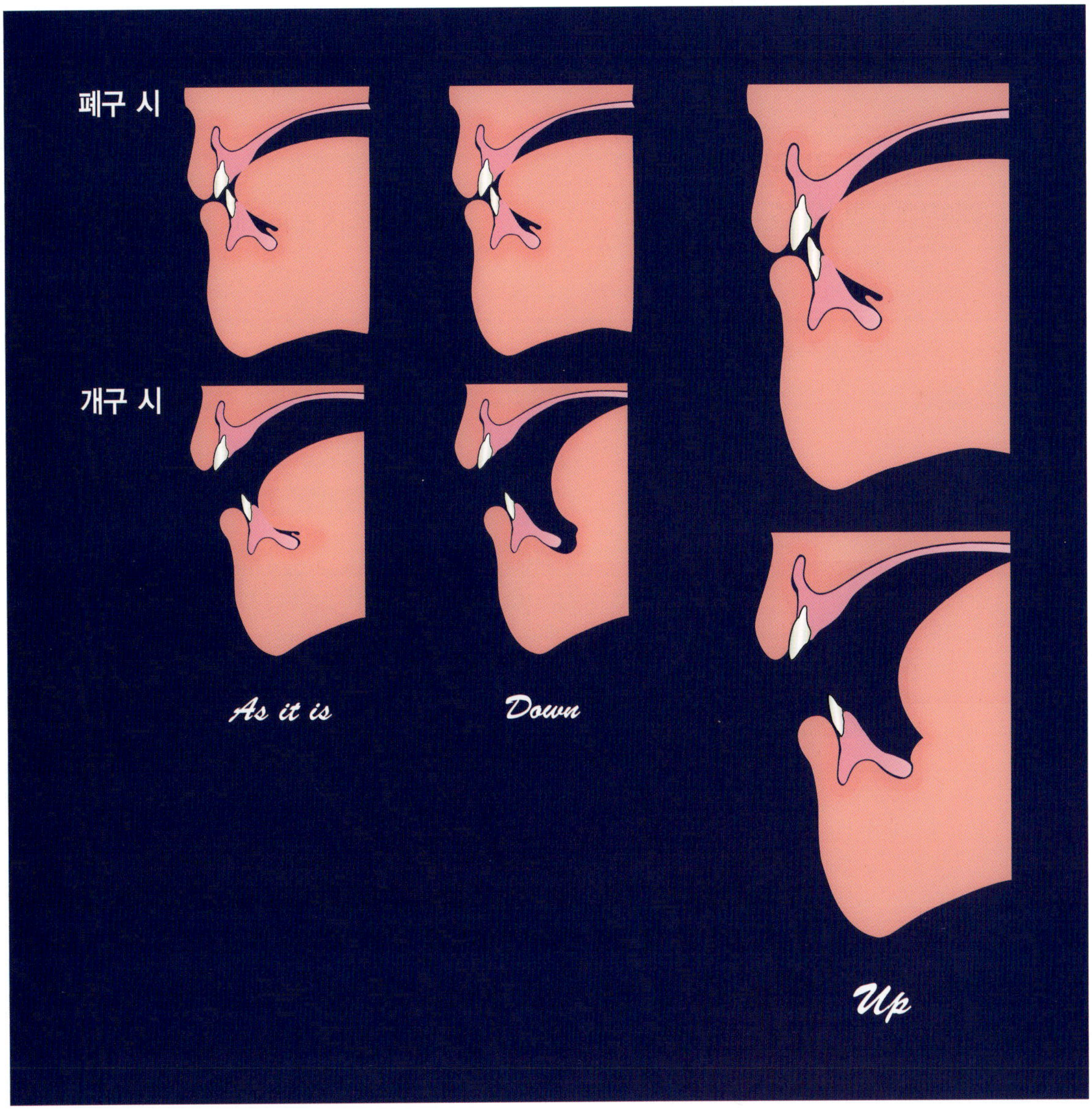

폐구 시와 개구 시에는 구강저의 높이가 일정하지 않다. 개구 시 구강저 형태의 분류를 나타낸다.

① 개구해도 폐구 시의 구강저 형태를 거의 유지하는 증례

② 개구하면 혀가 후퇴위를 취하고 설하주름이 뒤로 당겨져 구강저가 낮아지는 증례

③ 개구하면 구강저가 거상하는 증례

①의 증례에서는 봉쇄 누출의 문제는 없다. 그러나 ②의 증례에서는 구강저가 저하되기 때문에 봉쇄 누출이 발생하기 쉽다.

③의 증례에서는 개인트레이의 설계선을 잘못 설정하면 개구 시에 거상하는 구강저에 밀려 의치가 탈락한다. 고도 치조제 흡수 증례에서는 ③ 개구하면 구강저가 거상하는 증례가 많이 보인다.

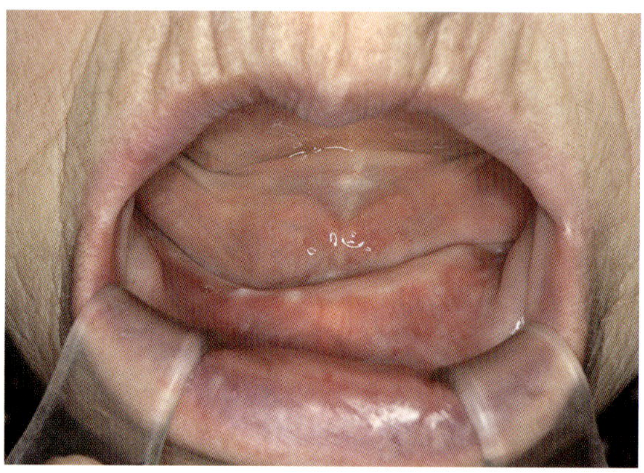

개구하면 구강저가 솟아오르는 증례가 있다. 고도 치조제 흡수 증례에서 발생하기 쉽다.

이 솟아오르는 구강저를 아래의 3가지로 이용한다.

① 의치를 제 위치로 유도하는 소켓

② 설측 변연봉쇄의 이용

③ 후방이동 스토퍼

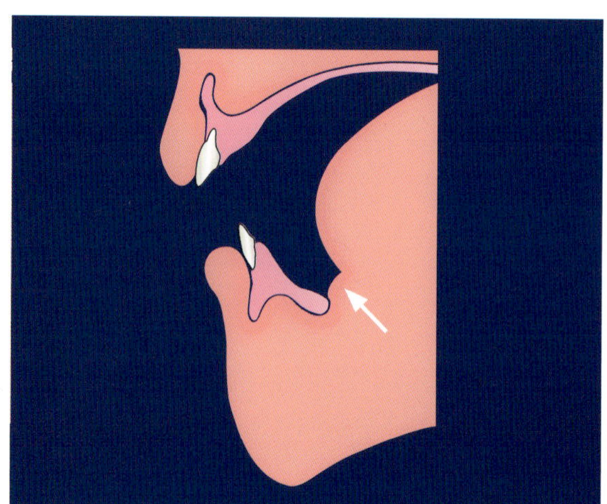

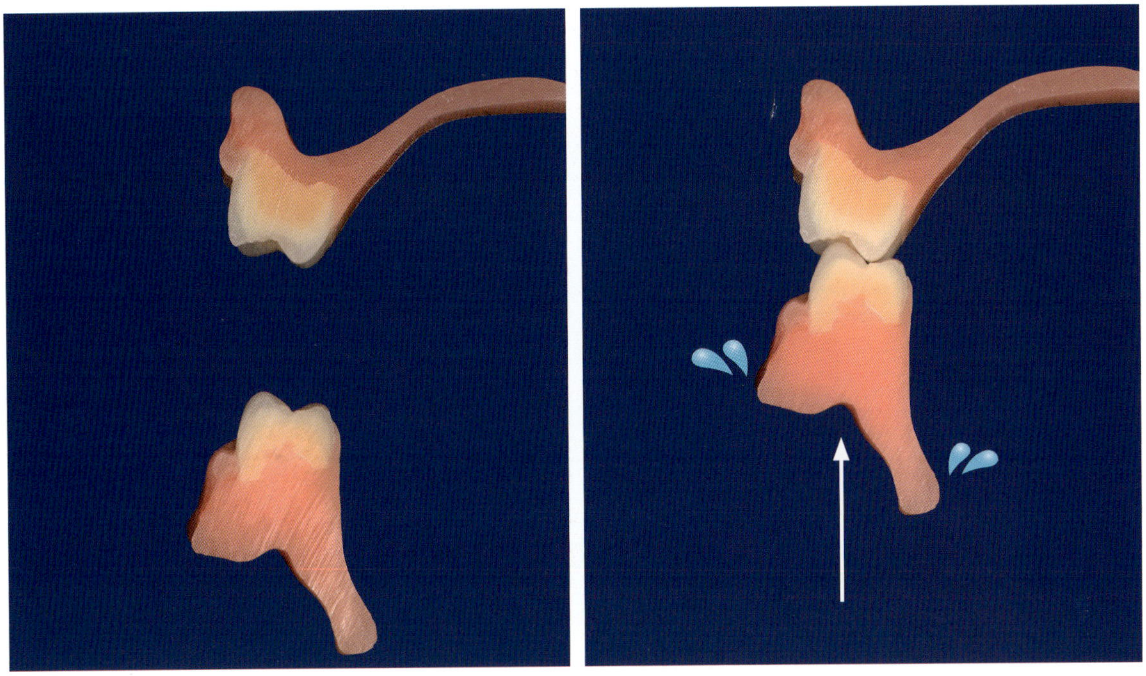

밀착

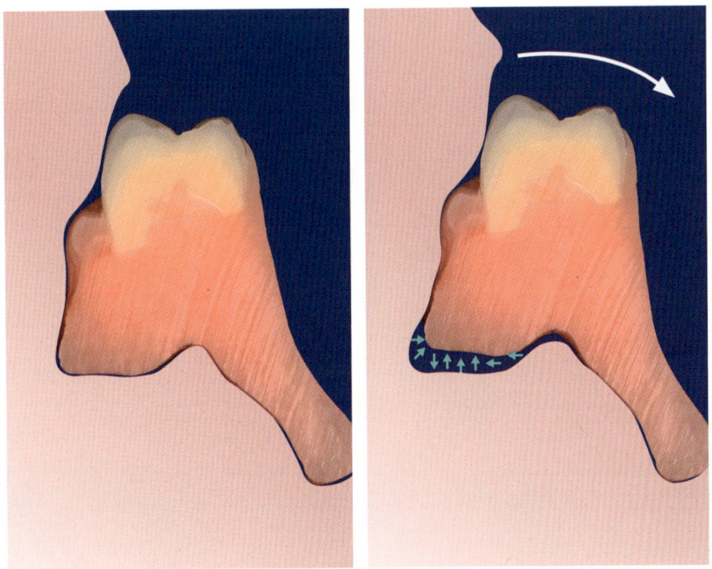

흡착

우선 의치가 제 위치에 들어가 점막을 압박하여 "밀착"한다.

이때 의치상 변연이 점막에 의해 전체둘레 봉쇄되어 있으면 의치가 탈락을 일으키려고 할 때 음압이 가해져 "흡착"이 발생한다.

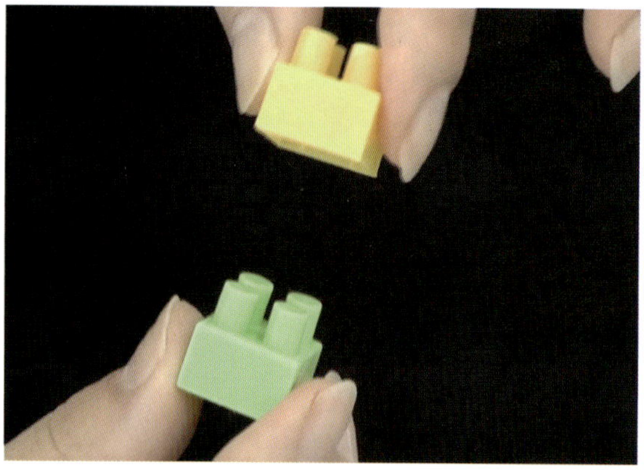

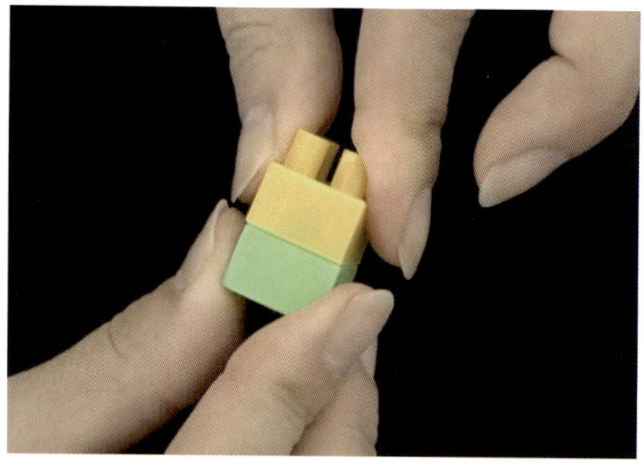

따라서 "밀착"하지 않으면 "흡착"은 발생하지 않는다. 이 "밀착"을 위해서는 의치가 제자리에 들어가는 것이 필수적이다. 제자리에 들어가기 위해서는 블록의 소켓과 같은 유도물이 필요하다. 무치악의 경우 평평하지 않은 치조제 형태가 이에 해당한다. 고도 치조제 흡수 증례에서는 치조제 형태가 평평하기 때문에 의치가 제자리에 들어가기 어려워진다. 그래서 이 솟아오른 구강저를 제자리에 유도하는 가이드로 활용한다.

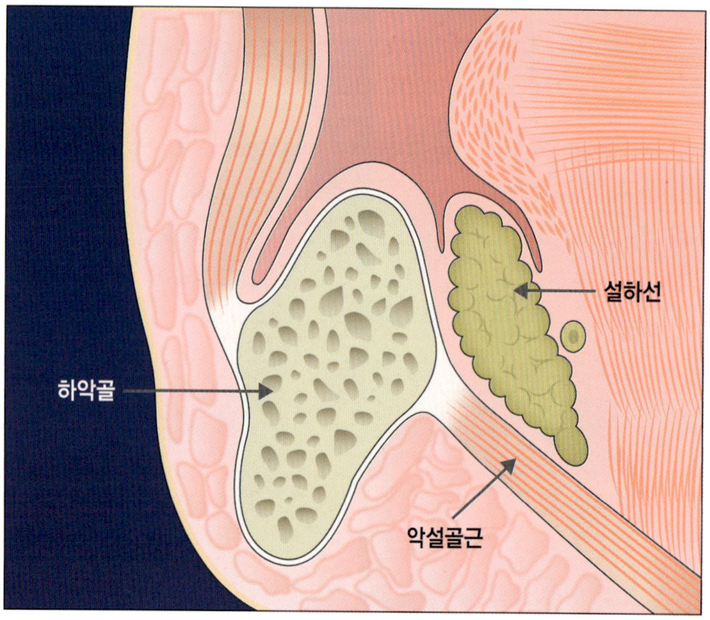

사토 가츠시(佐藤勝史): 하악 무치악 고도 치조제 흡수 증례의 특징과 그 대처법. 일본치과의사회지. 75(4): 4-13, 2022.

이 솟아오른 구강저에는 설하선이 포함되는 경우가 많으며, 만지면 마시멜로 정도의 반발력을 갖는 경우가 많다.

[대처법] 구강저의 피복점막(가동점막)을 피한 개인트레이 제작

개인트레이의 설계 라인

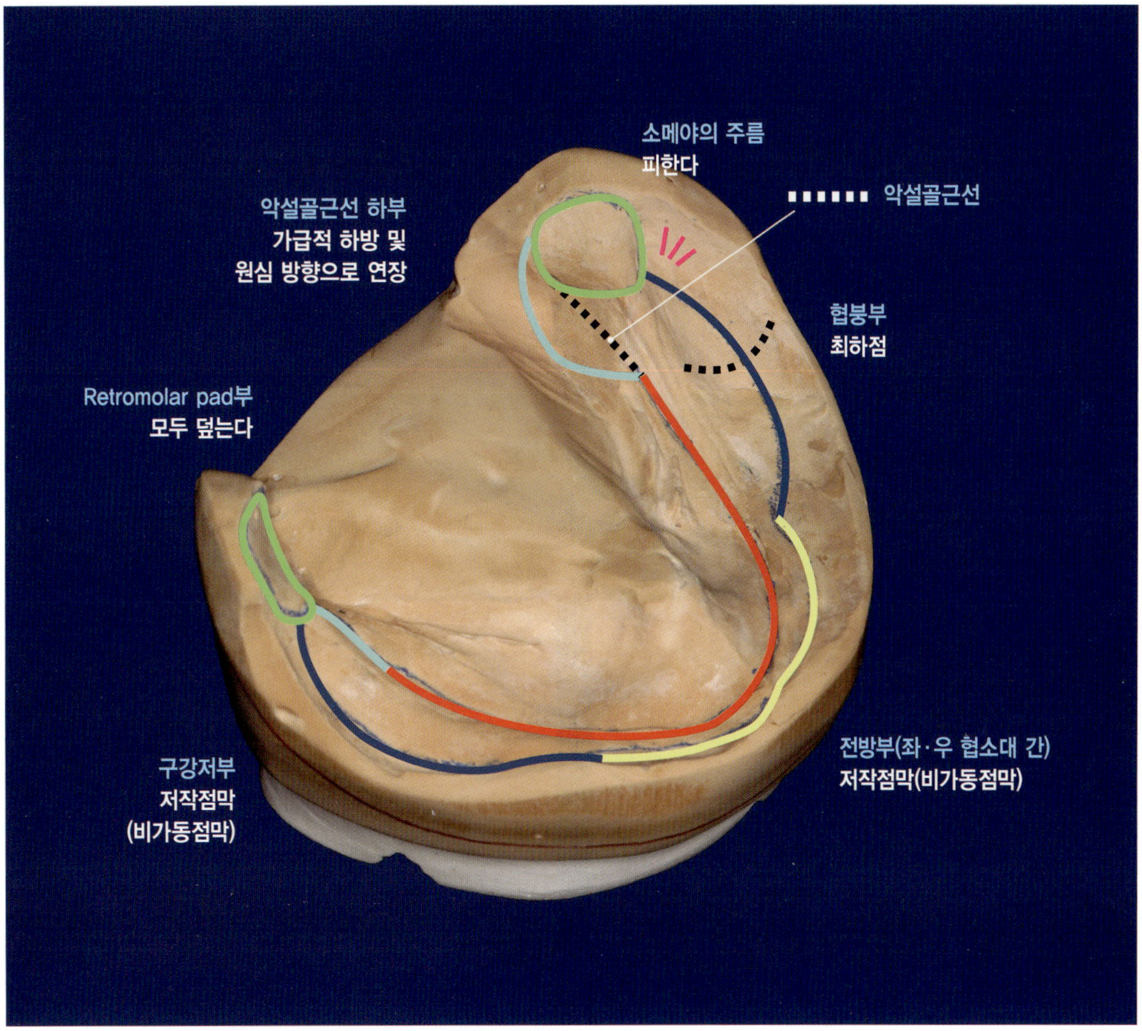

구강저의 피복점막(가동점막)을 피한 개인트레이 제작.

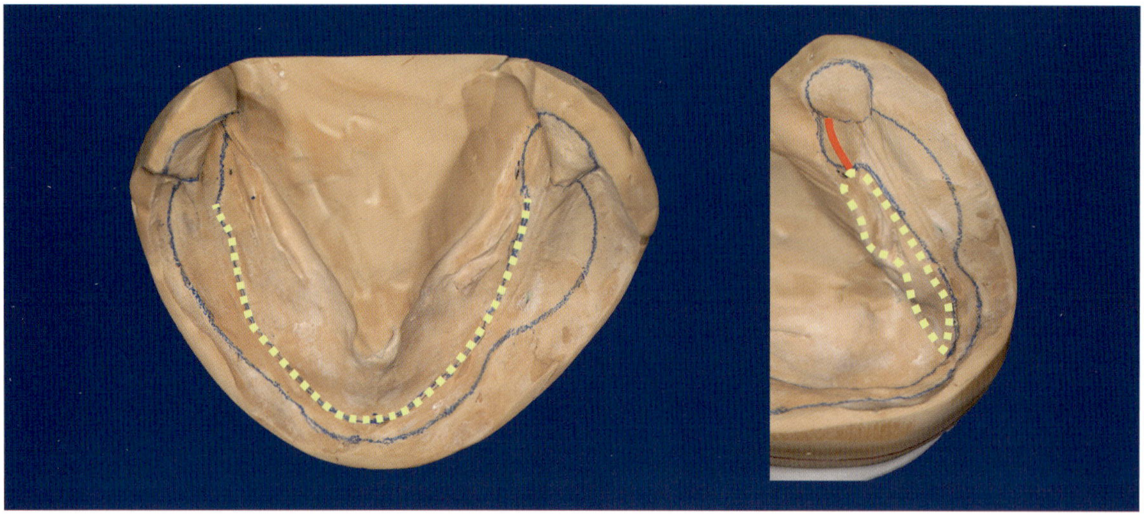

구강저가 거상하기 때문에 해당 부위에 대한 연장은 금기이다.

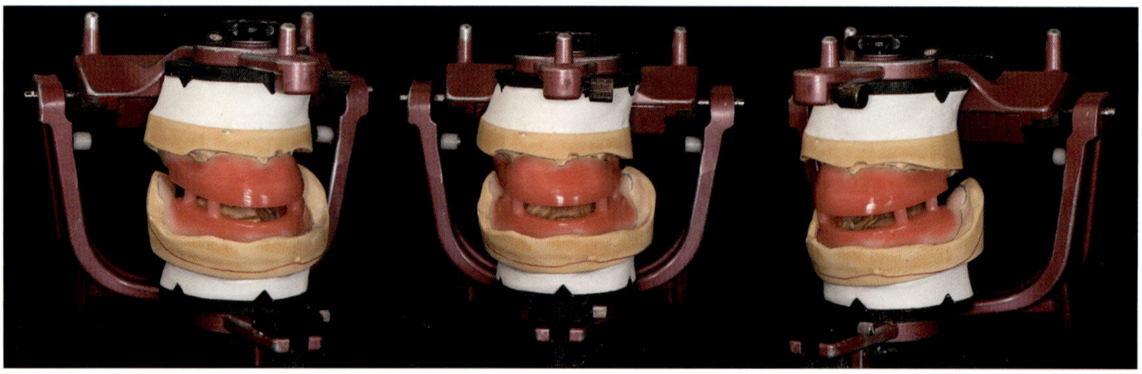

정밀 인상채득을 위해 임시 교합채득용으로 4개의 돌기를 세운 왁스림 부착 개인트레이.

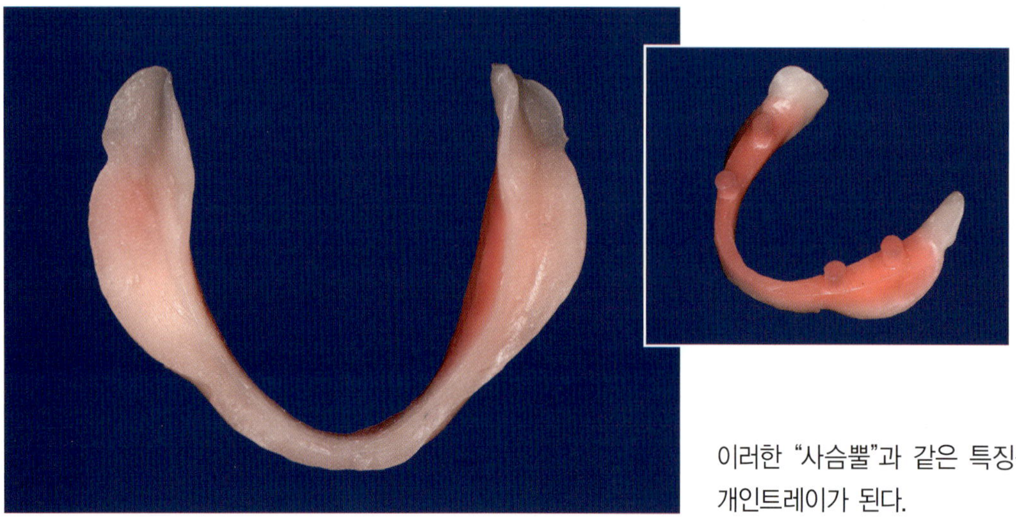

이러한 "사슴뿔"과 같은 특징적인 형태의 개인트레이가 된다.

02-6

예외 증례

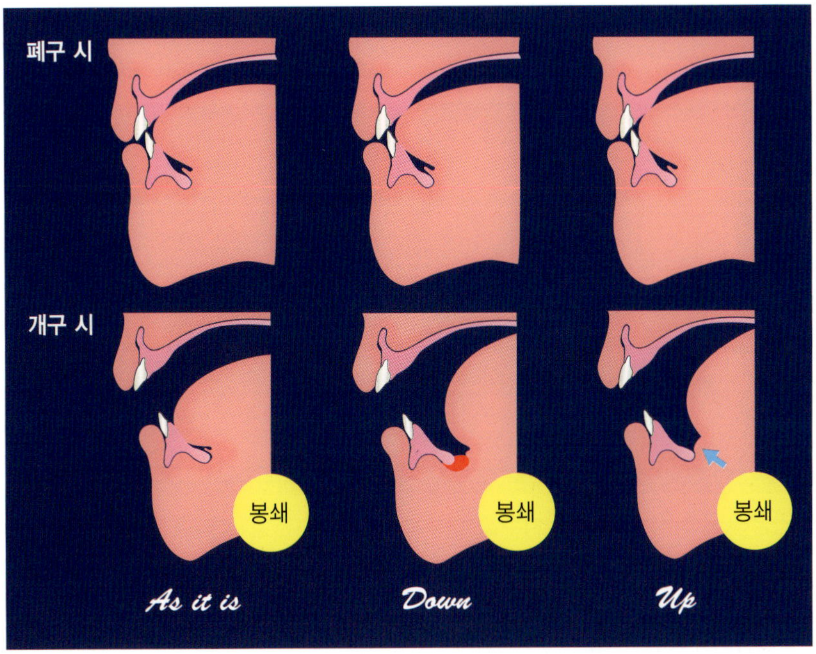

이러한 방법으로 대부분의 증례에서 설하주름부의 변연봉쇄가 확립되고 하악 전치부 인공치부를 설측으로 눌러도 음압을 느낄 수 있게 된다.

예외 증례: 늘어짐이 없는 북의 가죽 같은 평평한 구강저 설하주름의 소실

예외적으로, 개구 시 혀가 후퇴위를 취하여 구강저가 침하하는 증례에서 설하주름이 소실되어 구강저가 평평해지고, 늘어짐이 없는 북의 가죽 상태가 되어 해당 부위가 봉쇄되지 못하는 증례가 드물게 존재한다.

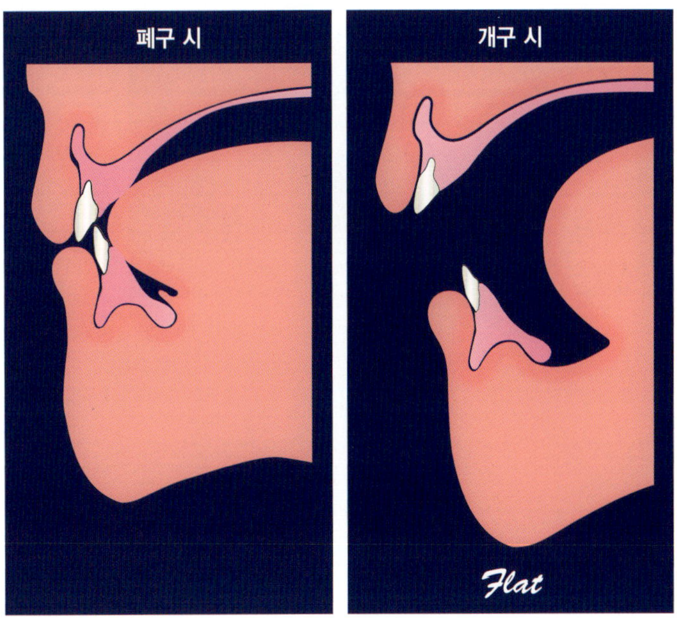

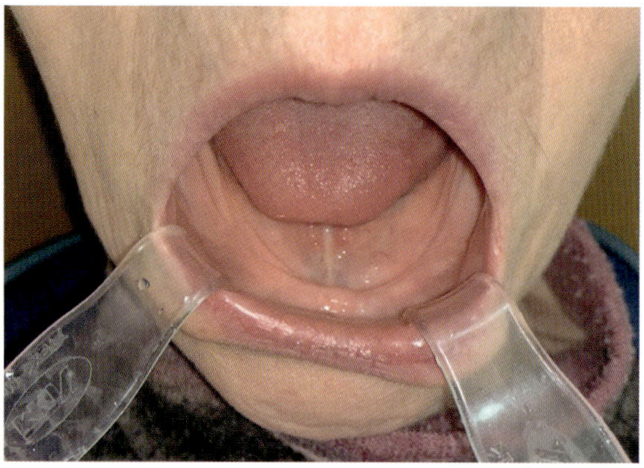

개구 시 혀가 후퇴하여 구강저가 평평해진 증례.

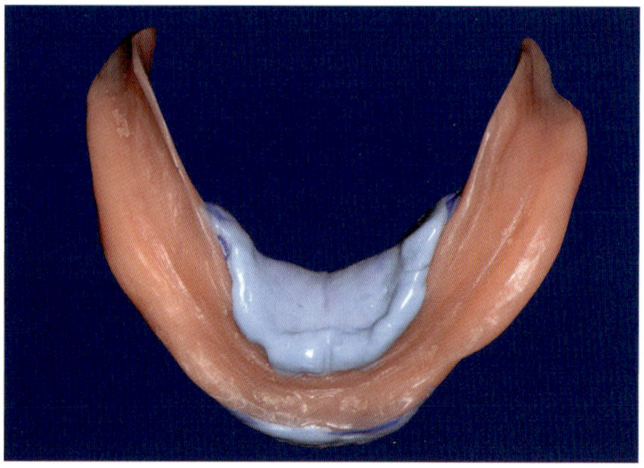

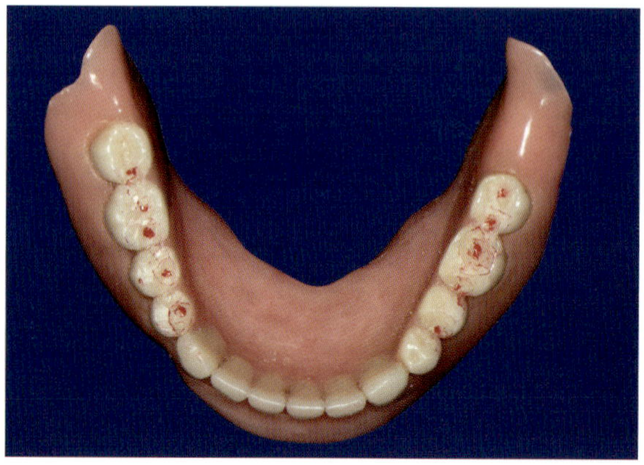

새 의치 완성 후 설하주름 부위를 연장해도 하악 전치 인공치부를 설측으로 누르면 음압이 느껴지지 않았다.

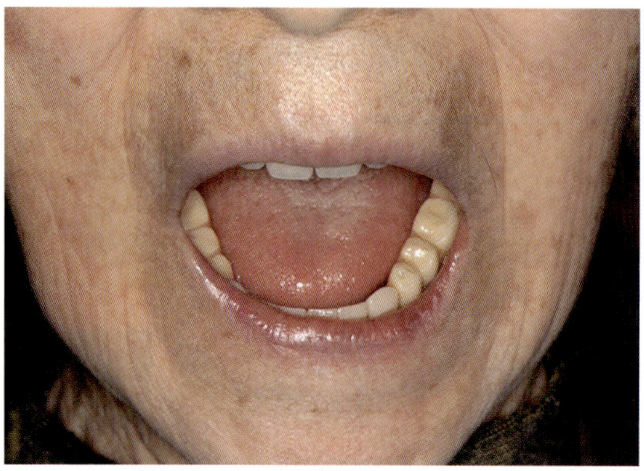

다만 이 증례에 한해서는 6개월 후 정기 검진 시 혀가 후퇴위에서 정상위로 복귀하는 것이 확인되었다. 좁지 않은 적절한 설방을 가진 새 의치를 사용한 데 기인하는 것으로 보인다.

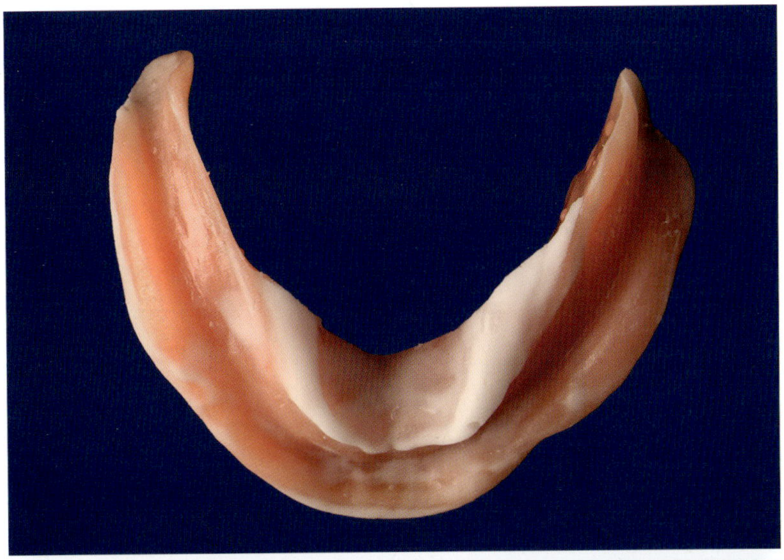

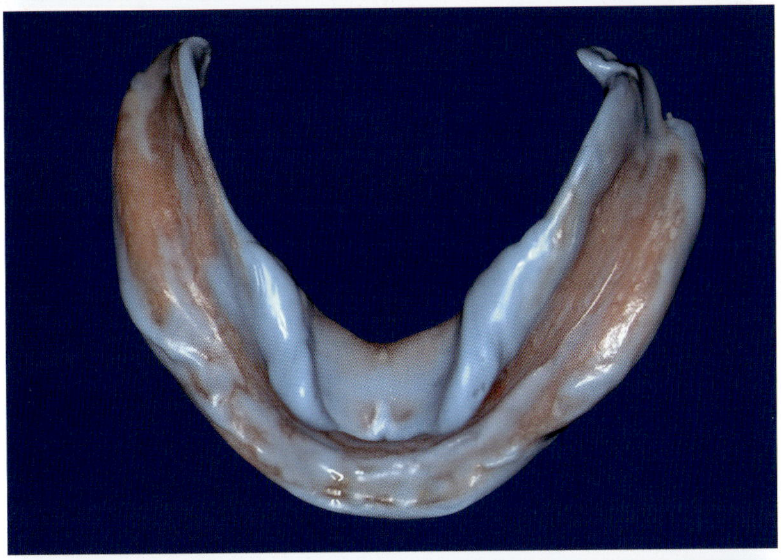

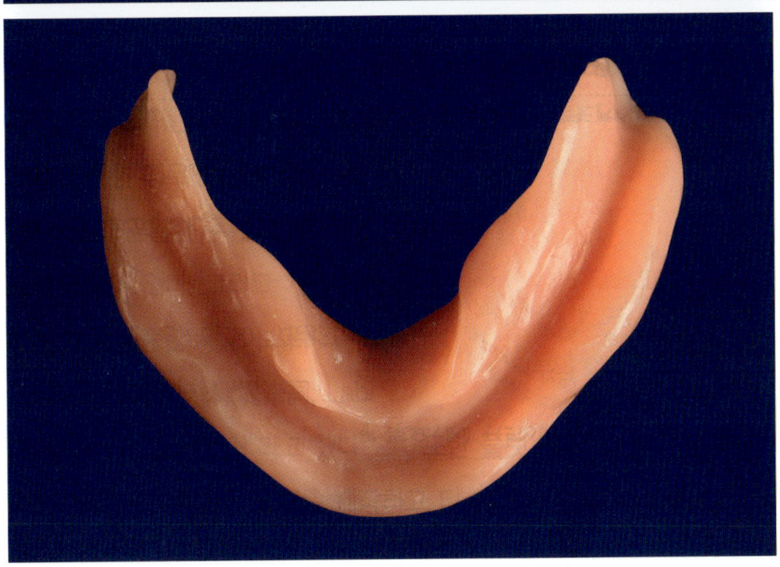

현재의 구강저 형태를 취득하기 위해 다이나믹 인상채득에서 리라이닝을 시행했다.
그러자 하악 전치 인공치부를 설측으로 누를 때 음압을 느낄 수 있게 되었다.

Chapter 3

03

개·폐구 시
혀와 협점막의 움직임에 대한
임상적 관찰과 총의치 제작 시의 대응법

03-1

개·폐구 시
Retromolar pad 주변 조직의 임상적 관찰

개구 폐구

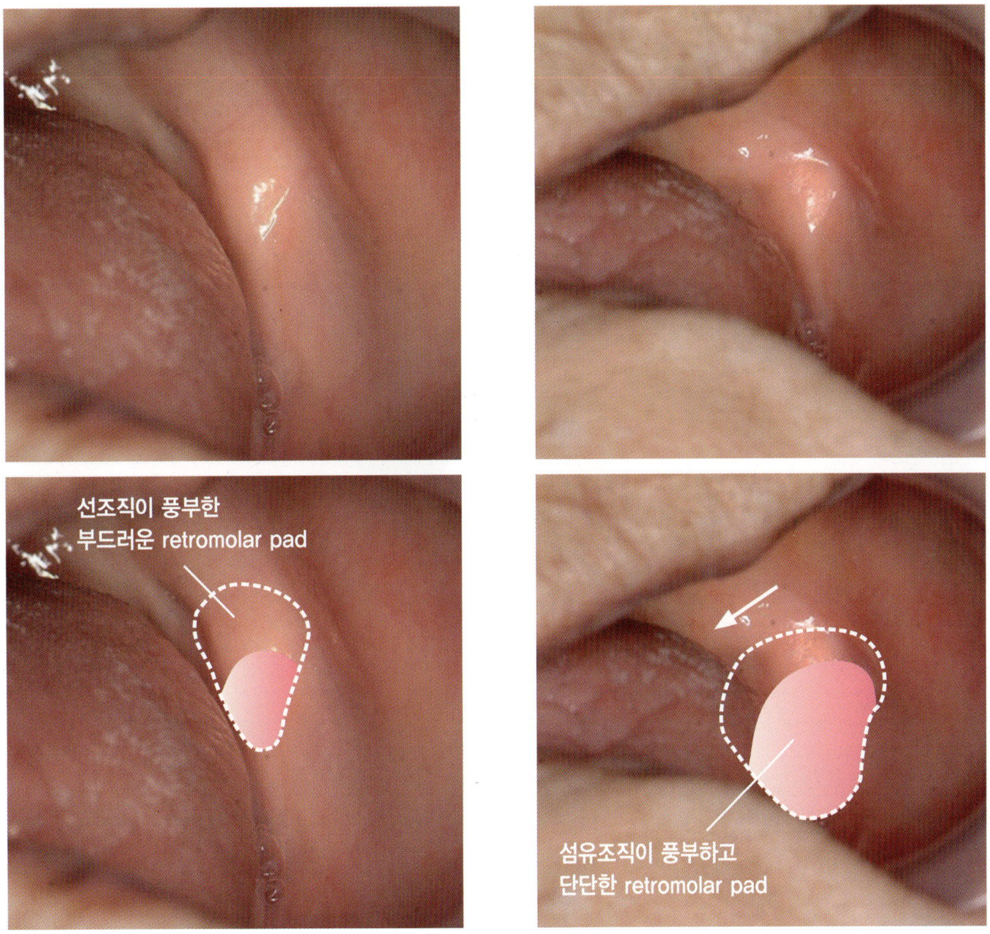

Retromolar pad의 전방은 섬유조직이 풍부하여 단단하고, 뒤쪽은 선조직이 풍부하여 부드럽다. 개구 상태에서는 retromolar pad가 익돌하악주름에 의해 당겨져 곧게 서 있다. 폐구 상태에서는 이 부위의 후연이 접혀서 단단한 앞쪽 조직은 거의 그대로이고 뒤쪽의 부드러운 조직이 설측으로 쓰러지듯 변형된다.

개구 인상채득

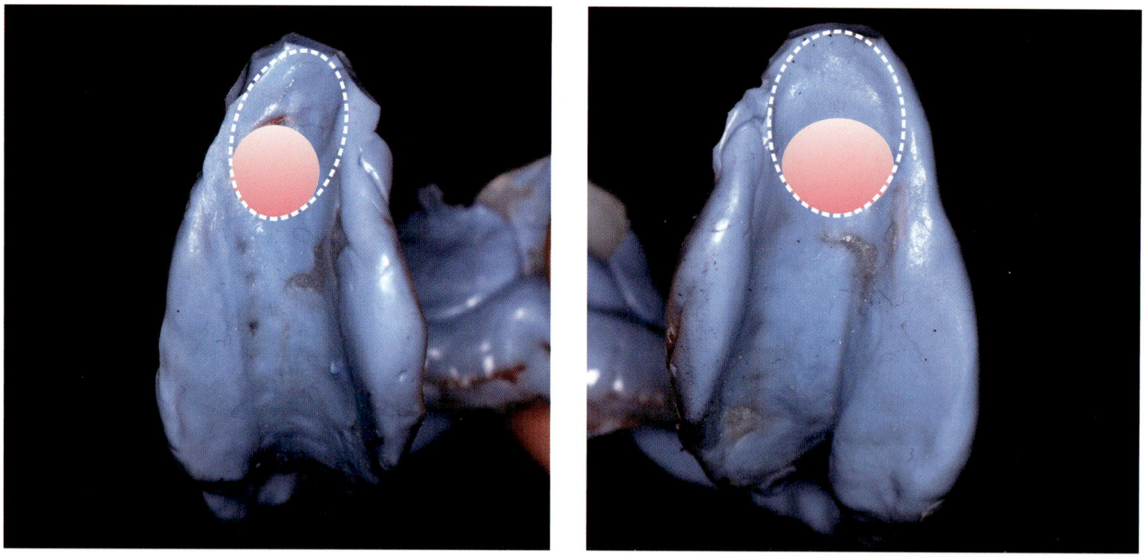

폐구 인상채득

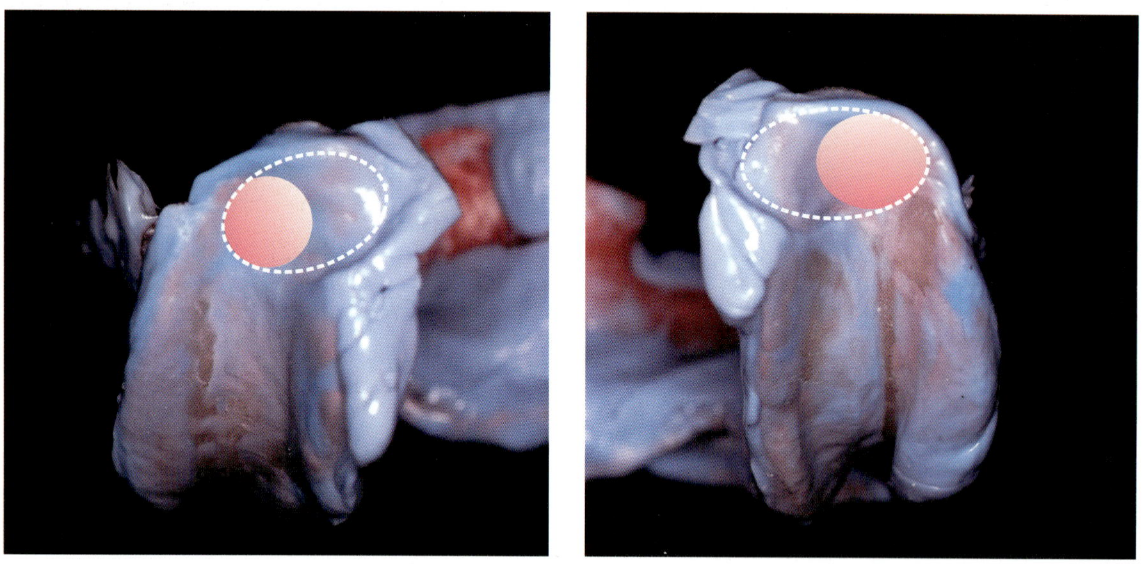

누카자와 신이치 선생님(후쿠시마현 개업)의 호의로 사진 제공

따라서 개구 인상채득에서는 retromolar pad가 세로로 길어지고, 폐구 인상채득에서는 가로로 긴 형태가 된다.

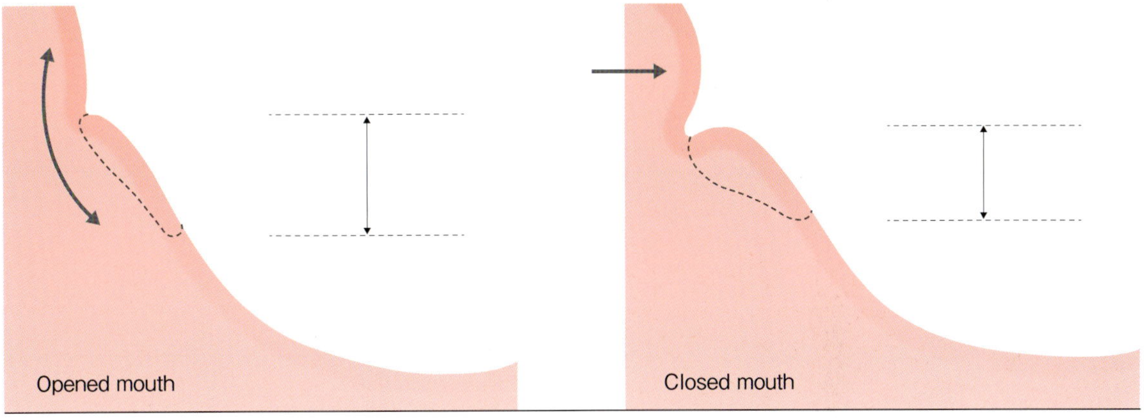

개구 상태에서는 retromolar pad가 익돌하악주름에 당겨져 곧게 서게 된다.
폐구 상태에서는 이 부위의 후연이 접혀서 단단한 전방 조직은 거의 그대로이고,
후방의 부드러운 조직이 설측으로 쓰러지듯 변형되기 때문에 수직적인 길이가 짧아진다.
또 익돌하악주름이 전방으로 돌출되는 경향이 있다.

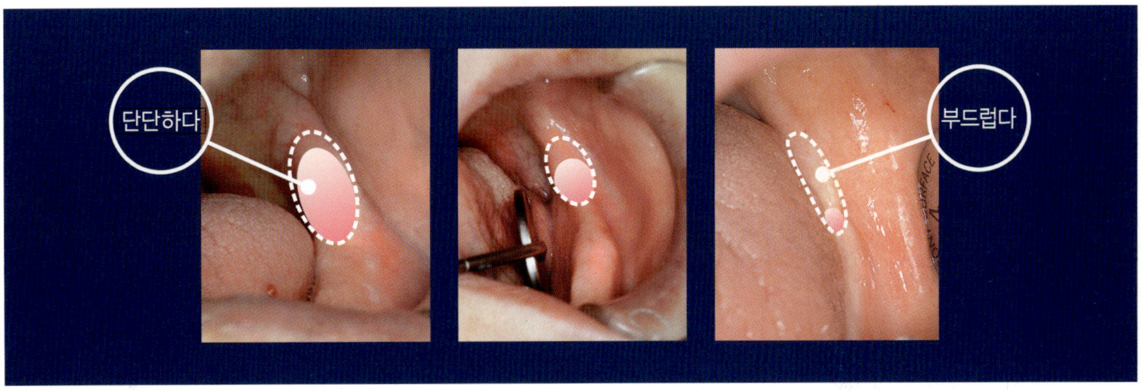

Retromolar pad의 모양은 다양성이 풍부하여 단단한 부분이 많으면 개·폐구 때 변형이 적지만 부드러운 부분이 많으면 변형이 크다.

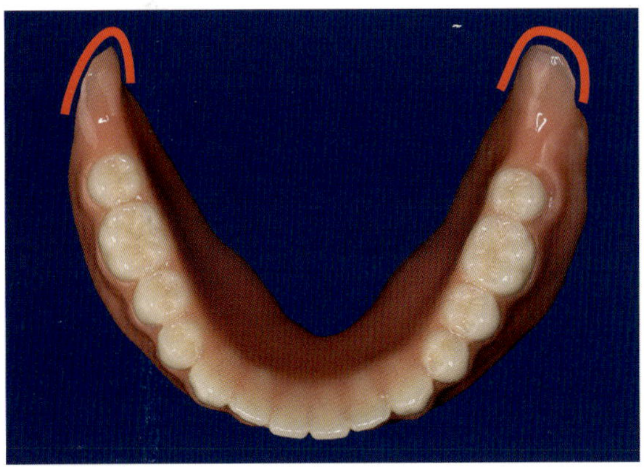

[후연 봉쇄]

① Retromolar pad 후연의 접촉 봉쇄
② 혀와 협점막에 의한 봉쇄

의치상 후연의 봉쇄 방식은 두 가지가 있다.
"Retromolar pad 후연의 접촉 봉쇄"와 "혀와 협점막에 의한 봉쇄"이다.

1 | Retromolar pad 후연의 접촉 봉쇄[2)]

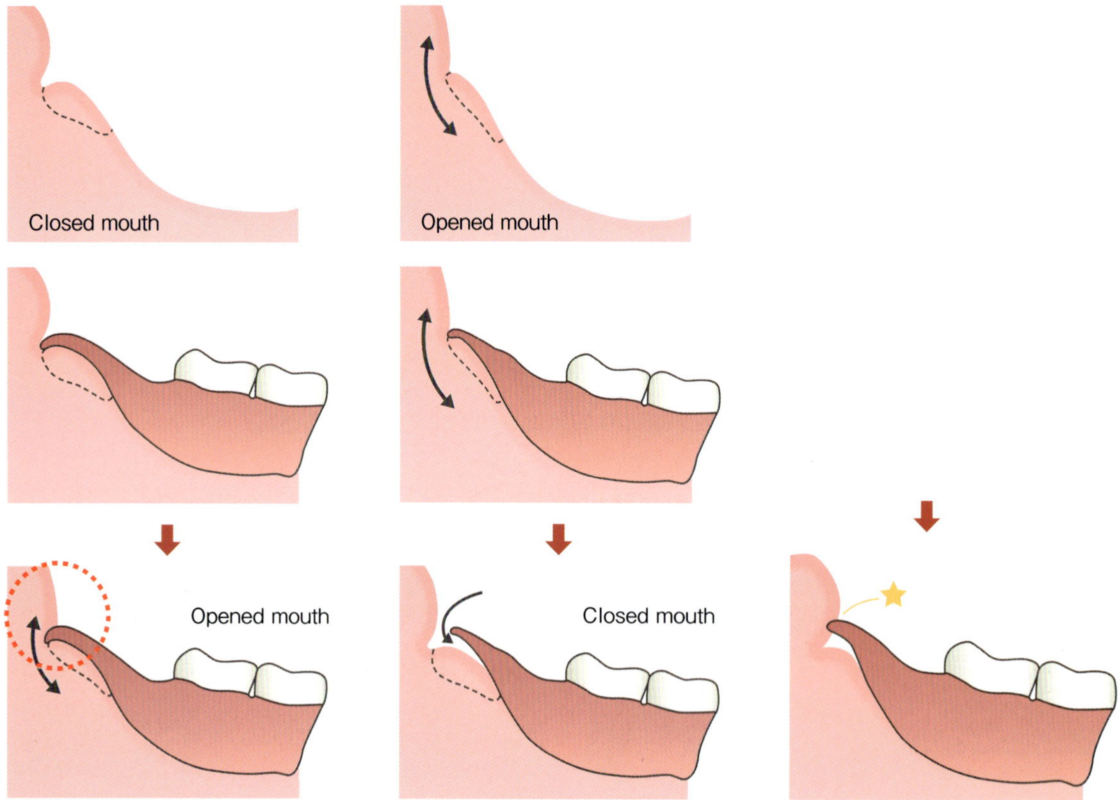

a: 폐구 인상채득　　b: 개구 인상채득

시상면에서 retromolar pad를 관찰한다.

폐구 인상채득에서 의치를 제작하면 폐구 시 retromolar pad와 의치 변연은 당연히 접한다. 이 상태에서 개구하면 retromolar pad가 똑바로 서기 때문에 약간 의치상 후연이 해당 부위를 압박하거나 혹은 접촉 상태를 유지하는 것으로 관찰된다. 따라서 개·폐구 시에 걸쳐 봉쇄도 유지된다.

개구 인상채득에서 의치를 제작하면 개구 시의 retromolar pad와 의치변연은 당연히 접한다. 이 상태에서 폐구하면 retromolar pad가 접혀 수직적인 길이가 짧아지므로 의치상 후연에 틈이 생긴다. 따라서 폐구 시의 봉쇄는 유지할 수 없다.

또한 전방으로 돌출된 익돌하악주름에 의치상 후연이 강하게 접촉하여 궤양을 유발하기도 한다.

2 | 혀와 협점막에 의한 봉쇄

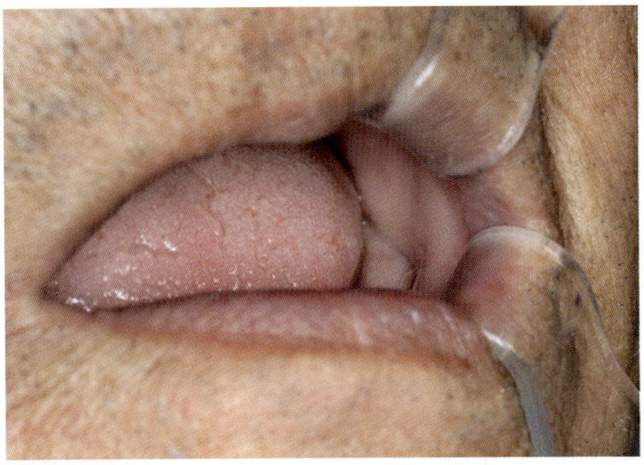
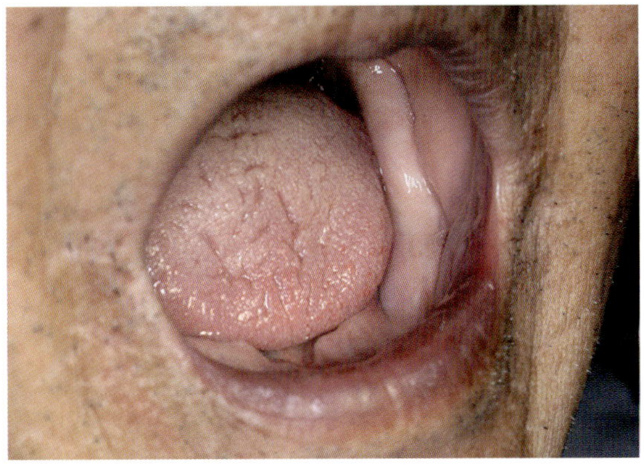

폐구 상태에서는 혀의 측면과 협점막이 retromolar pad부 위에서 접하고 있다.
개구하면 혀의 측면이 내려가고 협점막은 상악에 끌려 바깥쪽으로 열리며, 이 접촉이 해제되는 방향으로 구강 내가 변형되는 경향이 있다. 혀와 협점막의 벌어지는 방식에는 개인차가 있다.

이 개구 시의 혀와 협점막의 움직임은 임상적 관찰에 의해 3가지로 분류된다.

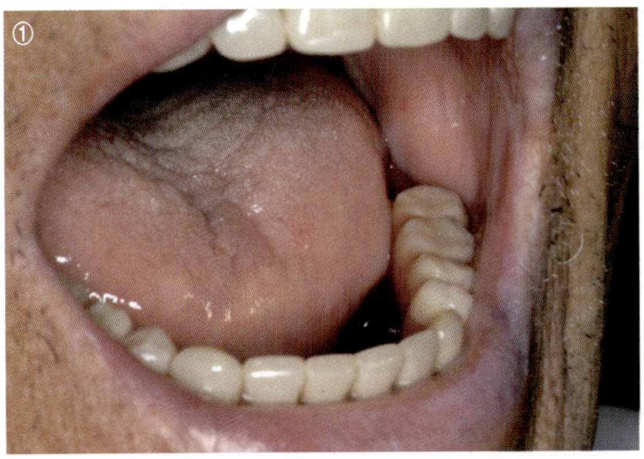
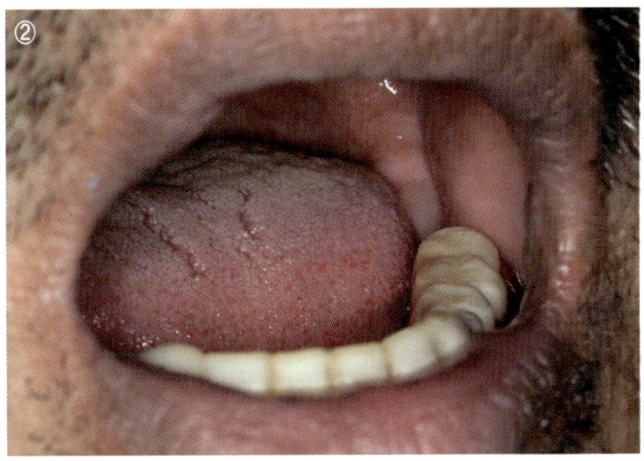
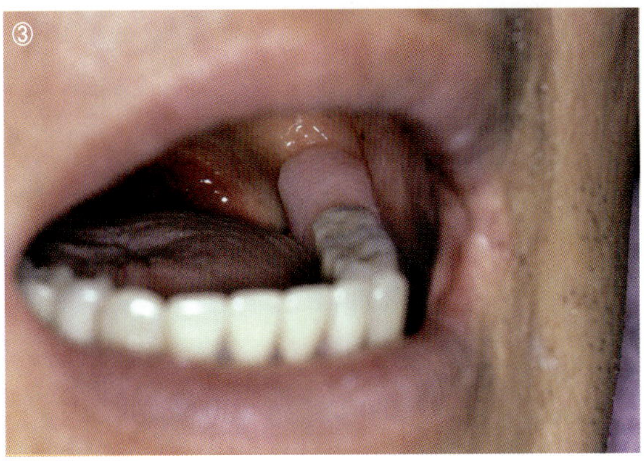

① 혀와 협점막이 접해 있다.
② 혀와 협점막이 벌어지지만 혀가 retromolar pad 설측을 덮고 있다.
③ 혀와 협점막이 벌어져 혀가 retromolar pad 설측을 덮지 않는다.

03-2

Retromolar pad 주변부에서 봉쇄 누설 확인법

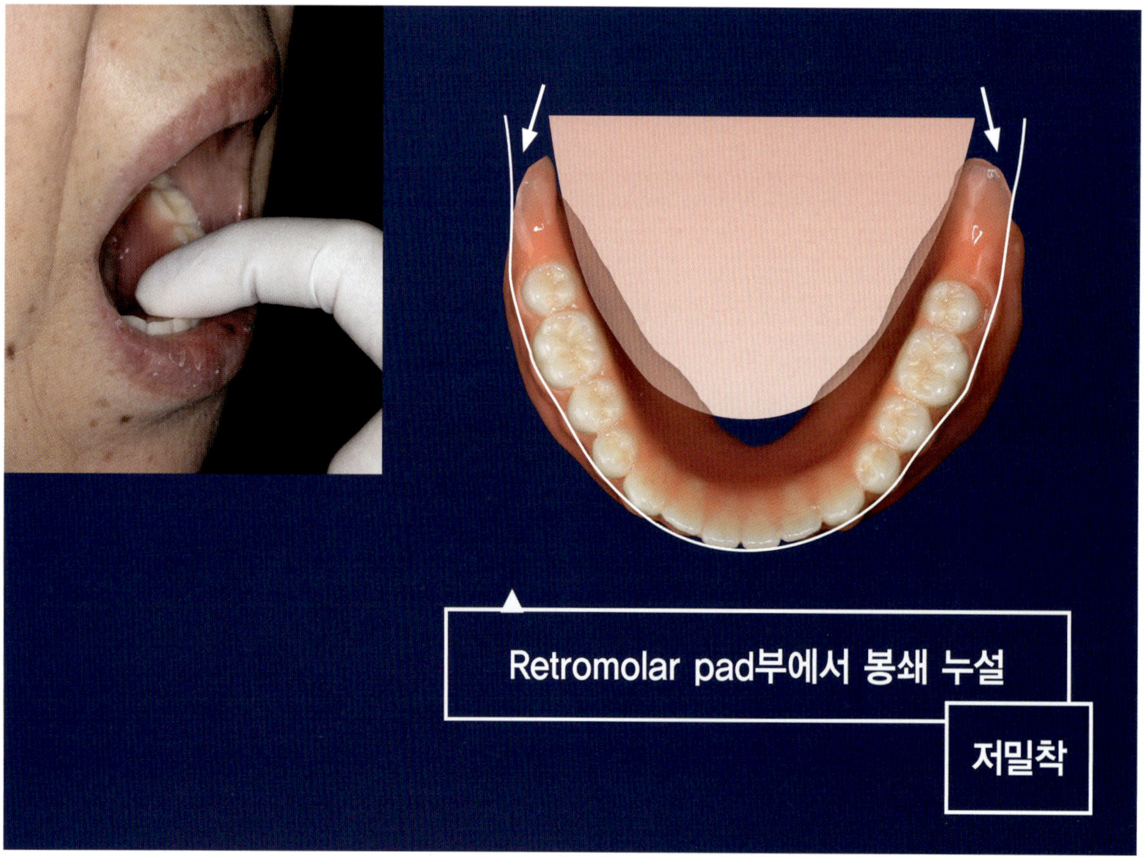

하악 전치 인공치부를 순측으로 당겨 음압을 느낄 수 없다면 retromolar pad부로부터의 봉쇄 누설 또는 저밀착이다.

1 | Retromolar pad 후연의 접촉 봉쇄

Retromolar pad 주변부로부터의 봉쇄 누설에는 "Retromolar pad 후연의 접촉 봉쇄", "협점막과 혀의 밀착", "밀착도"가 관계되어 있다.

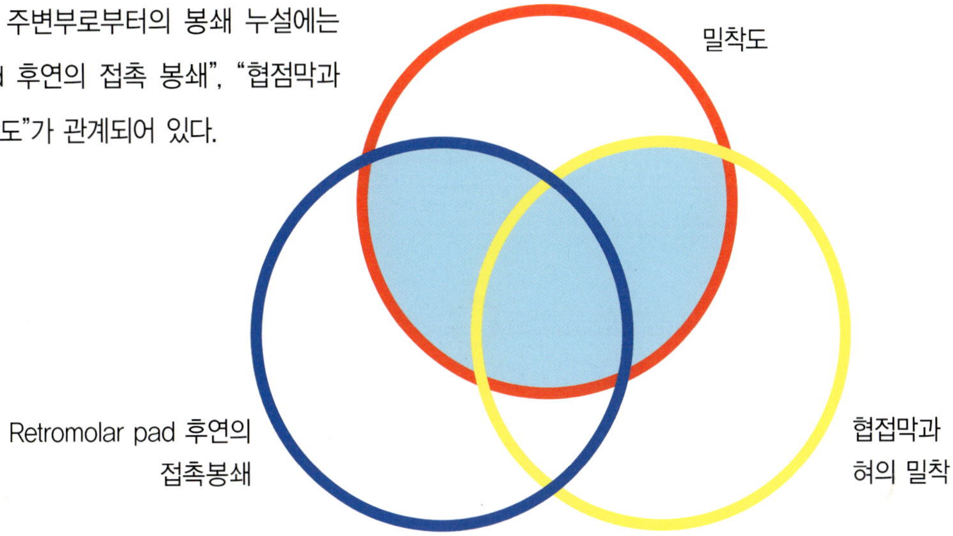

하악 전치 인공치를 순측으로 당기면 의치 전체가 앞쪽으로 이동하여 하악 전치부 치조제 후방에 밀착되므로 해당 부위는 봉쇄된다.

또한 하악 전치부 치조제가 회전 중심이 되고, 의치 순측 상연 하부는 하악 전치부 구강 전정부 점막에 밀착되어 봉쇄된다. 따라서 봉쇄 누설 부위는 retromolar pad 후연부라고 생각할 수 있다.

이 경우 회전 중심과 봉쇄 누설부가 떨어져 있기 때문에 그 부분은 결과적으로 거의 수직으로 당겨지게 된다. 따라서 치조제와 의치상과의 밀착도가 깊게 관련되어 온다.

이것은 현저한 고도 치조제 흡수 증례에서 발생하기 쉽다.

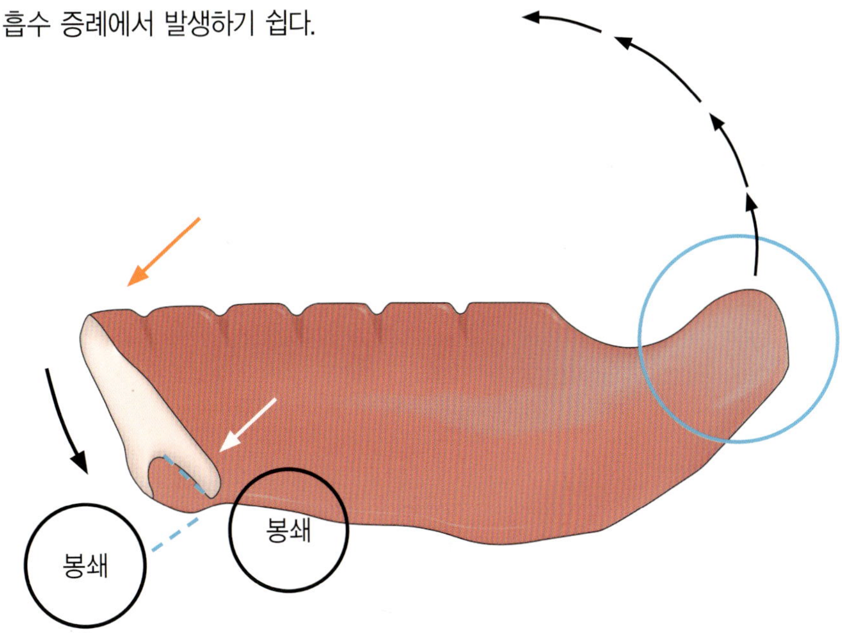

03-3

증례

1 | 흡착하는 패턴 ①

의치상 점막면과 치조제 점막의 밀착도 ○ + 점막과 혀의 근접성 ◎
= 전치 인공치부를 순측으로 당겼을 때의 음압 ○

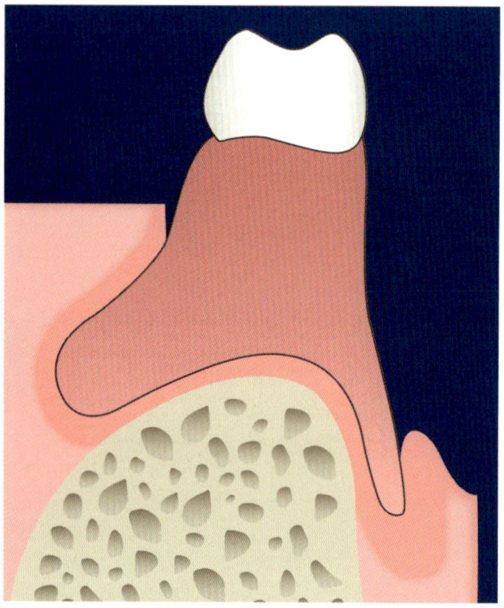

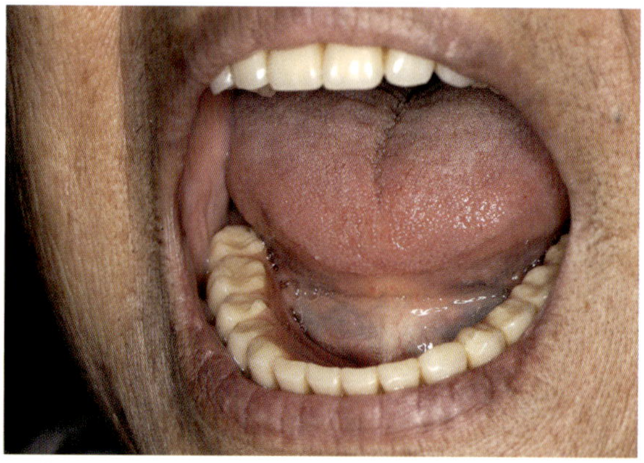

[개구 시 혀와 협점막의 움직임 분류]

① 혀와 협점막이 접해 있다.
② 혀와 협점막이 이개되지만 혀가 reromolar pad 설측을 덮는다.
③ 혀와 협점막이 이개되어 혀가 retromolar pad 설측을 덮지 않는다.

의치상 점막면과 치조제 점막의 밀착도가 높아 입을 벌려도 혀와 협점막이 닿으면 전치 인공치부를 순측으로 당겼을 때 음압을 느낄 수 있다.

개구 시 혀와 협점막이 닿는 경우

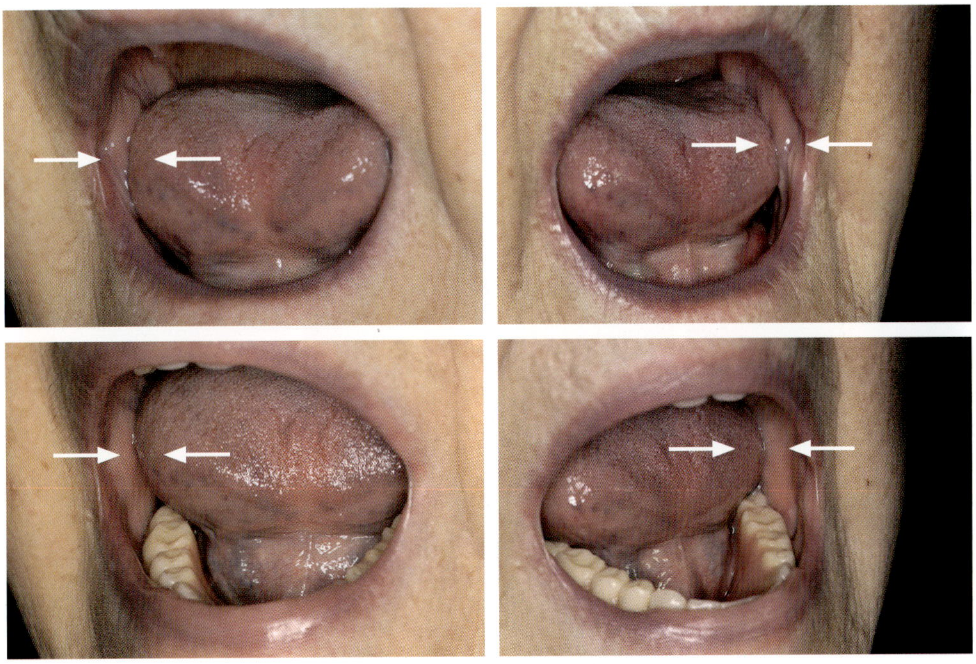

2 | 흡착하는 패턴 ②

의치상 점막면과 치조제 점막의 밀착도 ○ + 혀와 협점막의 근접성 ○
= 전치 인공치부를 순측으로 당겼을 때의 음압 ○

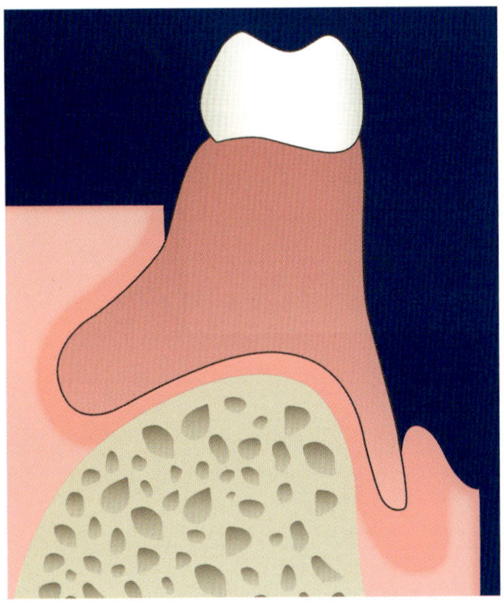

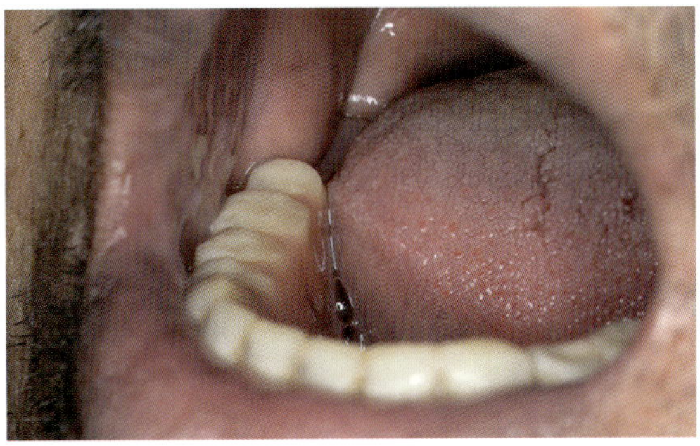

[개구 시 혀와 협점막의 움직임 분류]

① 혀와 협점막이 접해 있다.
② 혀와 협점막이 이개되지만, 혀가 retromolar pad 설측을 덮는다.
③ 혀와 협점막이 이개되어 혀가 retromolar pad 설측을 덮지 않는다.

의치상 점막면과 치조제 점막의 밀착도가 높고, 입을 벌리면 혀와 협점막이 이개되지만, 혀가 retromolar pad 설측의 의치상을 덮고 의치상 후연이 해당 점막과 접촉 봉쇄되어 있으면 전치 인공치부를 순측으로 당겼을 때 음압을 느낄 수 있다.

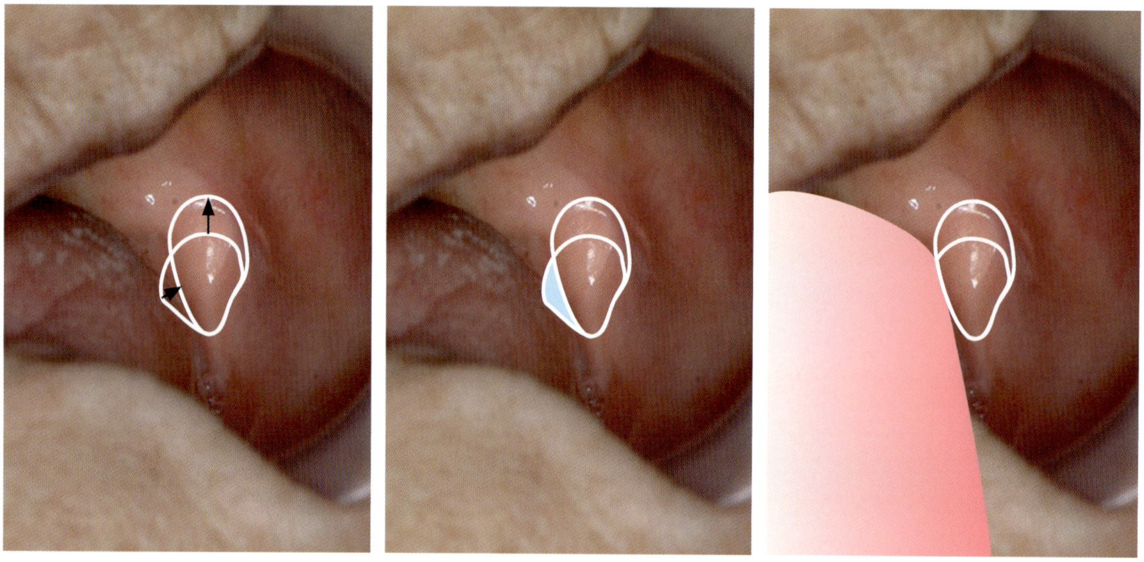

흡착 인상채득법은 폐구 기능 인상채득이기 때문에 retromolar pad가 설측으로 쓰러진 상태를 의치에 트랜스퍼한다. 따라서 폐구 상태에서는 retromolar pad와 해당 부위의 의치상이 적합하고 있어야 한다.

개구하면 retromolar pad가 수직으로 세워지기 때문에 retromolar pad 설측연이 협측으로 변위하고 retromolar pad 후연이 상방으로 변위한다. 그러면 의치상의 retromolar pad부 후연은 점막과의 접촉 상태를 유지하지만, 의치상의 retromolar pad부 설측부는 어느 정도는 의치상으로 retromolar pad의 변형을 억제하더라도 설측에 점막과의 틈이 생긴다. 따라서 봉쇄가 해제된다.

그러나 이 틈을 혀의 측면으로 덮으면 그 부분이 숨겨지기 때문에 의치변연의 봉쇄가 완성된다.

개구 시 혀와 협점막이 이개되지만 혀가 retromolar pad의 설측을 덮는다.

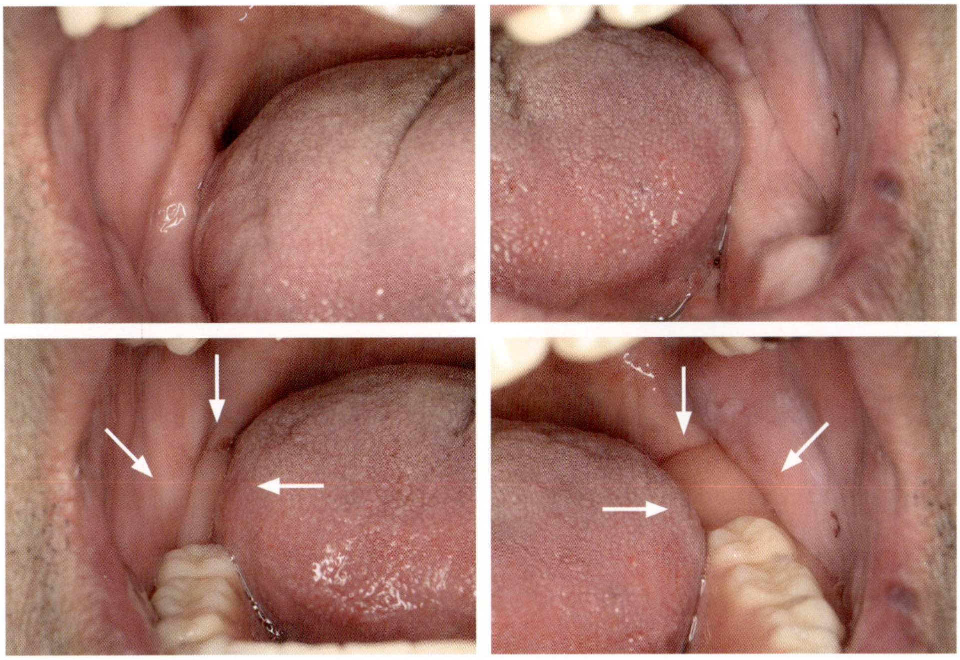

3 | 흡착이 이루어지지 않는 패턴 ①

의치상 점막면과 치조제 점막의 밀착도 ○ + 혀와 협점막의 근접성 ✕
= 전치 인공치부를 순측으로 당겼을 때의 음압 ✕

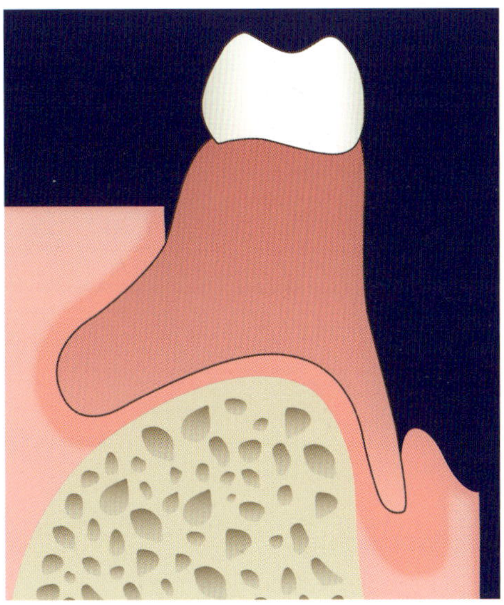

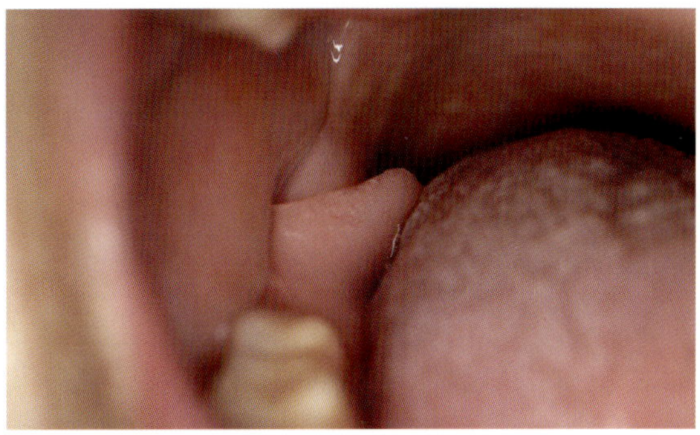

[개구 시 혀와 협점막의 근접성 분류]

① 혀와 협점막이 접하고 있다.

② 혀와 협점막이 이개되지만 혀가 retromolar pad 설측을 덮고 있다.

③ 혀와 협점막이 이개되고 혀가 retromolar pad 설측을 덮고 있지 않다.

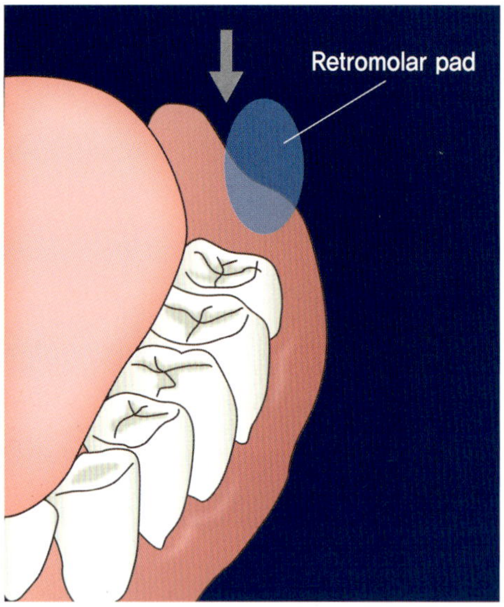

의치상 점막면과 치조제 점막의 밀착도가 높더라도 retromolar pad의 폐구 시 형태가 설측으로의 돌출이 큰 경우, 해당 부위 의치상이 혀를 밀어내는 형태가 되어 의치상의 retromolar pad부의 후방 설측에 틈이 생긴다. 그러면 봉쇄가 불완전하게 되지만 소수이다.

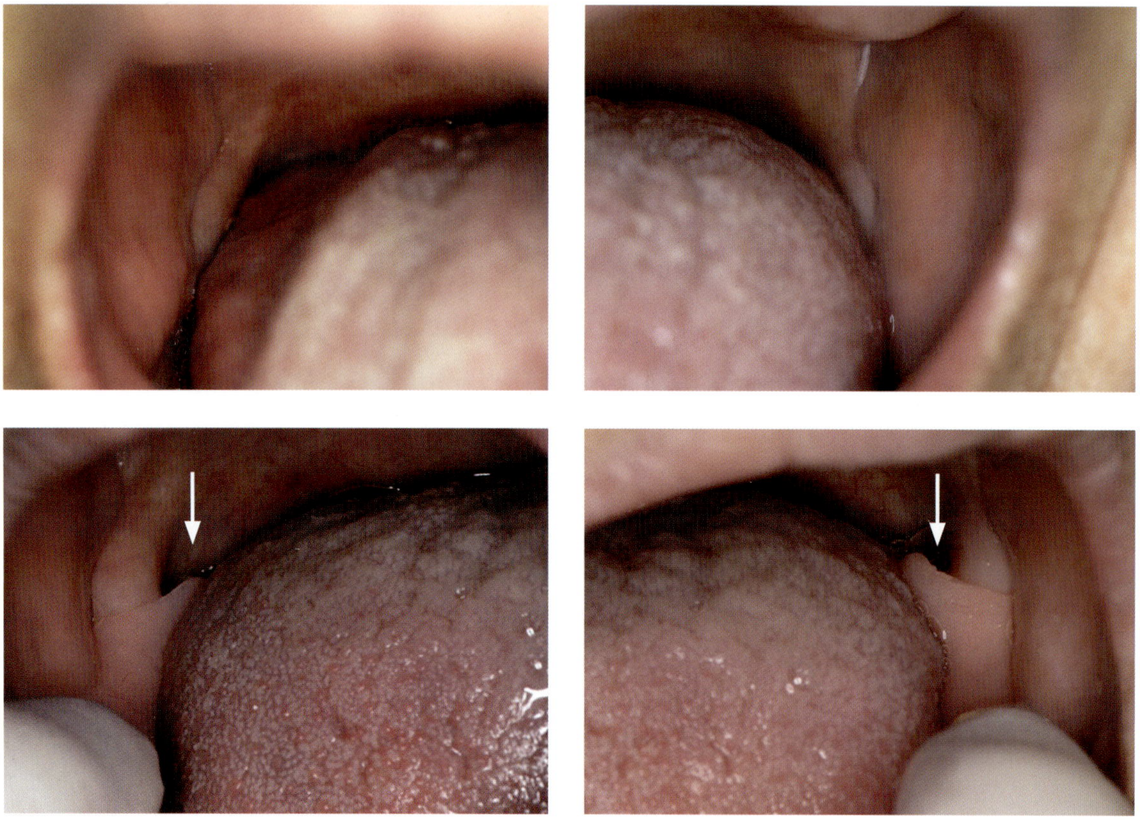

개구하면 retromolar pad가 후방으로 올라가 설측에 틈이 생긴다.

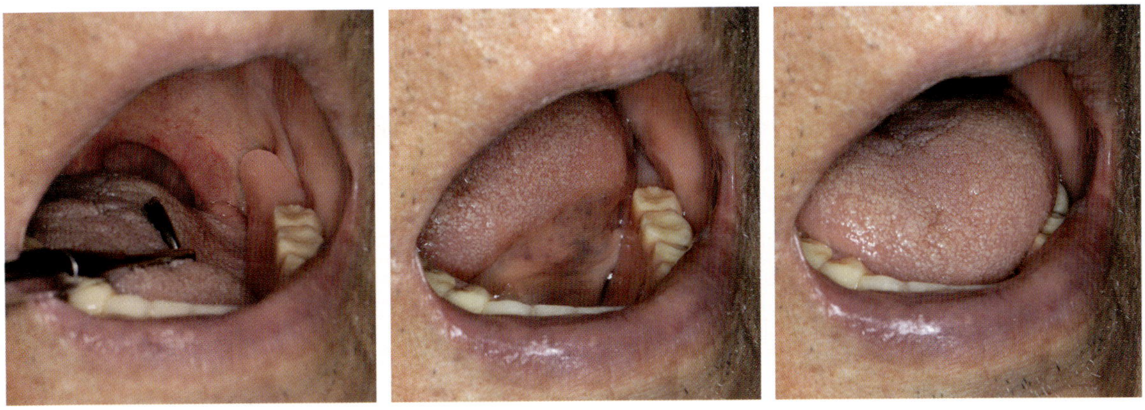

다만, 이렇게 설측 돌출이 큰 증례에서도 설 외측연이 조금 더 상방에 위치해 있으면 틈새부를 덮거나 설측과 협점막이 접하게 되므로 봉쇄는 완성된다.

4 | 흡착이 이루어지지 않는 패턴 ②

의치상 점막면과 치조제 점막의 밀착도 ○ + 혀와 협점막의 근접성 ✕
= 전치 인공치부를 순측으로 당겼을 때의 음압 ✕

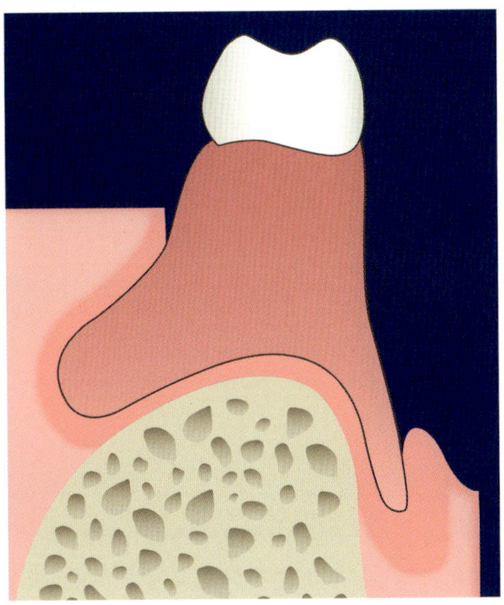

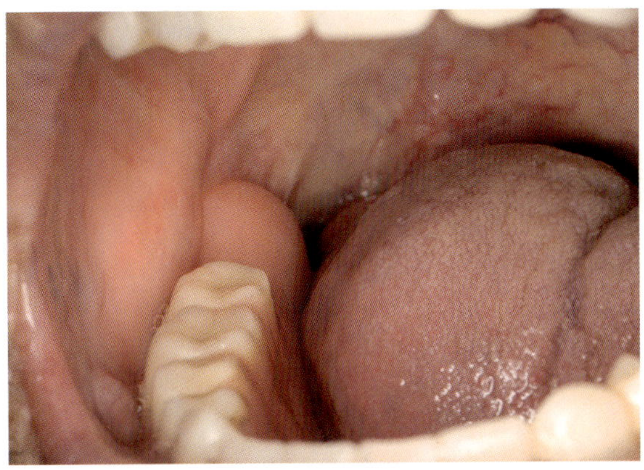

[개구 시 혀와 협점막의 근접성 분류]

① 혀와 협점막이 접하고 있다.
② 혀와 협점막이 이개되지만 혀가 retromolar pad 설측을 덮고 있다.
③ 혀와 협점막이 이개되고 혀가 retromolar pad 설측을 덮고 있지 않다.

의치상 점막면과 치조제 점막의 밀착도가 높지만, 설근부가 내려가 retromolar pad 설측 또는 악설골근선 하부를 포함한 부위에서 봉쇄가 누락되어 음압을 얻을 수 없는 증례도 존재하지만, 그 수는 적다.

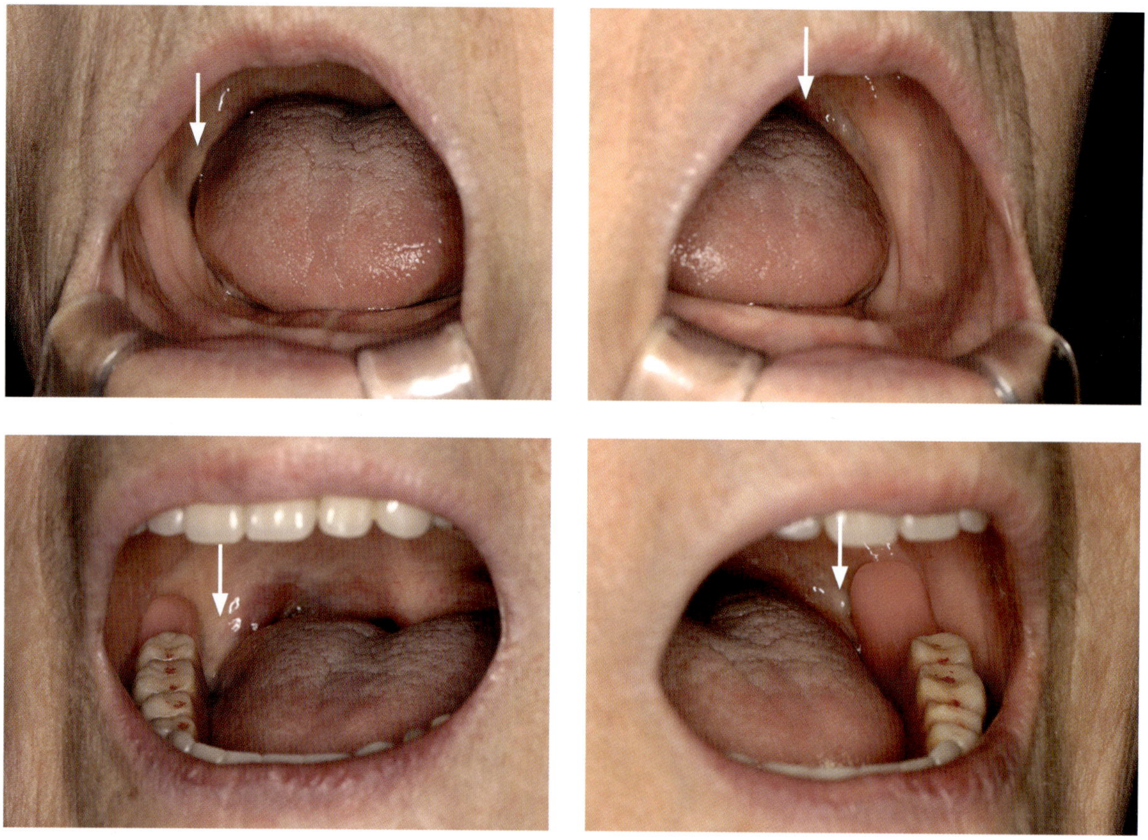

설근 침하로 인해 혀와 협점막이 이개되어 혀가 retromolar pad 설측을 덮지 않는다.

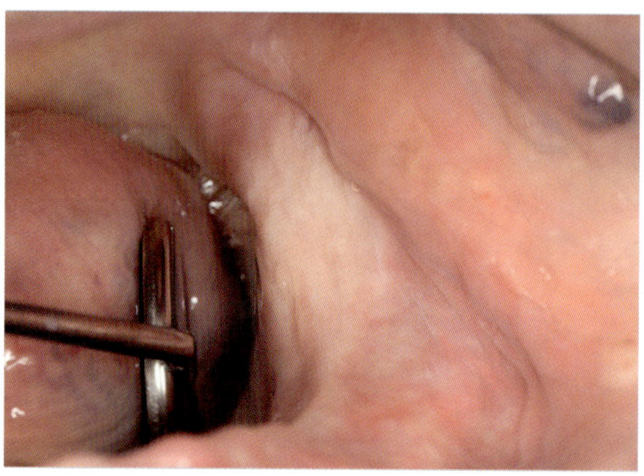

다만, 개·폐구에서 변형이 적은 retromolar pad에서는 설근 침하 정도에 따라 봉쇄가 유지될 가능성이 있다.

5 | 흡착이 이루어지지 않는 패턴 ③

의치상 점막면과 치조제 점막의 밀착도 ✕ + 점막과 혀의 근접성 ◎ 또는 ○
= 전치 인공치부를 순측으로 당겼을 때의 음압 ✕

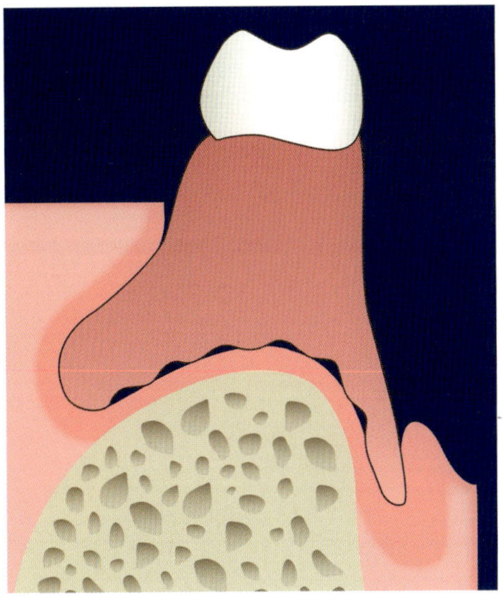

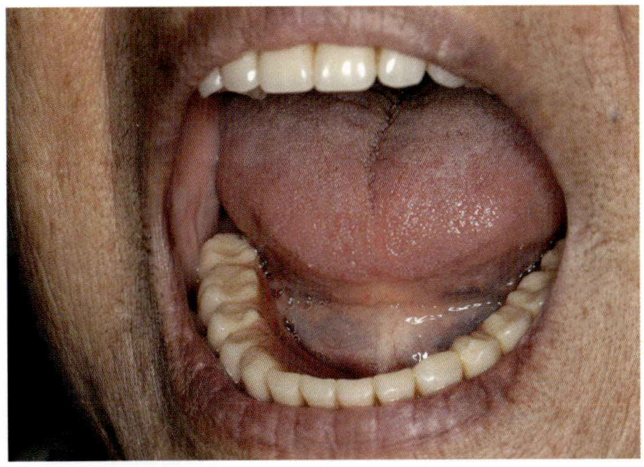

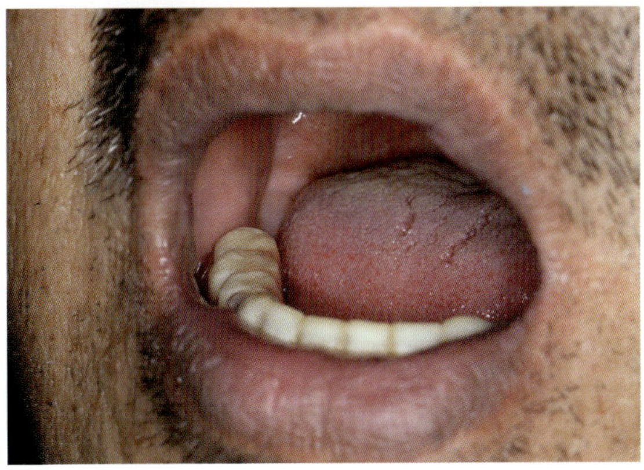

개구 시에 혀와 협점막이 접해 있거나 혀와 협점막의 근접성이 양호하여 retromolar pad부 의치상 후연이 해당 부위 점막에 접해 있더라도 의치상 점막면과 치조제 점막이 밀착되지 않으면 흡착이 이루어지지 않는다.

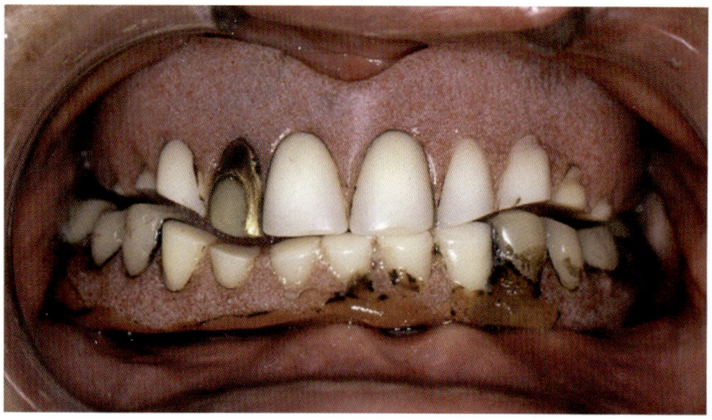

의치상 점막면과 치조제 점막의 적합이 나빠 밀착도가 낮으면 흡착이 이루어지지 않는다.

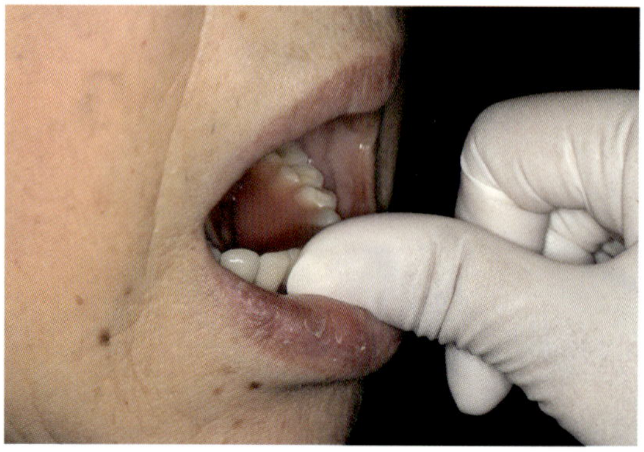

<

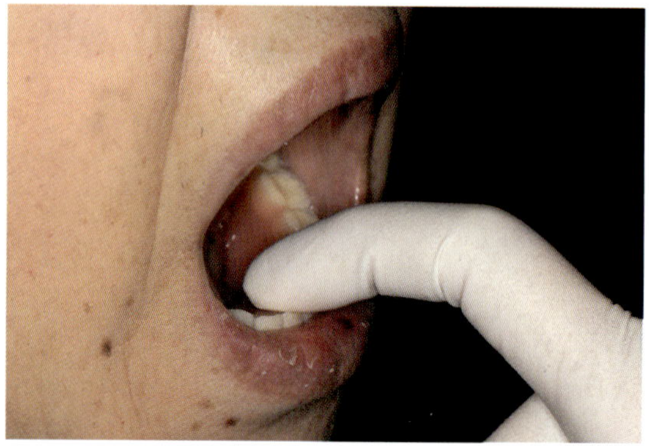

전치 인공치부를 설측으로 밀었을 때와 비교하여 전치 인공치부를 순측으로 당겼을 때 더 엄격한 적합이 필요하다.

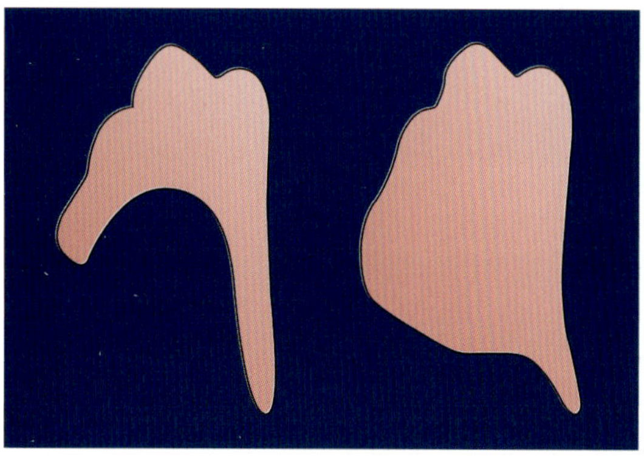

또한 고도 치조제 흡수 증례에서도 이 현상은 발생하기 쉽다. 치조골이 심하게 흡수되어 있기 때문에

① 의치가 커진다.
② 레진의 양이 많아진다.
③ 레진의 중합 변형이 커진다.
④ 적합이 나쁘다.
⑤ 밀착이 불가능하다.
⑥ 흡착이 불가능하다.

라는 흐름이 된다.

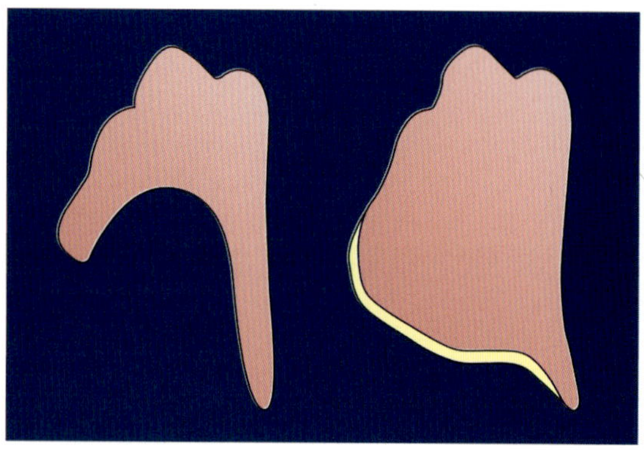

이 대응법은

① 밀착도를 높인다.
② 적합도를 높인다.
③ 리라이닝

이라는 흐름이 된다.

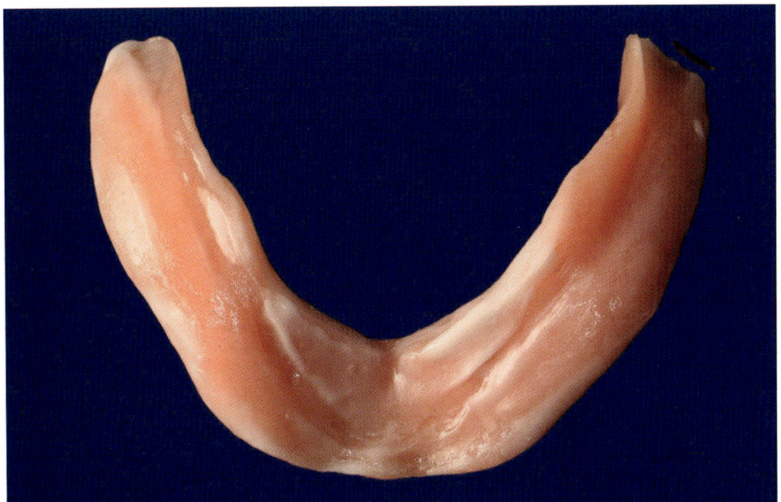

T. cond 사용

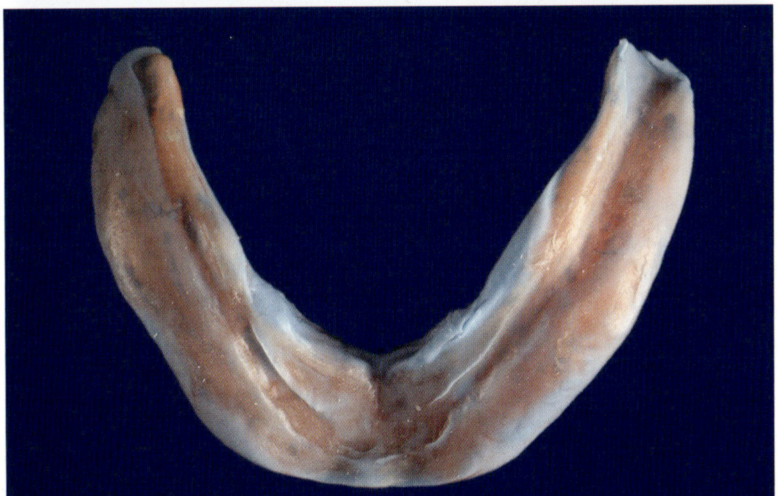

인젝션 타입의 실리콘 인상재로 wash

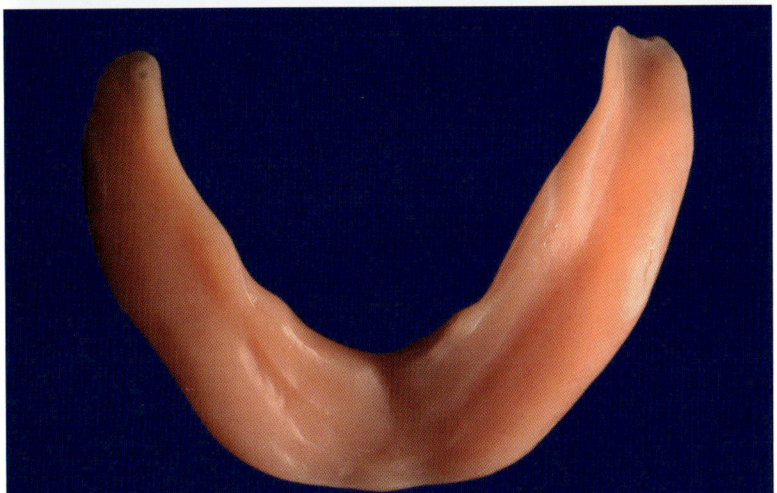

완성 의치

통상적인 증례라면 리라이닝으로 충분하지만, 고도 흡수 치조제에서는 치조제 점막의 주름을 늘려 골면상의 치조골 점막과의 적합을 높이기 위해 다이나믹 인상채득을 통한 리라이닝을 권장한다.

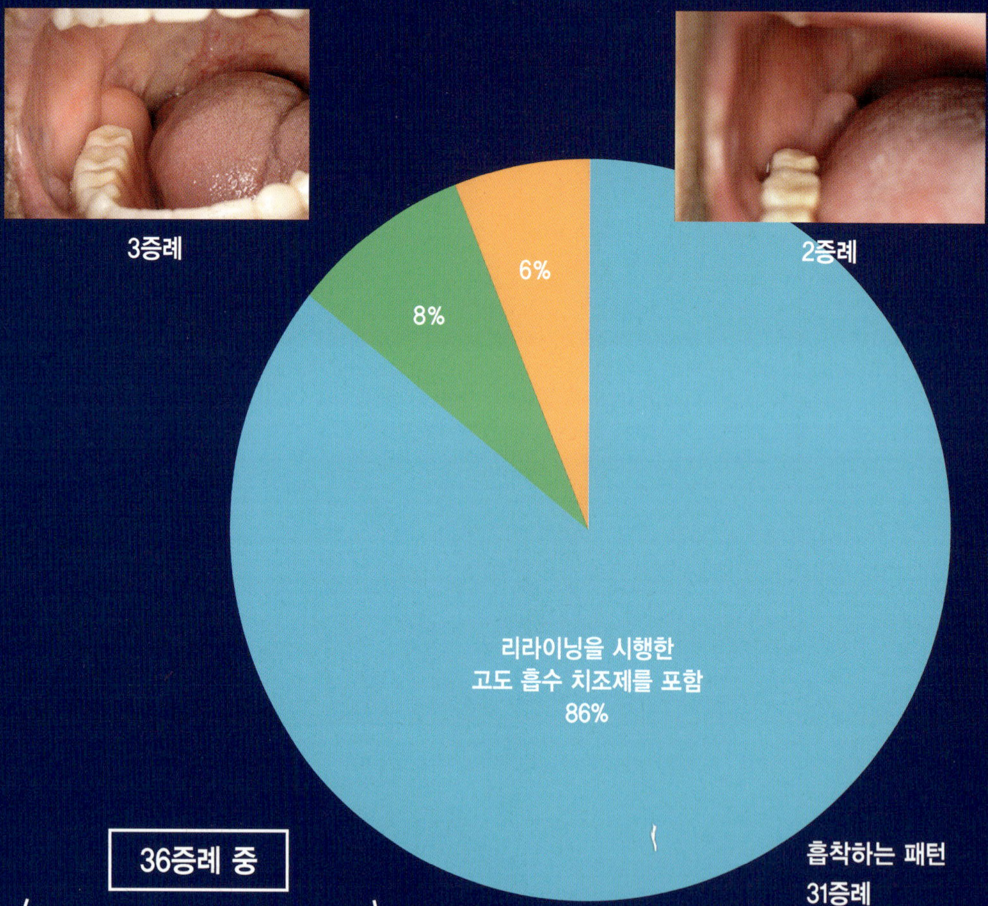

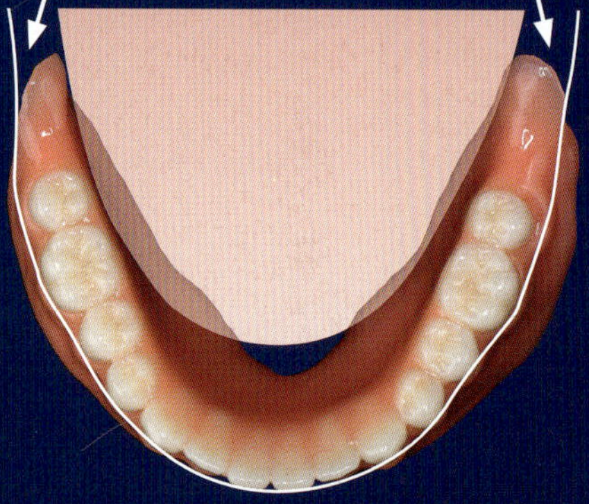

2022년 10월~2024년 2월까지 내원한 본원에서 제작한 하악 총의치 장착 환자를 조사했다. 중증 치조제 흡수 증례에 리라이닝을 시행한 증례도 포함해 하악 전치부 인공치부를 순측으로 당겼을 때 음압을 느낄 수 있었던 것은 36증례 중 31증례(86%)였다. 그리고 틈이 노출되는 "흡착이 되지 않는 패턴 ①"은 2증례(6%), 설근침하로 인한 "흡착이 되지 않는 패턴 ②"는 3증례(9%)였다.

Chapter 4

Suction Denture
제작 프로토콜

01

Suction Denture 완성까지의 흐름

1. 개형 인상채득

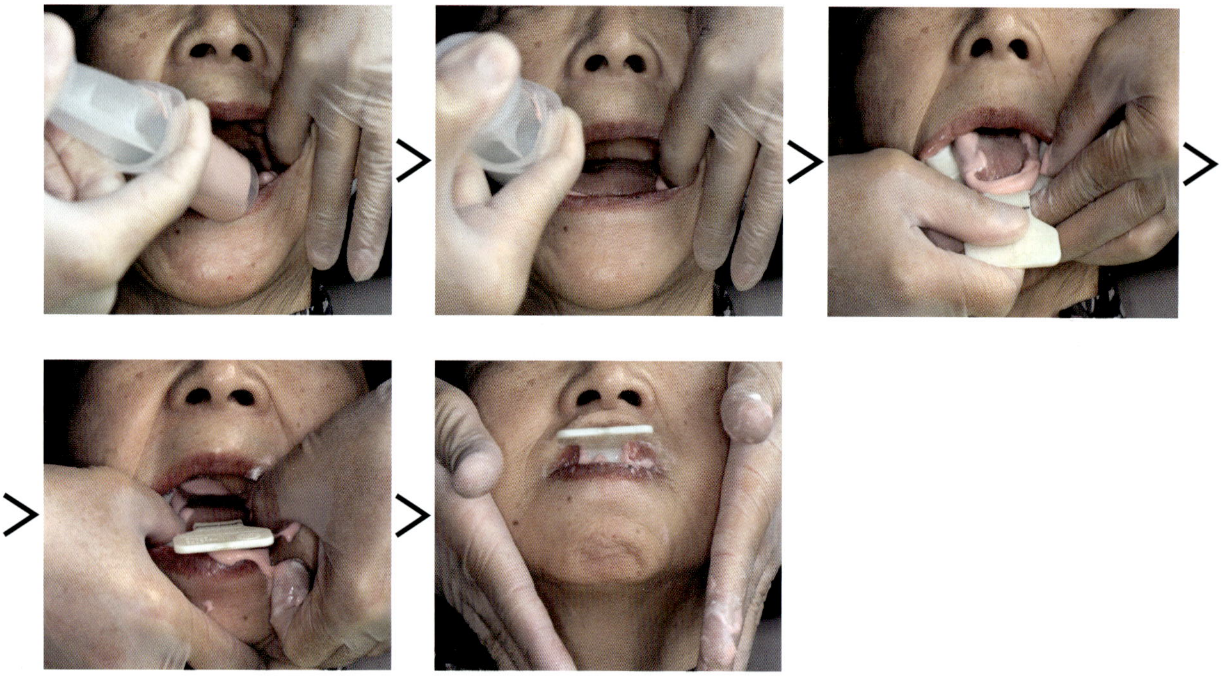

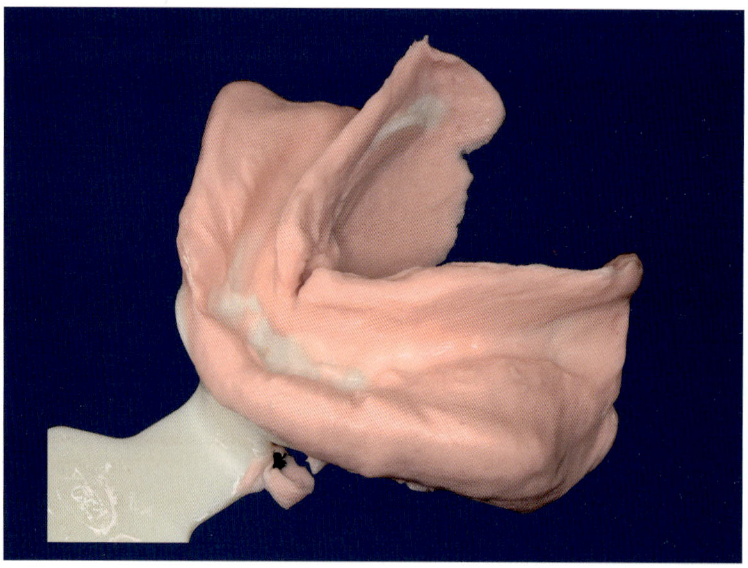

2. 간이 교합채득

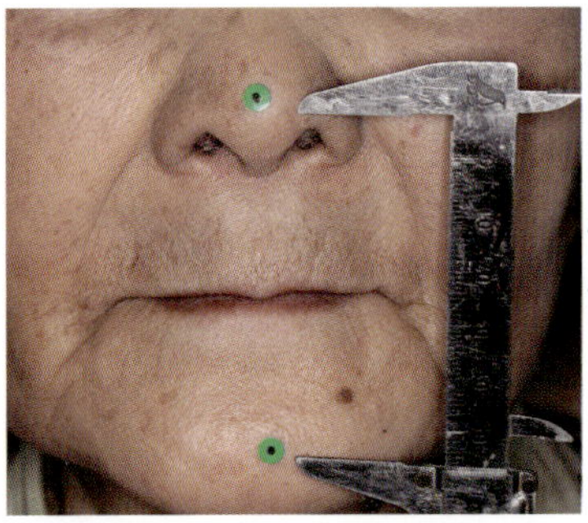

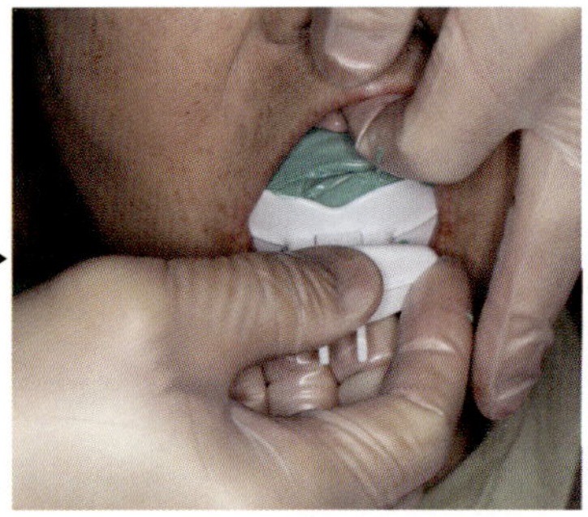

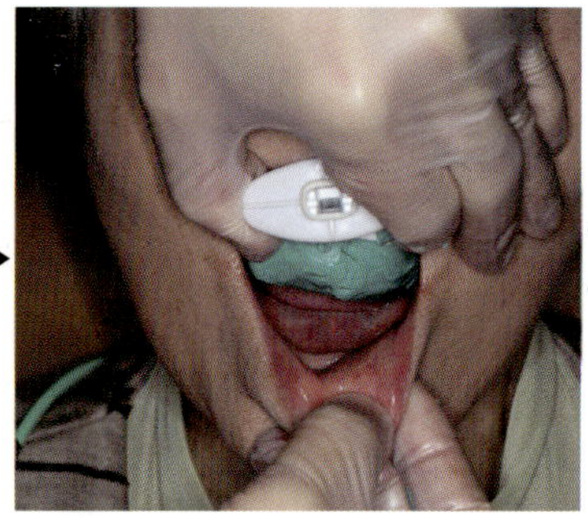

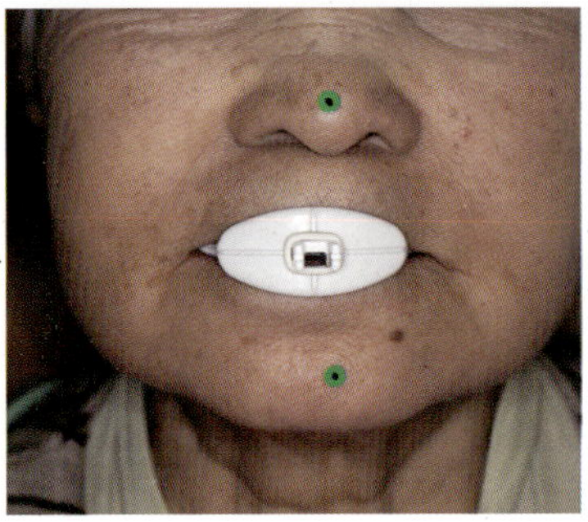

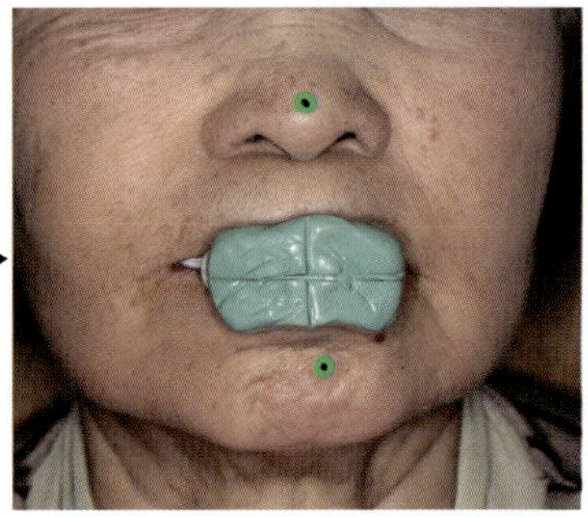

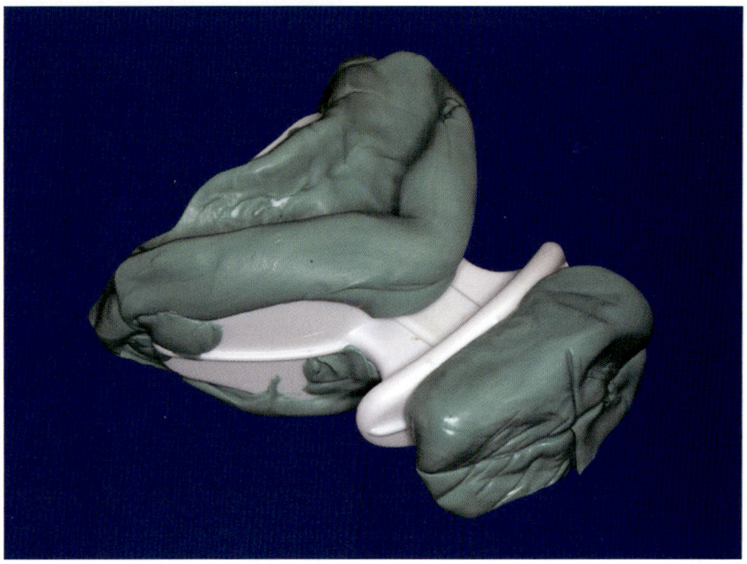

3. 정밀 인상채득

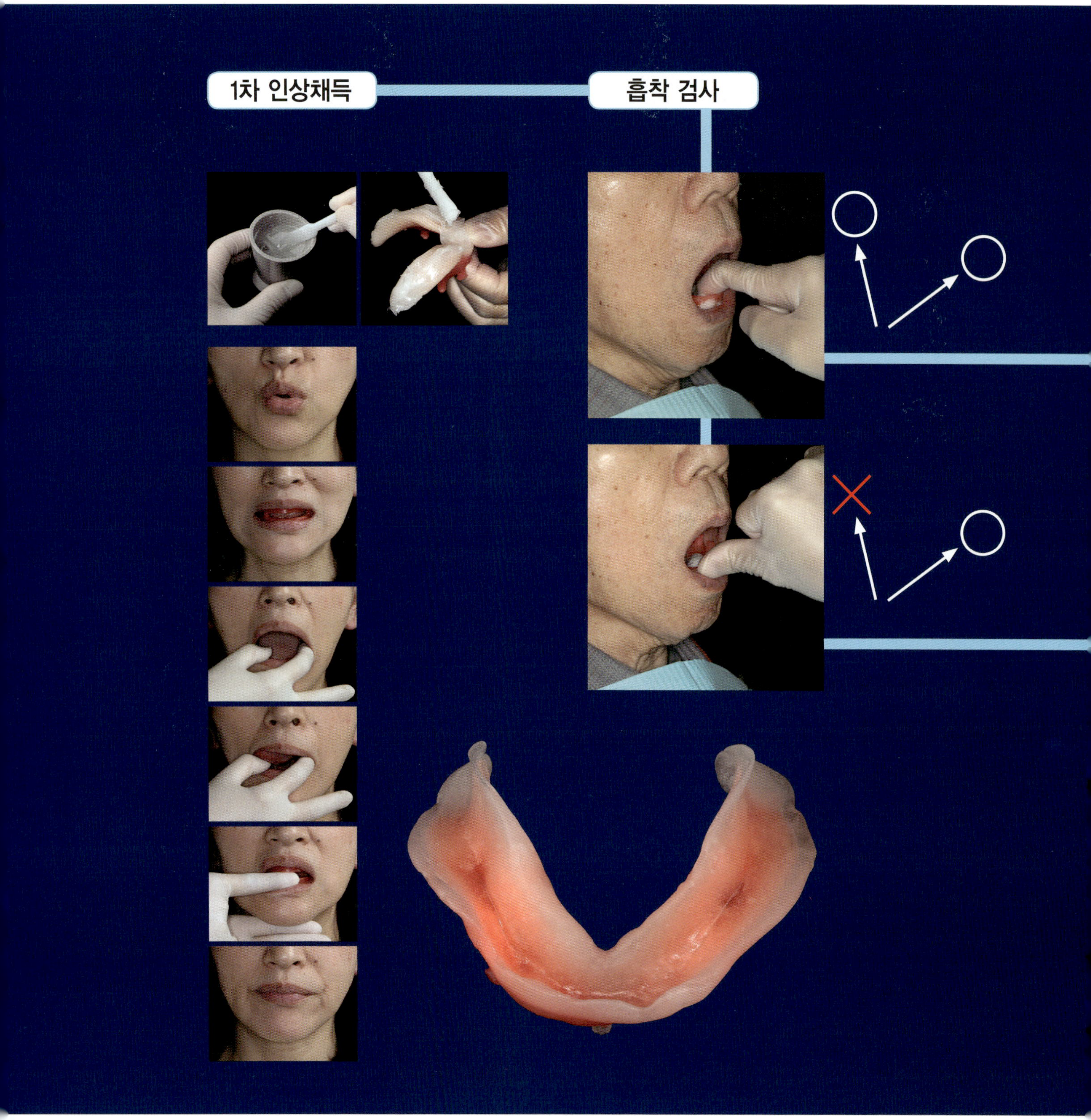

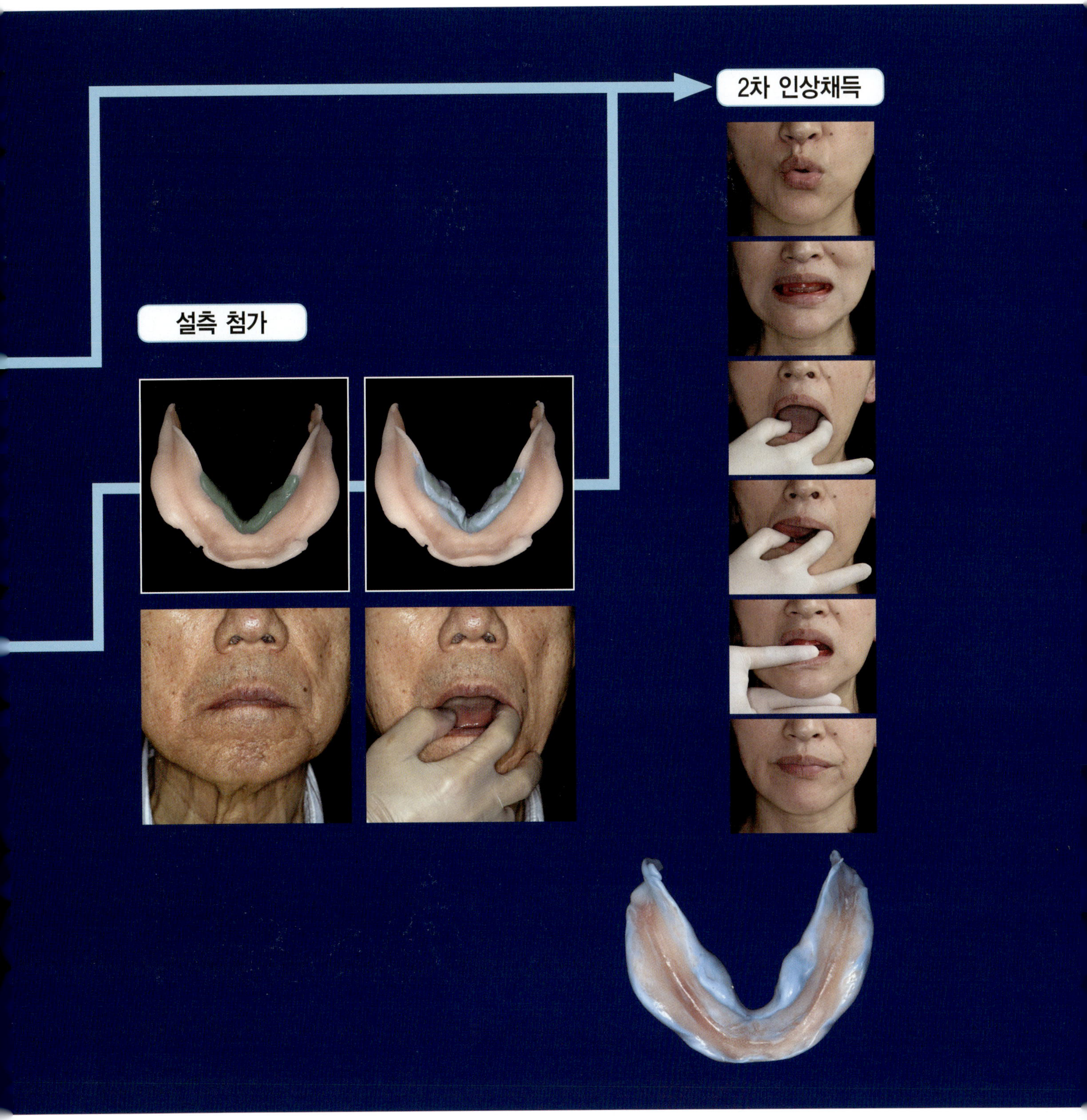
2차 인상채득
설측 첨가

4. 고딕 아치

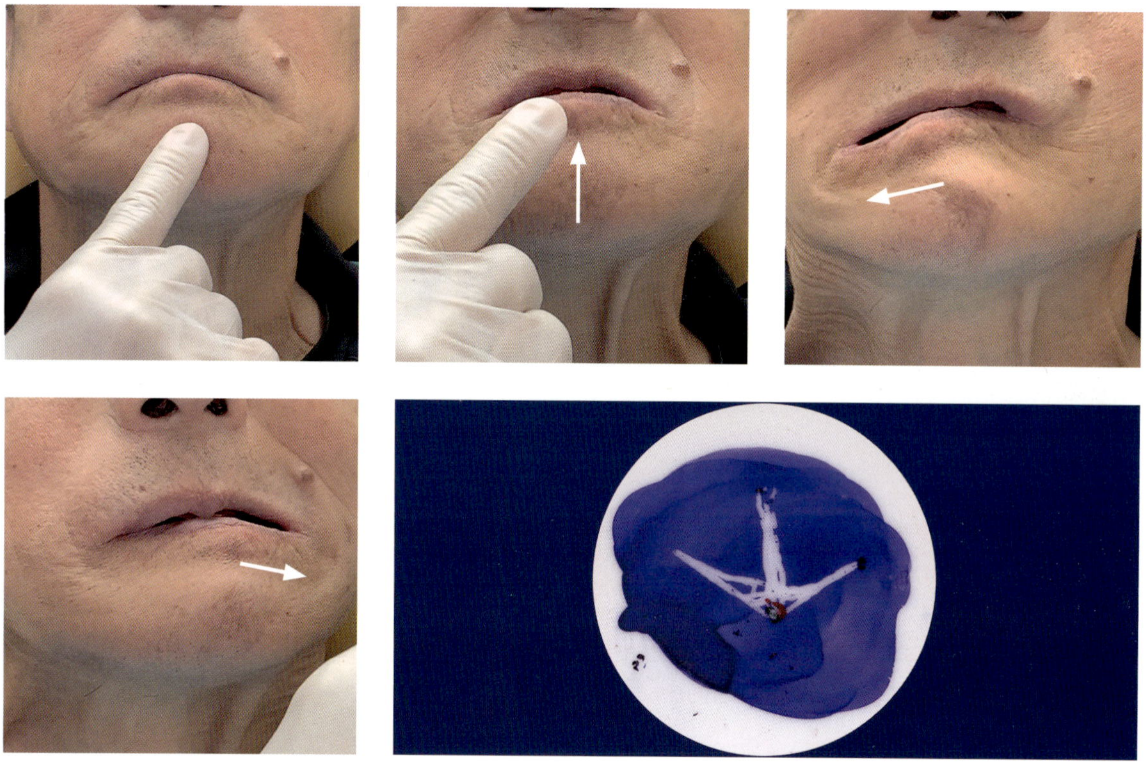

5. 의치 시적

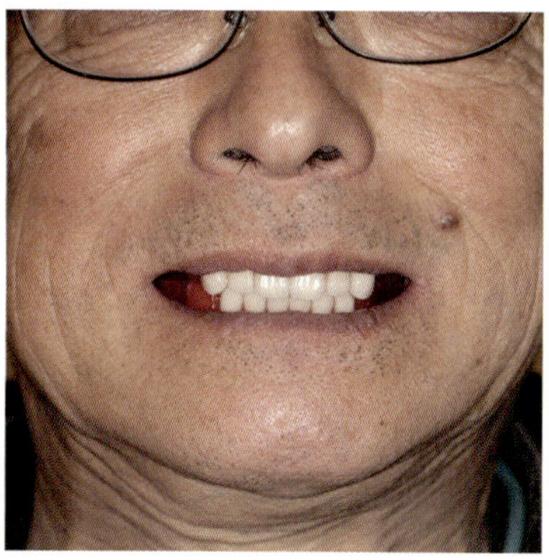

6. 전복 검사

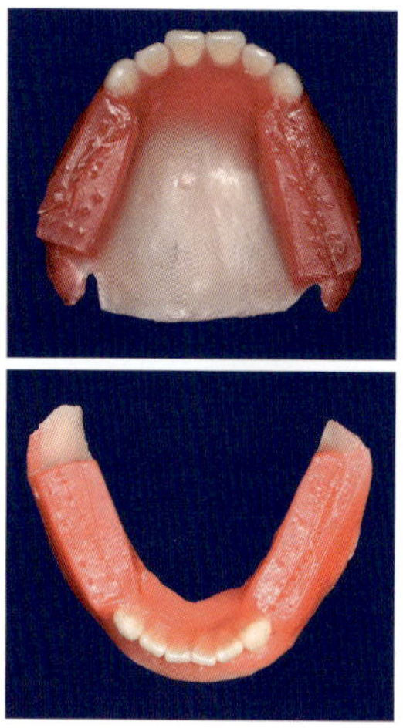

7. 장착 전 리마운트
8. 의치 장착

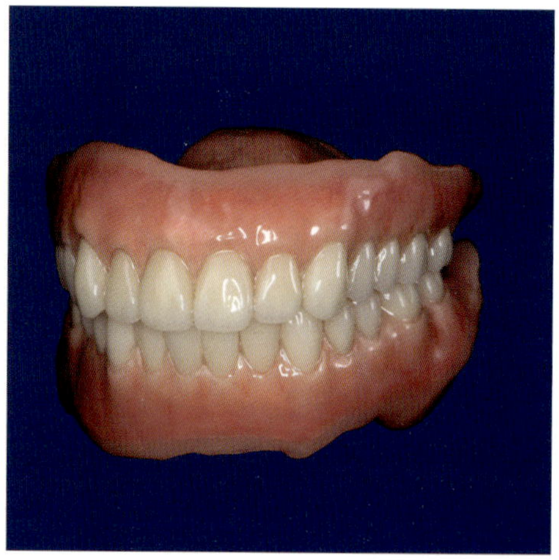

02

개형 인상채득

1 | 개형 인상채득의 목적

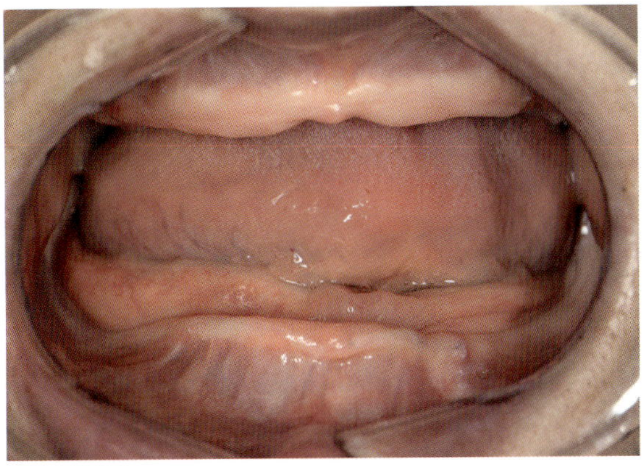

각성 시 가장 많이 취할 수 있는
하악위인 하악안정위에서의 순수한
구강 내 공간

↓

[방해되지 않는 공간]

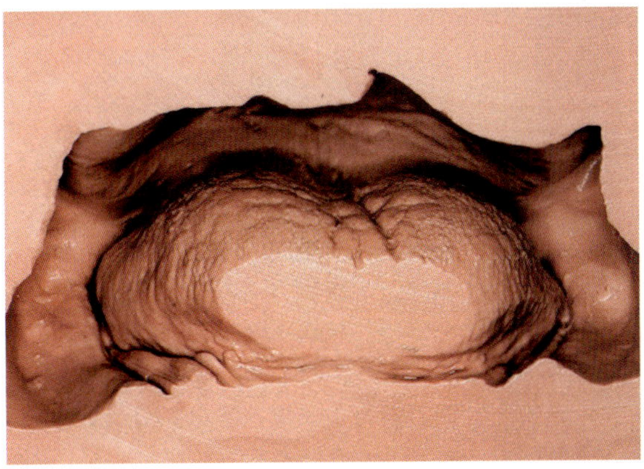

그 방해되지 않는
공간의 가동점막을
부드러운 알지네이트 인상재의
탄력만으로 균일한 약간의 압력으로 밀어
넓힌 구강 내 공간

↓

[변연봉쇄 가능한 공간]

개형 인상채득의 목적

||

[변연봉쇄가 가능한 공간]을 채득한다.

이상적인 변연봉쇄: 의치상이 가동점막을 약간 밀어서 넓히고 그 반발력으로 봉쇄하는 상태

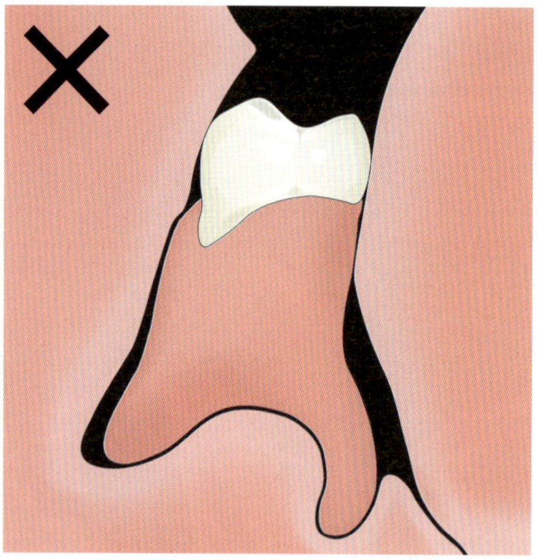

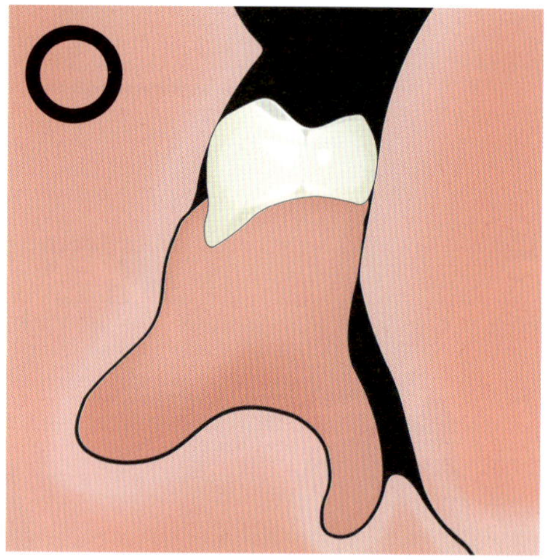

2 | 개형 인상채득의 사용 기구·재료

유동성 높음(물 20% 증량)

유동성 낮음(물 20% 감소)

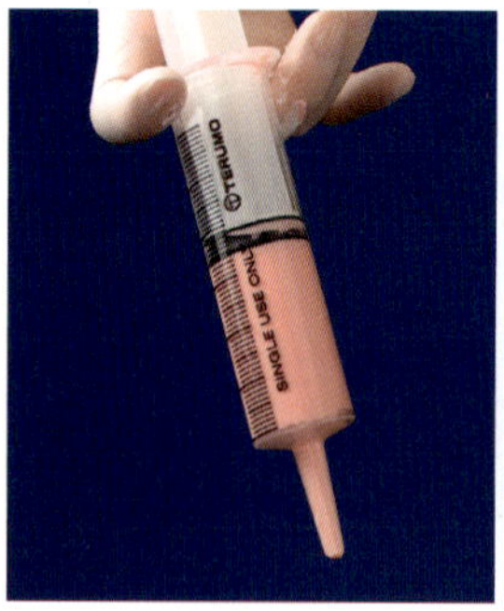

Terumo 시린지 카테터
팁형 50mL SS-50CZ

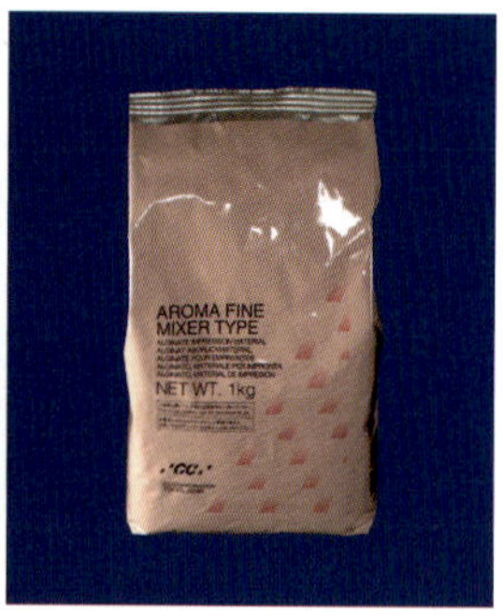

AROMA FINE(GC)

+

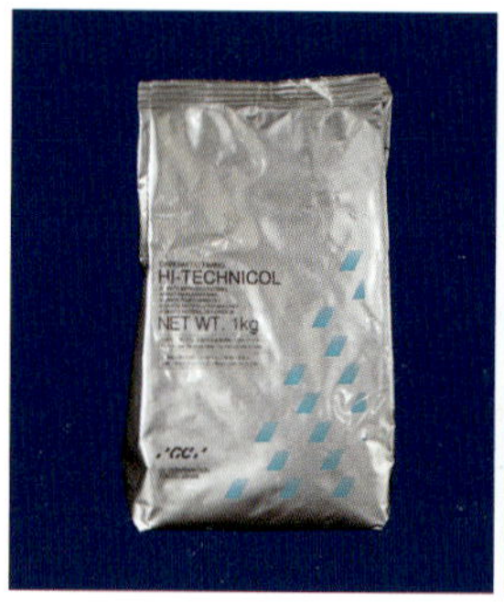

HI-TECHNICOL(GC)

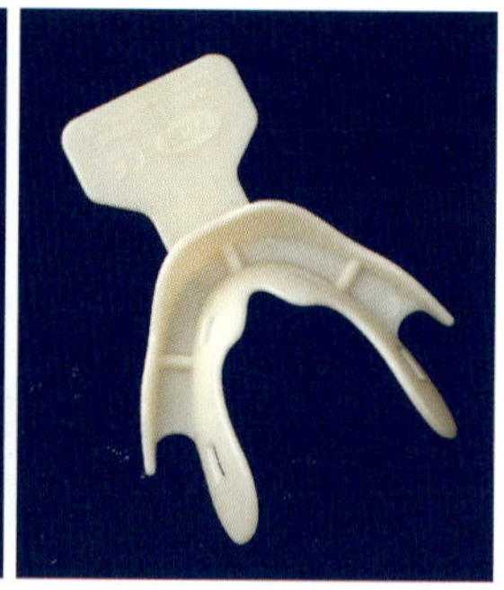

사용하는 2가지 알지네이트 인상재

고유동성: AROMA FINE (GC)을 물 20% 증가로 혼합

저유동성: HI-TECHNICOL(GC)을 물 20% 감소로 혼합

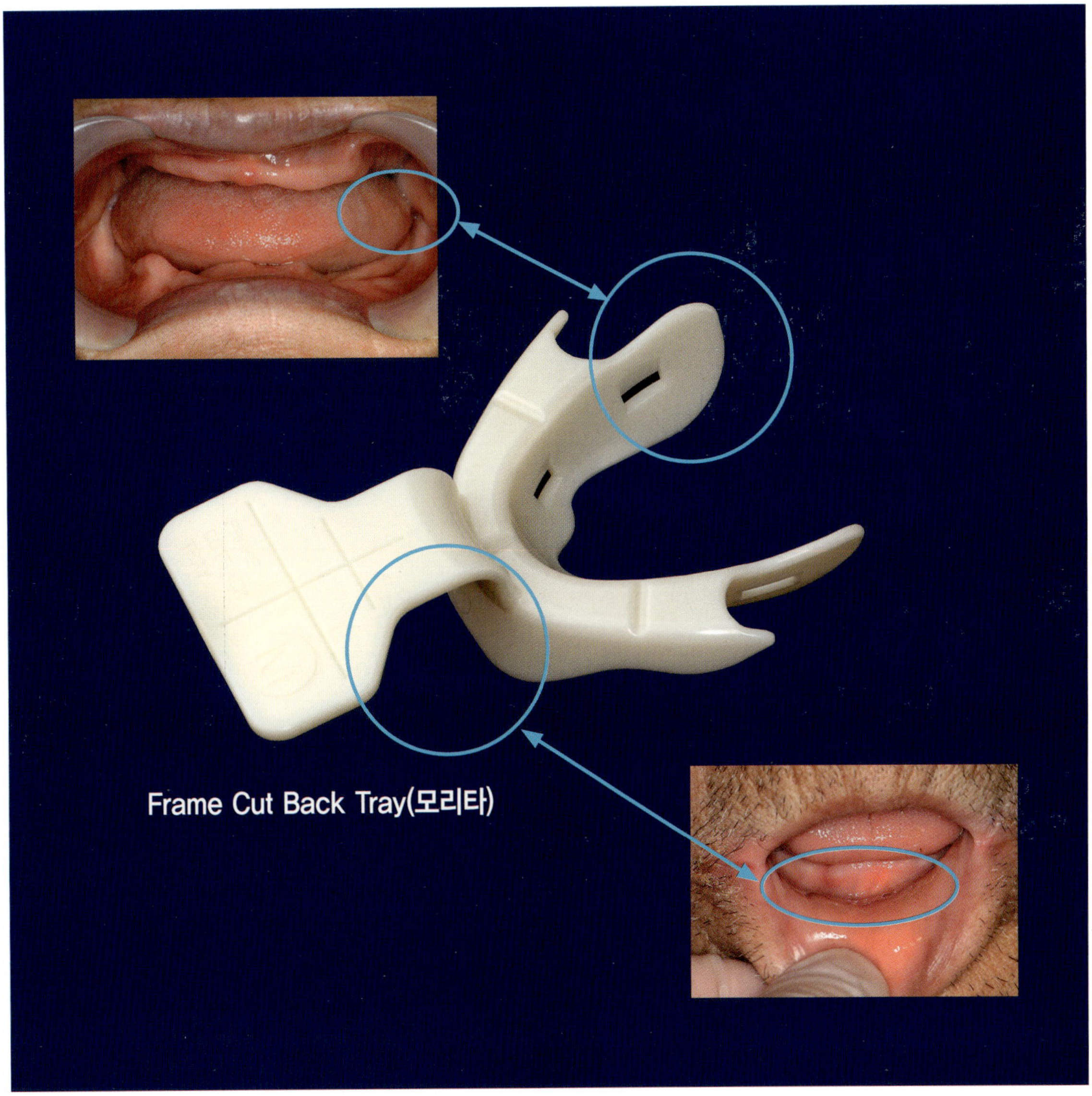

닫혀 있는 혀의 측면과 retromolar pad 설측 하방 상당부 사이, 그리고 하구순 설측 점막면과 하악 전치부 치조제 순면 사이에 개구부를 만들어 인상재를 넣기 위해 파티션을 설치한 Frame Cut Back Tray(모리타)를 사용한다.

M과 L의 2가지 사이즈가 있다.

전치부 치조제 순측면에 트레이 전연이 위치할 때 트레이 후연이 혀의 측면과 retromolar pad 설측 하방 상당부 사이에 오도록 크기를 선택하여 시작한다.

M 사이즈가 크면 삭제 조정을 통해 S 사이즈로 사용한다.

3 | 개형 인상채득 술식[3]

1. 마킹

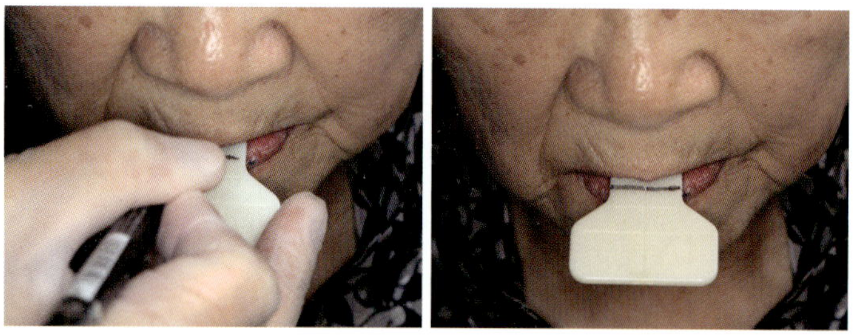

트레이를 시적하고, 윗입술의 위치를 트레이의 손잡이에 매직으로 마킹한다.

2. 타액 닦기

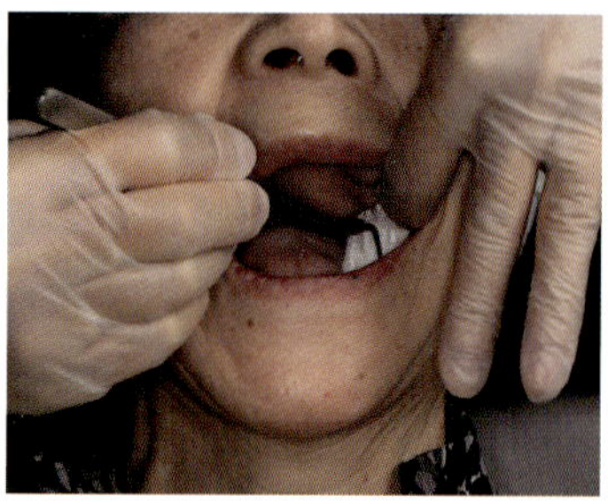

타액을 거즈로 닦는다.

3. 고유동성 알지네이트 인상재 주입

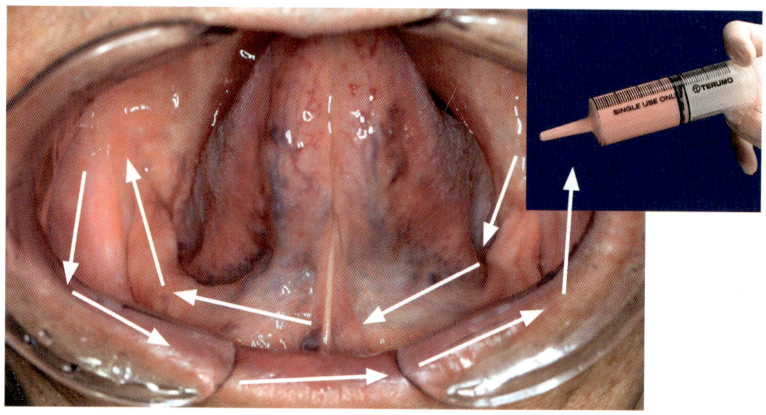

구강 내를 빙글 한 바퀴 돌며 부족함 없이 주입한다.

4. 트레이 삽입

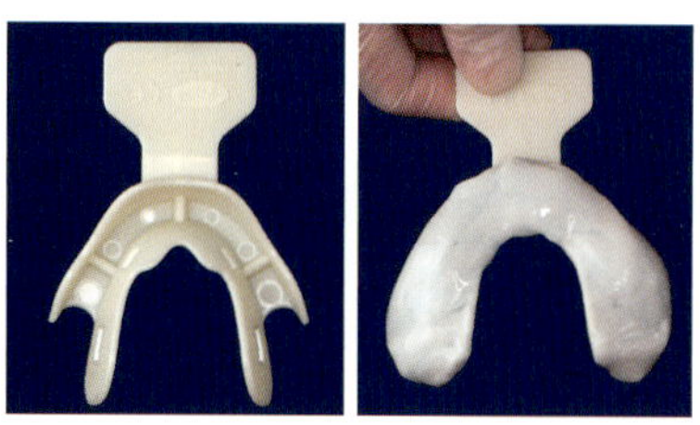

트레이에 유동성이 낮은 알지네이트 인상재를 담는다.

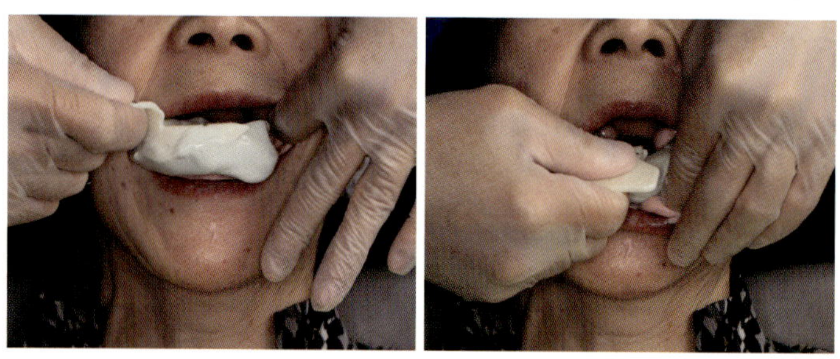

5. 트레이 전방부 압접

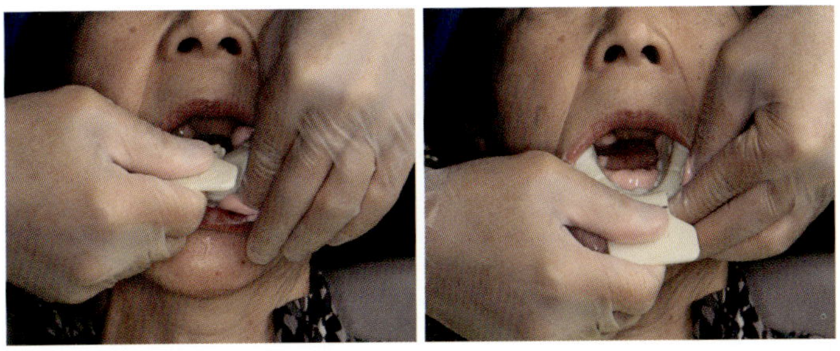

6. 혀를 내밀고(메롱~) 되돌린 후 7초간 정지

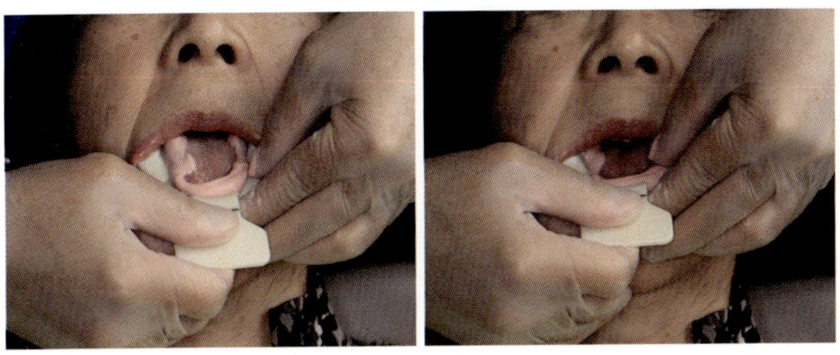

7. 트레이 구치부 압접

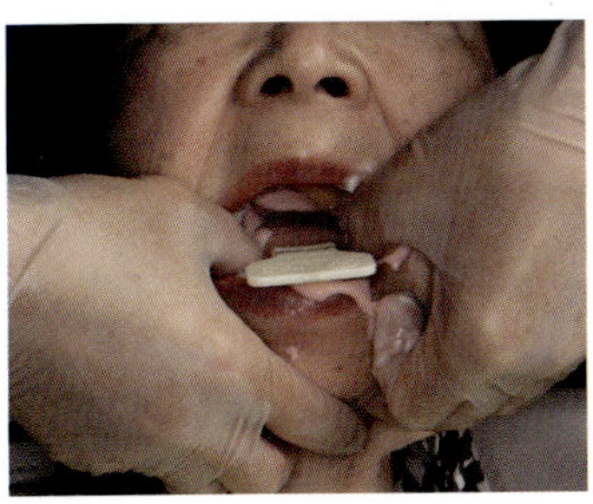

8. 윗입술을 강하게 올리면서 입 다물기

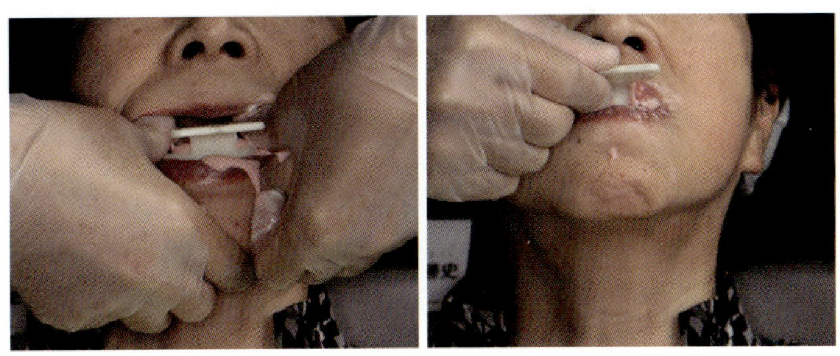

9. 볼을 쓰다듬어 올려준다.

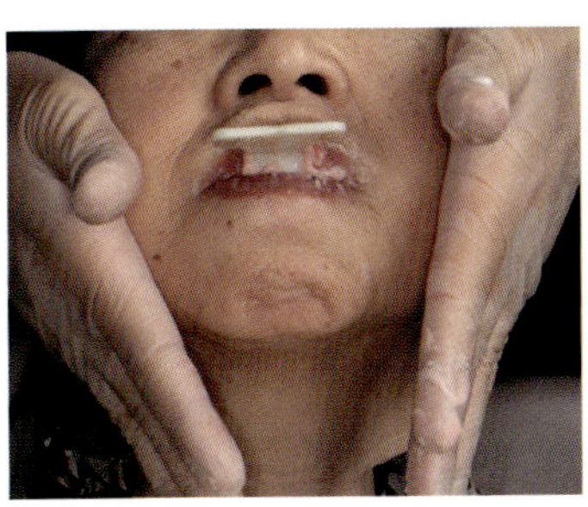

10. 트레이 위치 조정

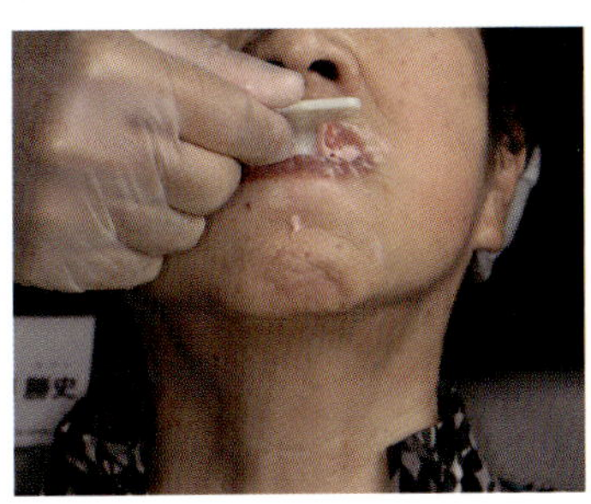

4 | 개형 인상채득 술식의 해설

1. 고유동성 알지네이트 인상재의 주입

하악 치조제의 시야를 확보하기 위해 환자를 약간 뒤로 눕히고 비스듬하게 뒤쪽에 위치를 잡는다. 이 위치에서 개형 인상채득을 시행한다. 고유동성 알지네이트 인상재를 주사기에 채워 구강 내에 주입한다.

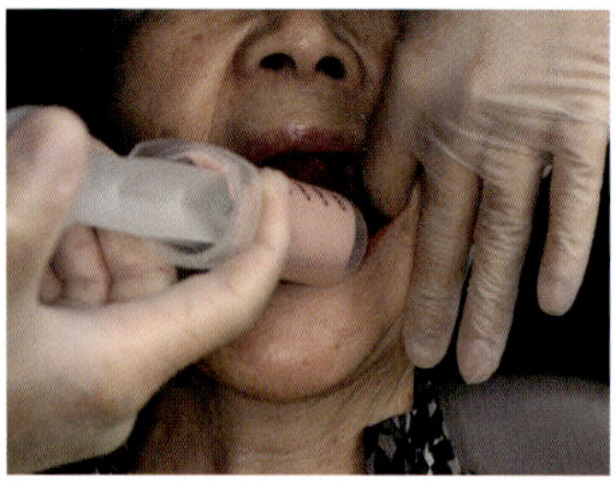

좌측 retromolar pad에서 시작하여 후방설골근와에 주입

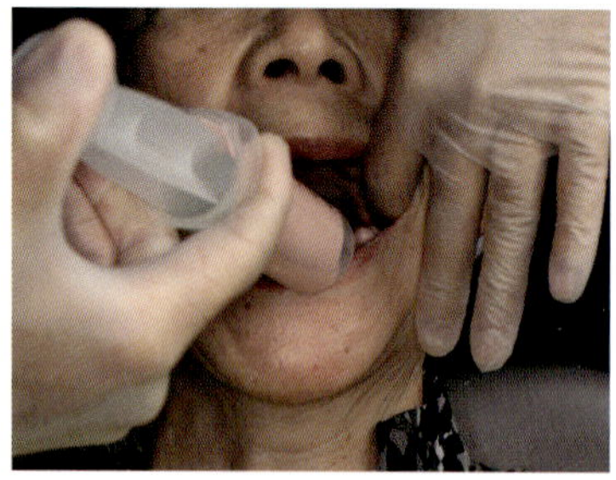

설하주름부를 왼쪽에서 오른쪽으로

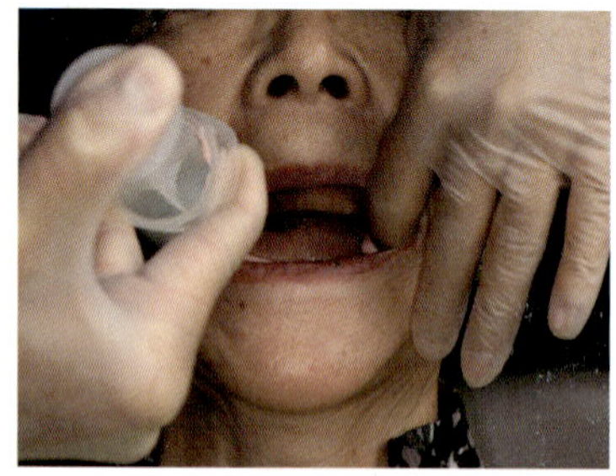

후악설골근와에서 우측 retromolar pad로 되돌아간다

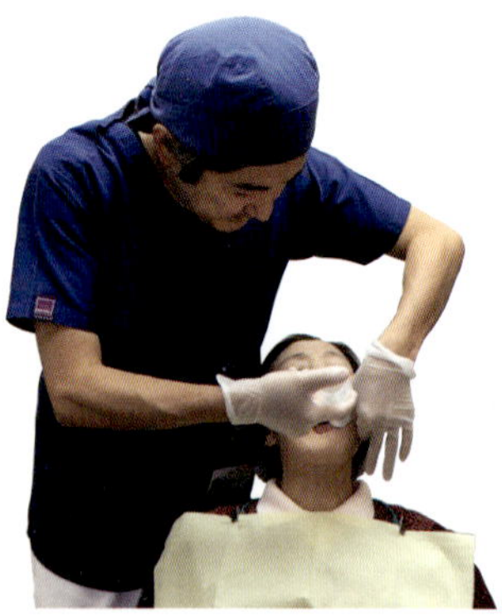

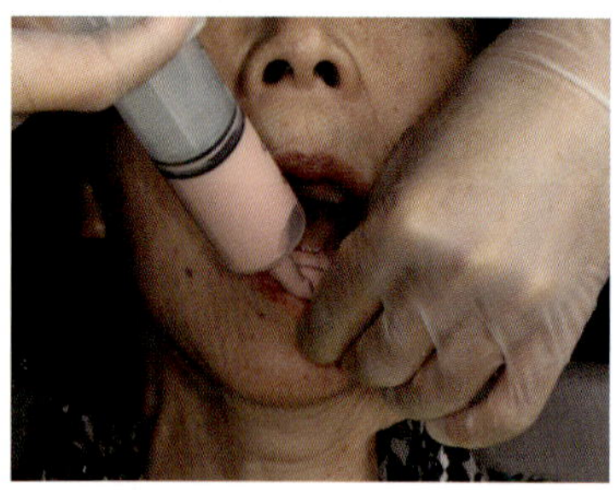

우측 협측, 순측, 좌측 협측의 치은 순·협측 이행부로

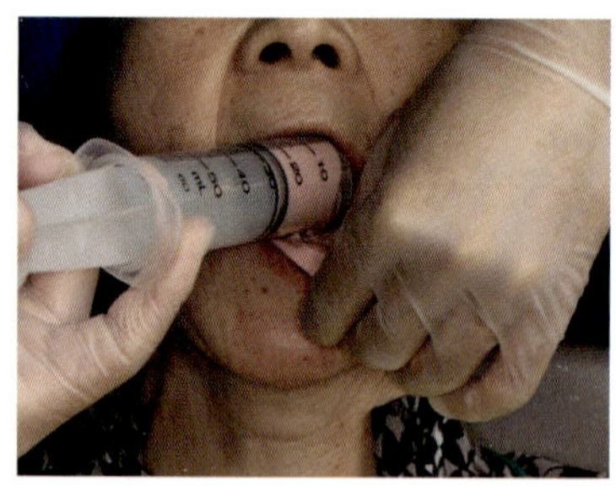

좌측 retromolar pad로 돌아간다.

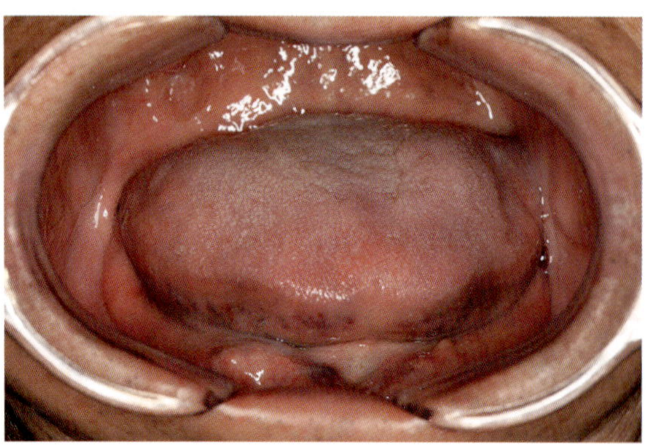

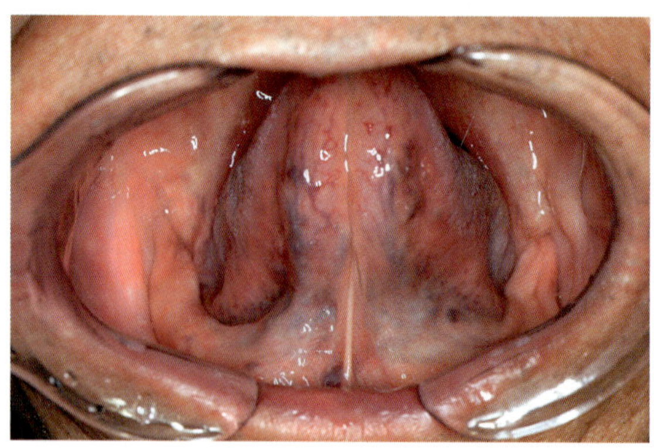

보통 혀의 측면과 retromolar pad의 설측 하악 치조제는 접해있지만, 혀를 위로 들어 올리면 혀의 모양이 앞쪽이 뾰족한 삼각형이 되어 해당 부위에 공간이 생긴다. 따라서 인상재와 트레이가 들어가기 쉬워지므로 삽입 시 혀를 들어 올리도록 한다.

2. 트레이 삽입

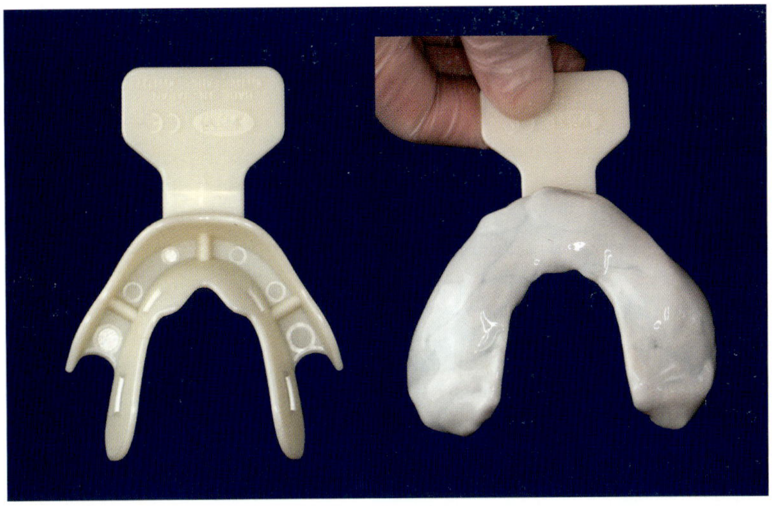

트레이에 유동성이 낮은 알지네이트 인상재를 담는다. 프레임이 없는 retromolar pad 부분에도 담는다.

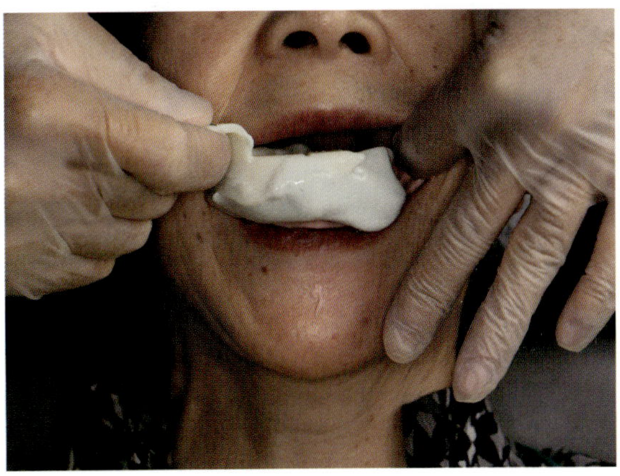

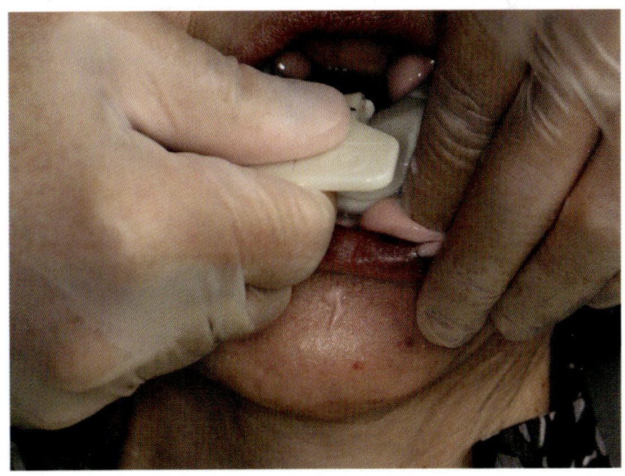

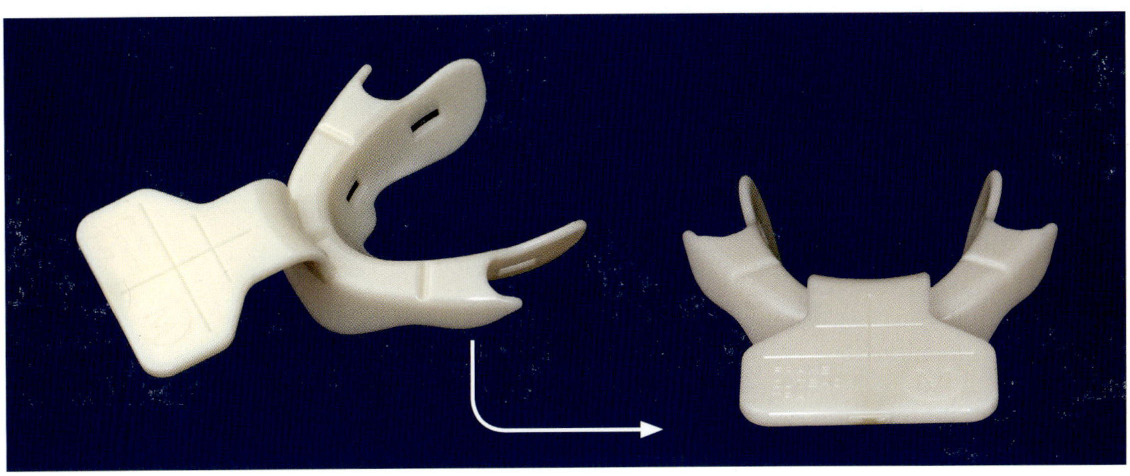

구각에 트레이의 옆면을 걸고 90° 회전시켜 구강 내로 삽입한다.

3. 트레이 전방부의 압접

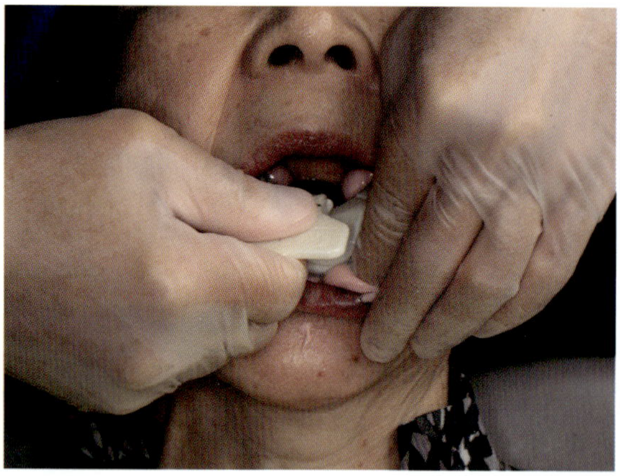

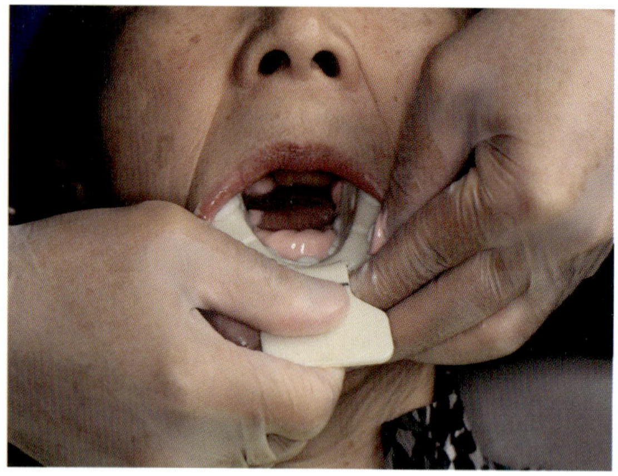

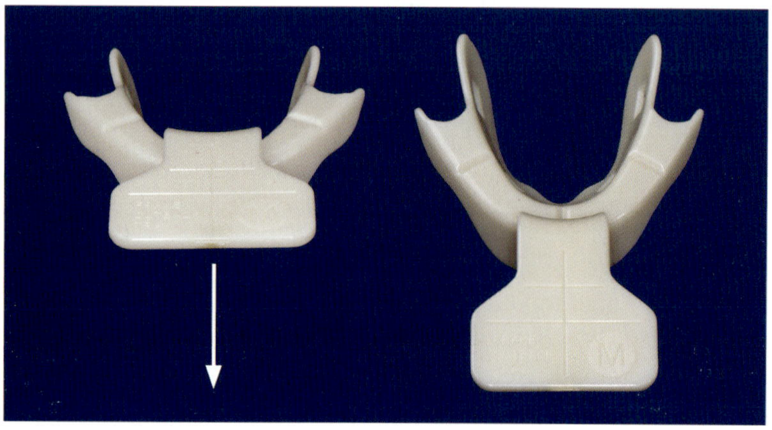

전치부 치조제를 눈으로 보면서 먼저 트레이 전치부를 전치부 치조제에 밀착시킨다. 이때 트레이 구치부는 아직 띄워 둔다.

4. 혀를 내밀고(메롱~) 7초간 정지

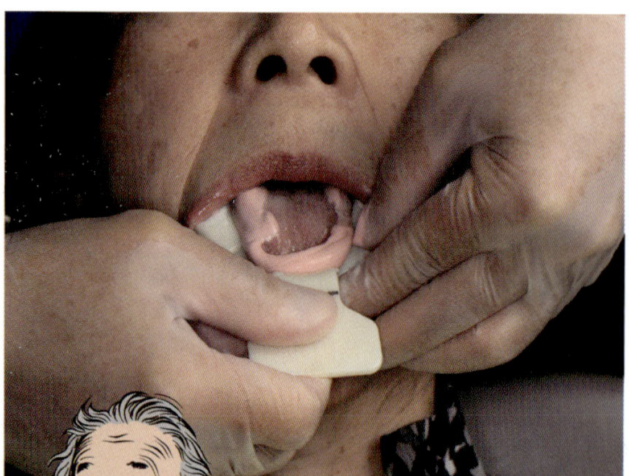

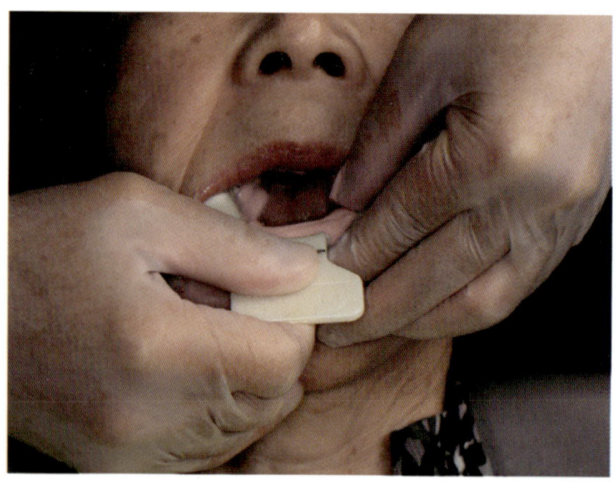

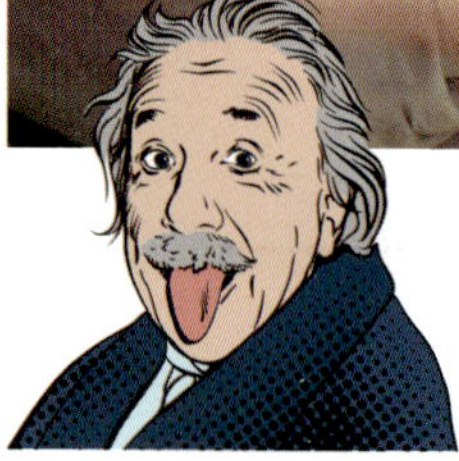

연하 후 설골의 움직임이 멈추는 것이 5초라고 알려져 있어 구강저의 움직임이 가라앉기를 기다리기 위해 7초 동안 정지시킨다.

5. 트레이 구치부 압접

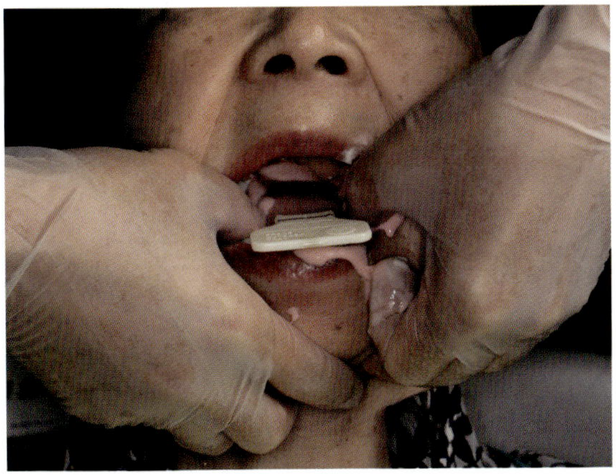
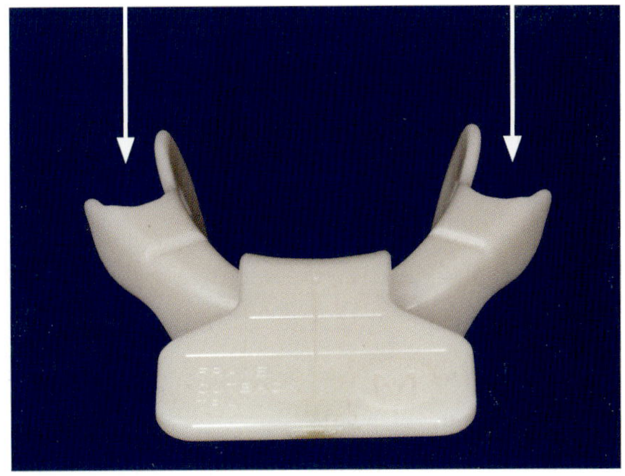

양손 엄지로 트레이 구치부를 압접한다.

6. 윗입술을 들어올리면서 폐구

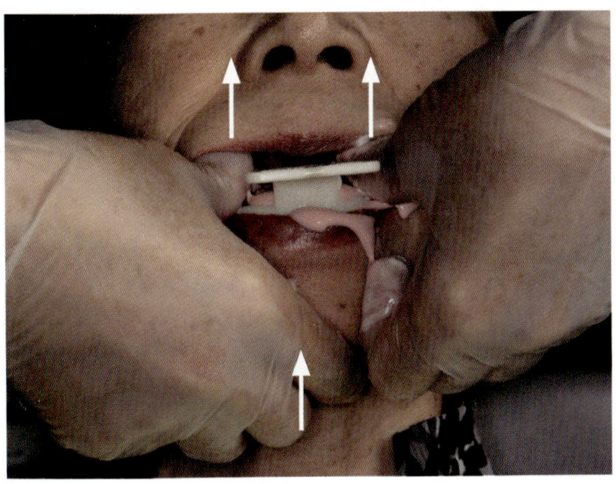
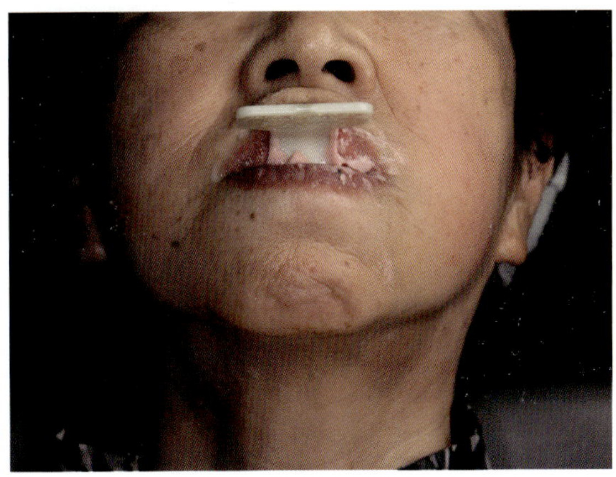

윗입술이 안쪽으로 말리지 않도록 이번에는 양손의 엄지손가락으로 윗입술을 들추면서 천천히 입을 닫게 한다.

7. 뺨을 쓸어 올려준다.

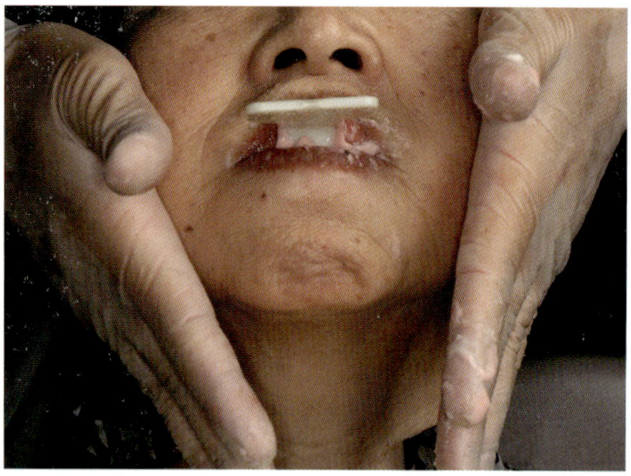

알지네이트 인상재의 무게로 뺨이 부풀기 때문에 이를 보정하기 위해 뺨을 쓸어올린다.

8. 트레이 위치 조정

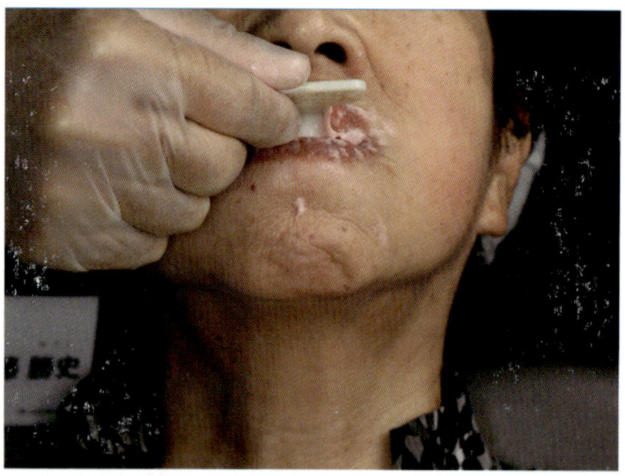

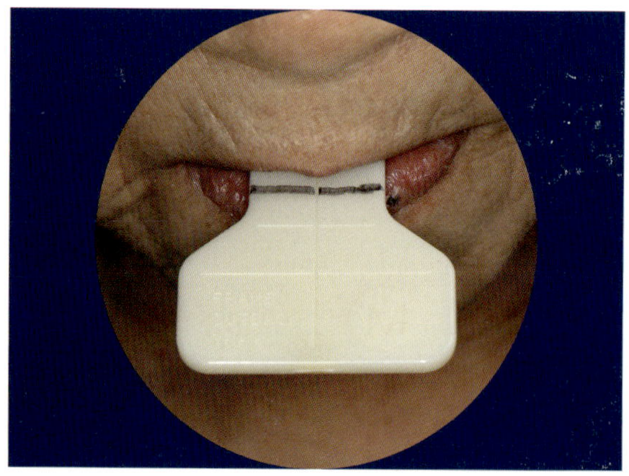

처음에 찍은 마크를 참조하면서 트레이의 위치를 조정하고 알지네이트 인상재의 경화를 기다린다.

9. 개형 인상채득 완성

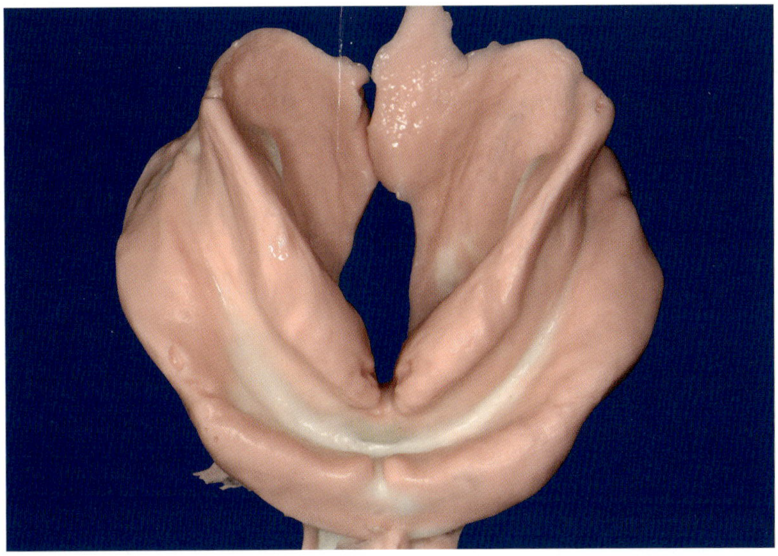

Frame Cut Back Tray를 사용하여 하악 안정위에서의 순수한 구강 내 공간을 부드러운 알지네이트 인상재의 압력만으로 균일하게 인상채득. 유동성이 높은 인상재를 유동성이 낮은 인상재로 눌러서 기포가 적은 인상채득체가 된다. 또한 유동성이 낮고 단단한 인상재가 석고의 무게로 인한 인상체 변형에도 대응한다.

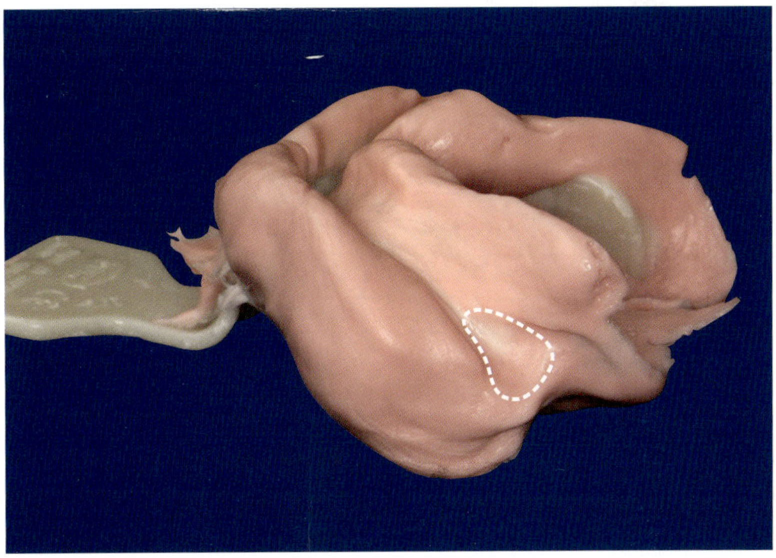

개형 인상채득에서 가장 중요한 것은 폐구 상태에서 설측에 쓰러져 있는 retromolar pad가 채득되어 있는 것이다. 그 외 변연 형태 부분은 정밀 인상채득에서 다시 채득하게 된다. 그러나 만약 개구 상태의 수직으로 일어선 retromolar pad를 인상채득하게 되면, 정밀 인상채득은 폐구 인상채득이기 때문에 해당 부위가 전혀 맞지 않는 형태의 개인트레이로 인상채득을 하게 되어 변연봉쇄가 불완전해진다.

10. 개형 인상채득에 석고를 주입하는 방법

인상채득체는 알지네이트 덩어리이므로 석고의 무게에 의한 변형이 일어날 수 있다.

이를 방지하기 위해 석고를 두 번에 나누어 붓는다.

① 변연부를 덮을 정도로 소량 얇게 석고를 올린다.

② 경화 후 석고를 추가하고 석고의 무게가 인상채득체에 가해지지 않도록 점막면을 아래로 하여 다시 경화시킨다.

1회째

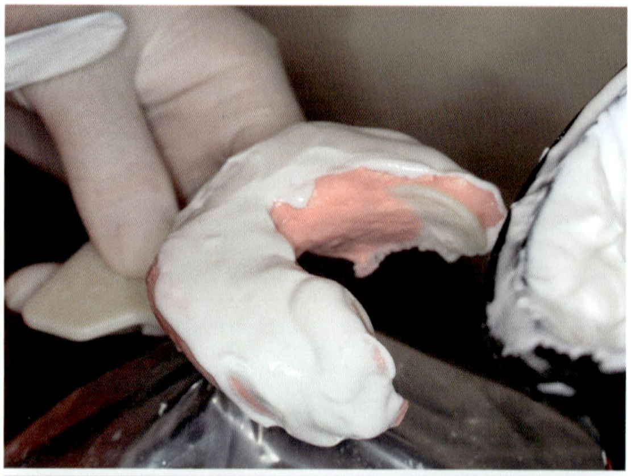

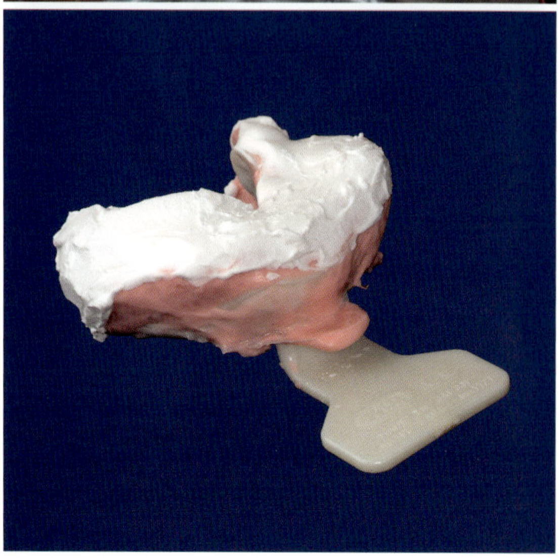

2회째

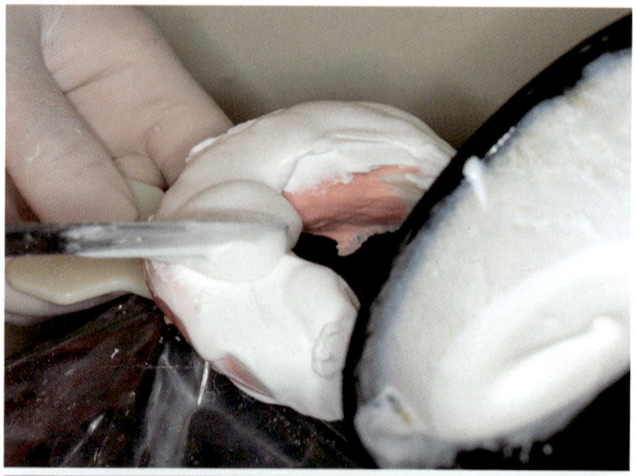

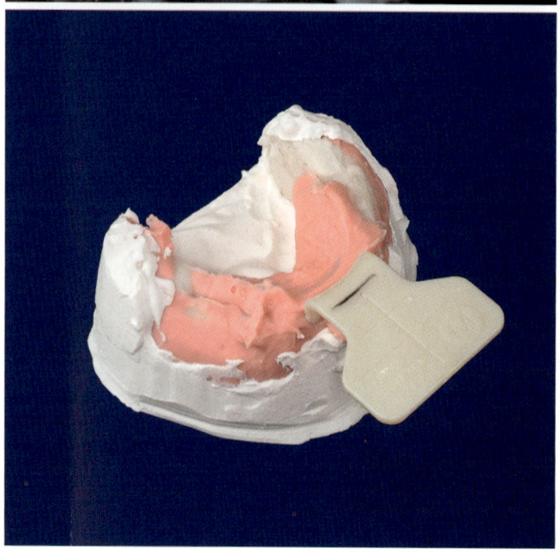

03

간이 교합채득

1 | 교합상의 표준치 변천 ①

① 치조정을 기준으로 하는 방법

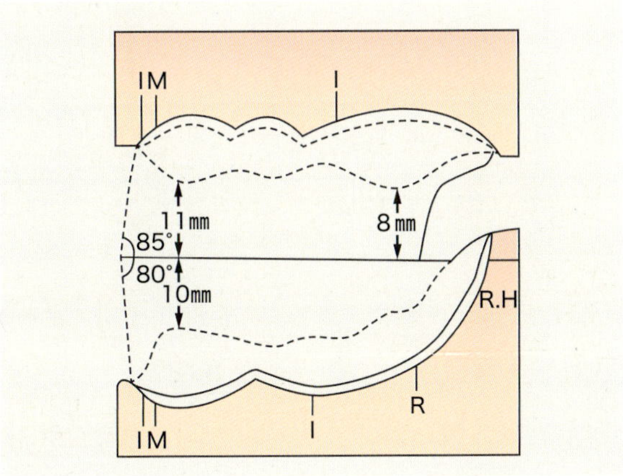

西浦[4]에서 인용 수정

② 치은순·협 이행부를 기준으로 하는 방법

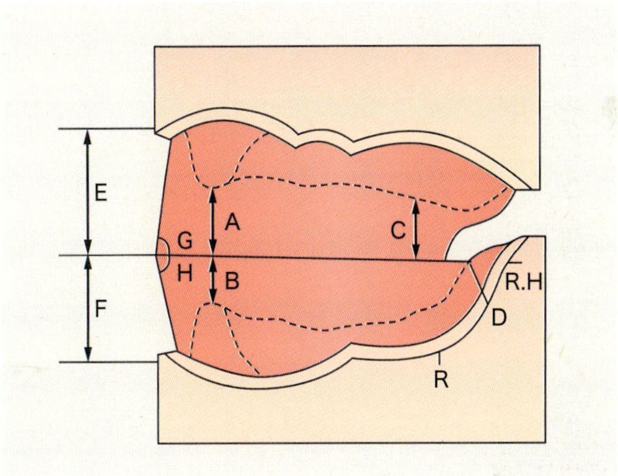

鈴木[6]에서 인용 수정

③ 복합형

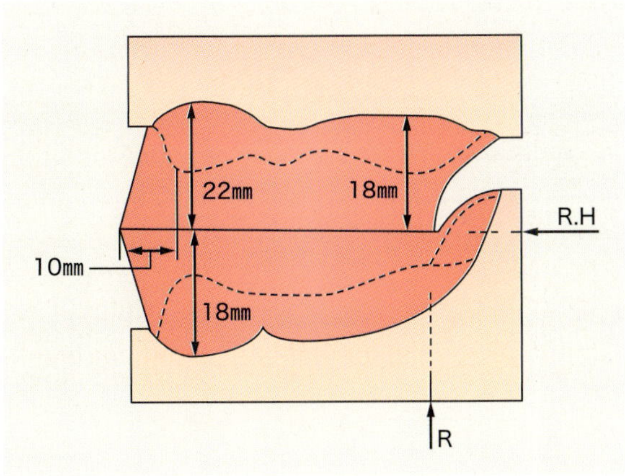

権田[5]에서 인용 수정

2 | 교합상의 표준치의 변천 ②[7)]

폐구 기능 정밀 인상채득 시에는 적절한 교합 설정을 한 인상채득용 개인트레이가 필요하다. 따라서 교합상을 겸한 트레이로 교합채득을 하고, 그 다음에 정밀 인상채득에 임한다.

이 교합상 조정량 감소는 시간 단축에 직결된다.

따라서 일반적으로 유치악자의 구강 평균치를 구하여 이를 교합상의 표준치로 삼는 노력이 예전부터 이루어져 왔다.

이 평균치를 구하는 방법은 기준점 설정법에 따라 크게 3가지로 나눌 수 있다. 하나는 치조정을 기준으로 하는 방법이고, 다른 하나는 치은순·협 이행부를 기준으로 하는 방법, 그리고 치조정과 치은순·협 이행부를 복합하여 기준으로 하는 방법이다.

치조정을 기준으로 사용하는 방법은 계측이 간단하고 제작이 용이하다. 그러나 현재는 무치악이 되는 연령의 고령화 및 무치악자의 평균 수명 연장과 치주질환 치료의 고도화로 인해 치조골이 크게 소실된 후 발치에 이르는 등 치조골 흡수가 심하게 진행된 증례가 증가하고 있는 것으로 보인다. 그 결과 통법에 따라 교합상을 제작하면 교합고경이 낮아지는 경향이 있다.

한편, 치은순·협 이행부를 기준으로 하는 방법에서는 치조제 흡수가 진행되어도 위치 변화가 적다고 여겨지기 때문에 총의치 제작을 전문으로 취급하는 치과기공소에서는 이 방법이 많이 채택되고 있다.

복합형은 치조정을 기준으로 하는 방법에서 치은순·협 이행부를 기준으로 하는 방법으로의 이행형으로 볼 수 있다. 실제로 일본의 치과기공사 교본에 따르면 1976년판에서는 치조정을 기준으로 하는 방법이었다[4)]가 1994년판에서는 치조정을 기준으로 한 복합형으로[5)], 2017년판에서는 치은순·협 이행부를 기준으로 한 교합상 제작법으로 바뀌고 있다[6)].

그렇게 말해도, 어디까지나 평균값일 뿐이다. 셔츠에도 SS, S, M, L, LL처럼 폭이 있듯이, 교합고경도 환자에 따라 큰 차이가 있다.

따라서, 개형 인상 시에 간이 교합 채득을 실시하여 정밀 인상용 트레이를 제작하면 정밀 인상 시의 체어타임이 크게 줄어든다.

3 | 간이 교합채득 시의 교합고경 설정법

1. 하악 안정위를 이용하는 방법

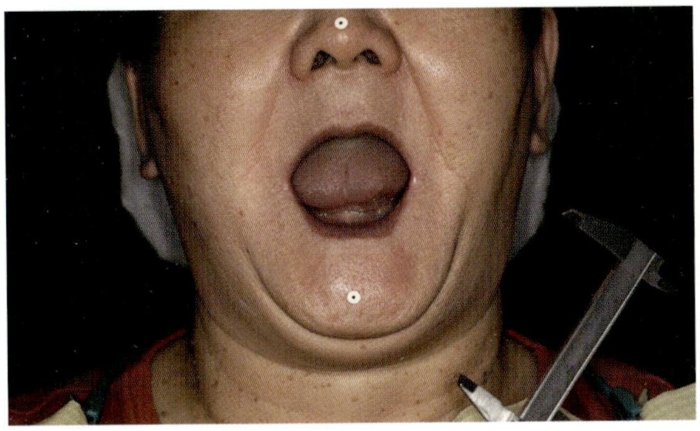

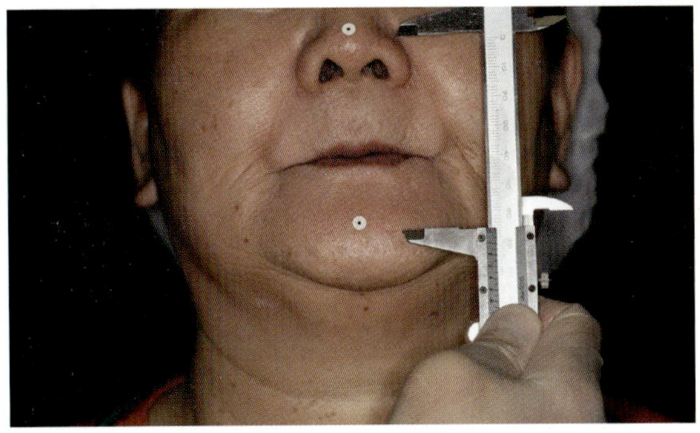

개구한 후 위아래 입술이 가볍게 닿는 곳까지 천천히 입을 다물어 그 위치를 하악 안정위로 하여 측정한다. 그 값에서 2~3mm를 뺀 값을 교합고경 값으로 한다.

2. Air-blow법

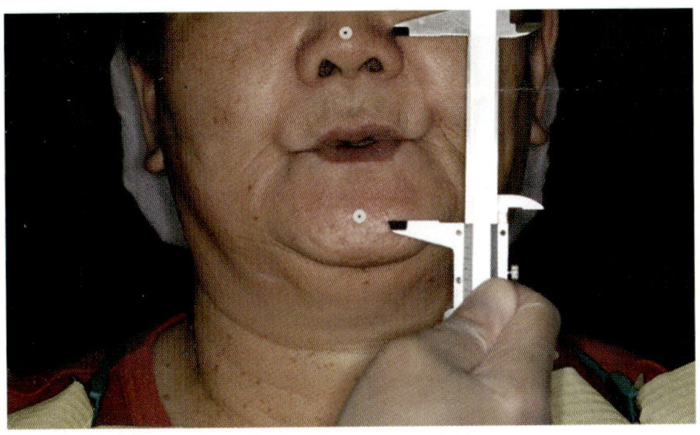

하악 안정위를 기준으로 위아래 입술이 살짝 닿은 상태에서 숨을 조용히 후~ 하고 내뱉은 위치의 높이에서 2~3mm를 뺀 값을 교합고경 값으로 한다.

3. "무~" 발음법

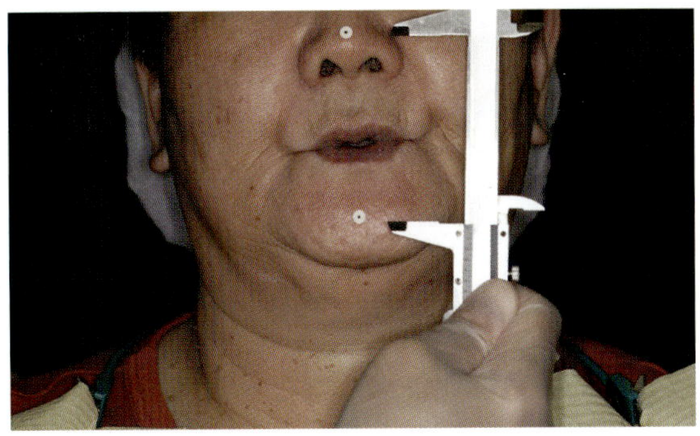

"무~"를 발음한 위치의 높이에서 2~3mm를 뺀 값을 교합고경 값으로 한다.

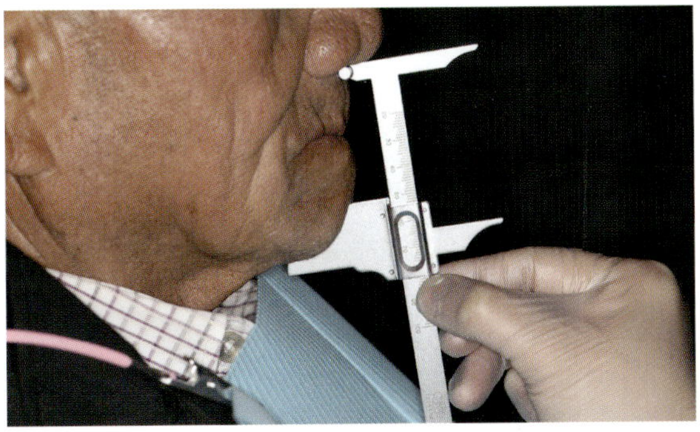

츠보네식 바이트 게이지

이 세 가지 방법을 수행하여 복합적으로 판단하여 설정한다. "개구에서 폐구" → "후~" → "무~"와 일련의 흐름으로 진행하기 때문에 단시간에 측정이 가능하다. 비첨과 턱끝융기에 유성펜으로 점을 찍은 스티커를 붙이고, 버니어 캘리퍼스로 두 점 사이의 거리를 측정한다. 또는 츠보네(坪根)식 바이트 게이지(YDM)로 비하점과 턱끝의 거리를 측정한다.

4 | 바이트 트레이에 의한 간이 교합채득

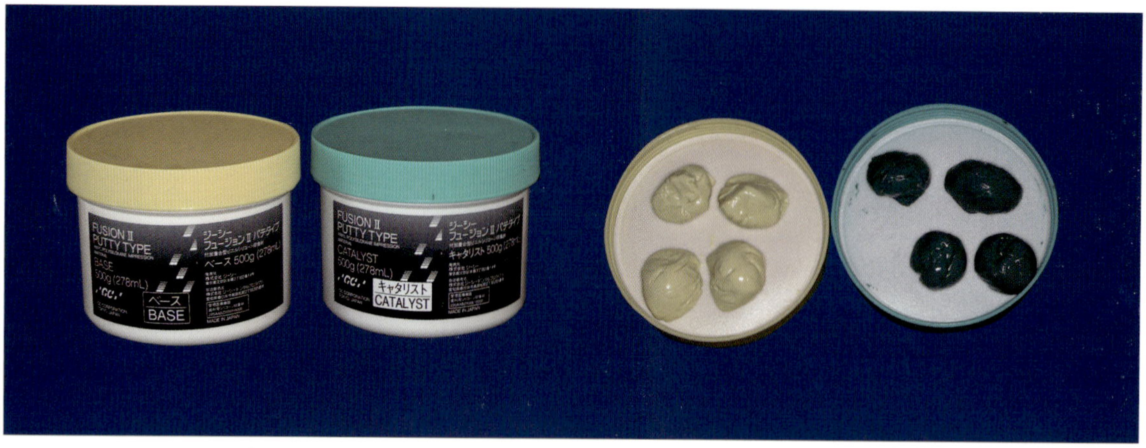

Fusion II 퍼티 타입(GC)

Fusion II 퍼티 타입의 베이스와 카탈리스트를 동봉된 계량스푼으로 4컵씩 준비한다.

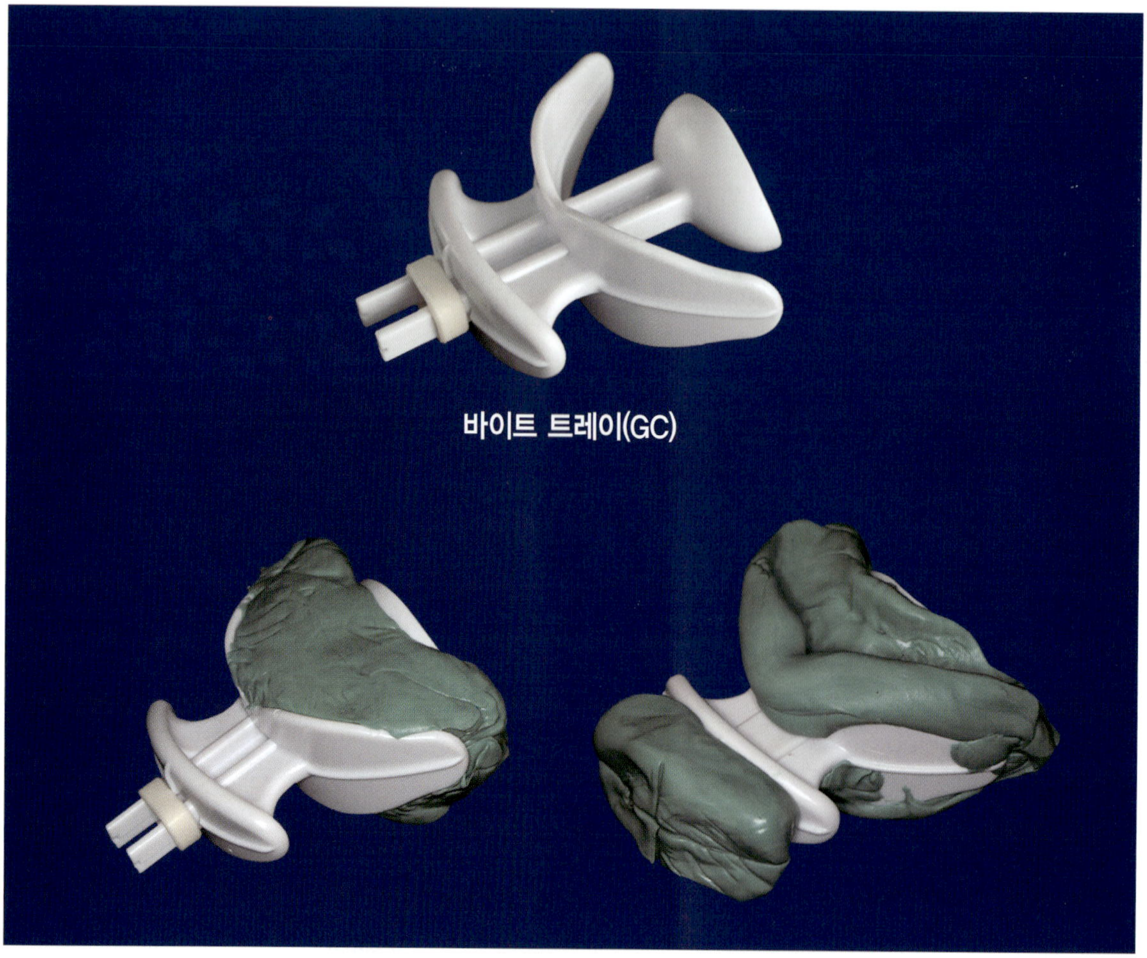

바이트 트레이(GC)

먼저 3컵씩을 약 20초간 혼합하여 바이트 트레이의 상·하부에 담아 구강 내에 삽입하고 상·하악 치조제가 퍼티에 물리는 것으로 간이 교합채득을 한다.
또한 약 30초 늦게 한 컵씩을 다른 사람이 혼합하기 시작하여 직육면체로 성형하여 바이트 트레이의 끝에 설치하고 치실로 정중선과 수평선을 표시한다. 혼합 종료 후 4분 후에 경화된다.

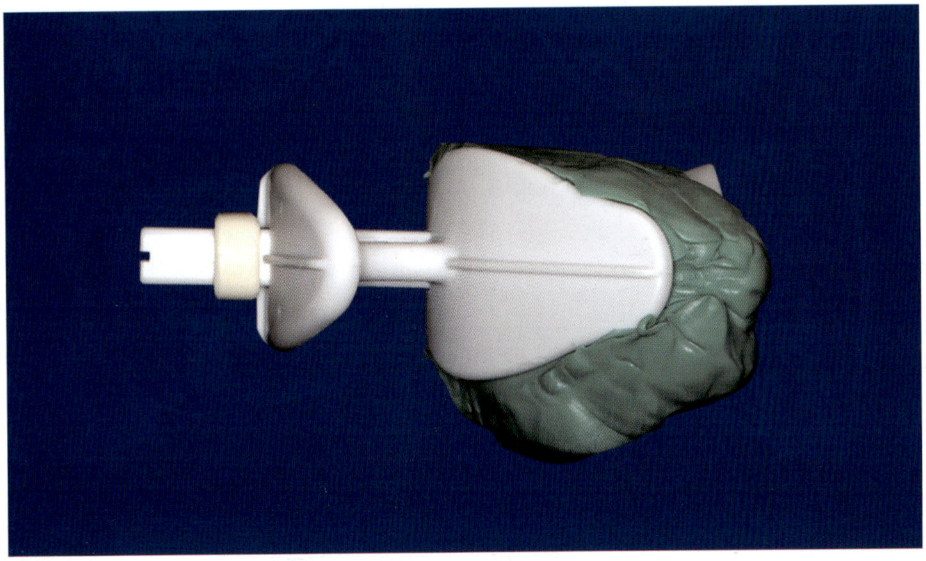

상악은 먼저 퍼티를 압입하기 때문에 문제가 없지만, 하악 치조제를 퍼티가 적절하게 기록하도록 하는 것은 익숙하지 않으면 다소 어렵다. 따라서 혼합한 퍼티를 상방 : 하방 = 3 : 7로 하단의 양을 더 많이 배치한다. 아래 입술을 앞쪽으로 당겨 하악 치조제를 시야에 넣고 확인하고, 상악에 압입한 바이트 트레이의 기울기를 조정하면서 천천히 물게하는 것이 포인트이다.

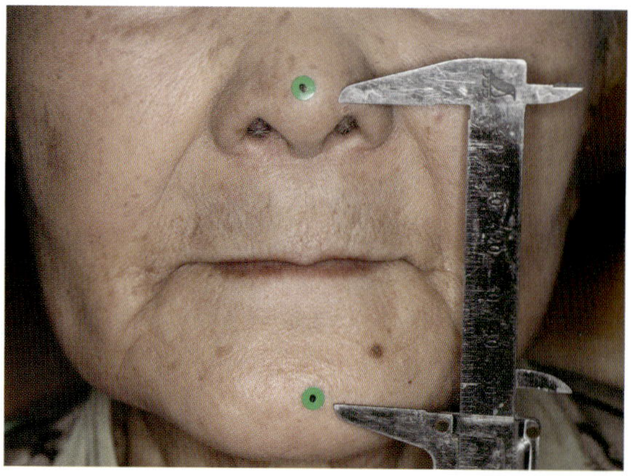

설정하는 교합고경 확인.

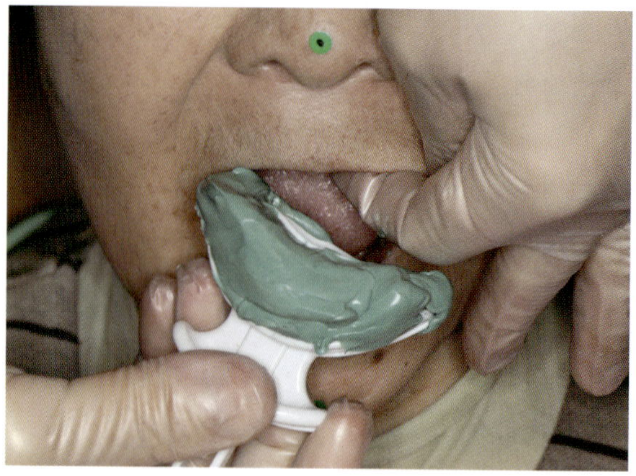

구강 내 삽입.

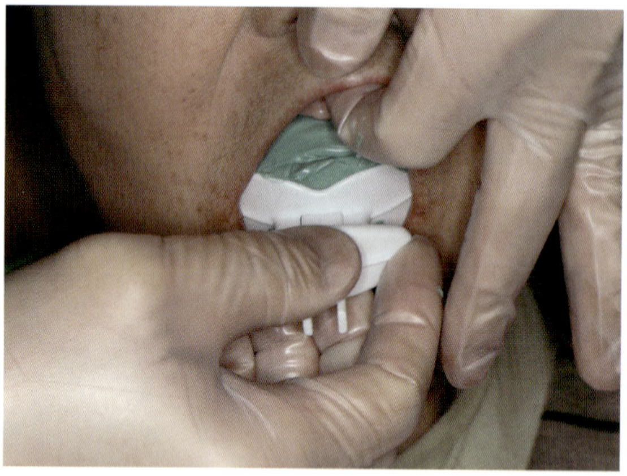

상악 치조제 압입.

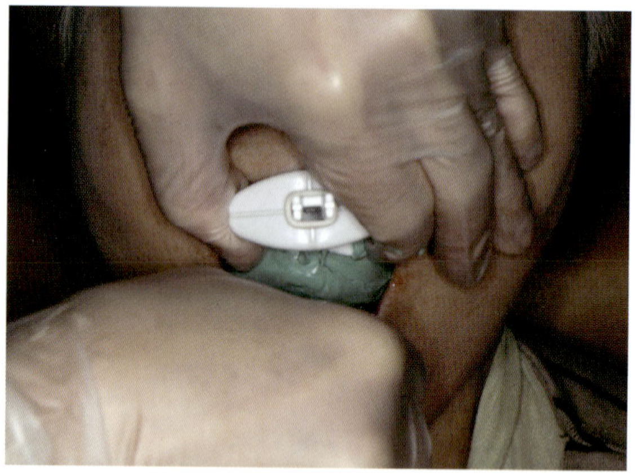

압입한 채 왼손으로 바꿔 쥐기.

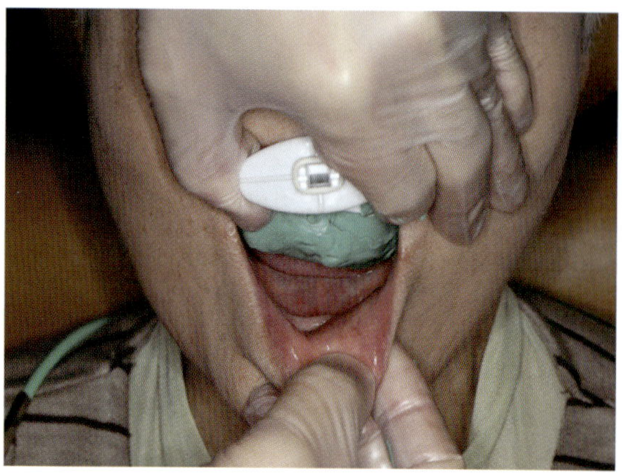

오른손으로 아래입술을 앞쪽으로 당겨 하악 치조제를 시야에 넣는다.

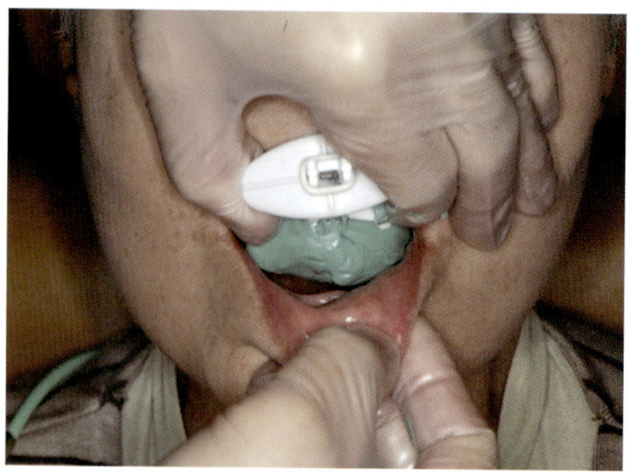

하악 치조제에 압입할 수 있도록 바이트 트레이를 기울이면서 천천히 입을 다물게 한다.

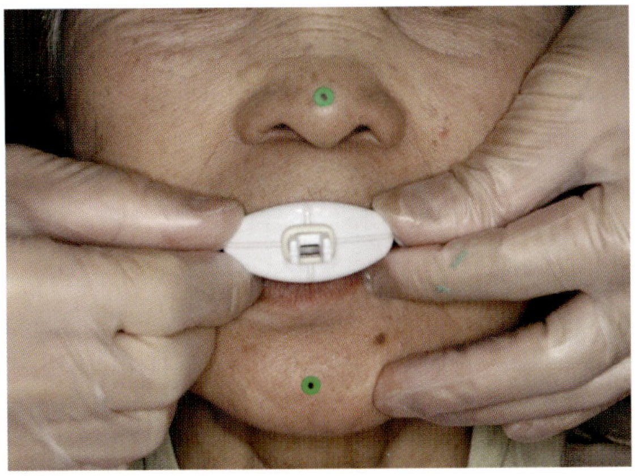

폐구.

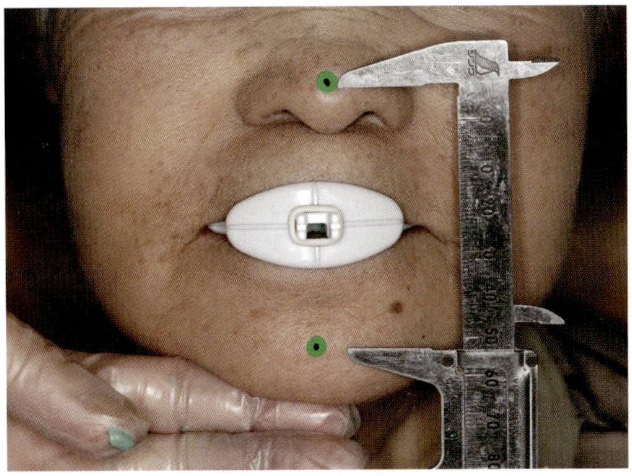

설정된 교합고경까지 다물게 지시한다.

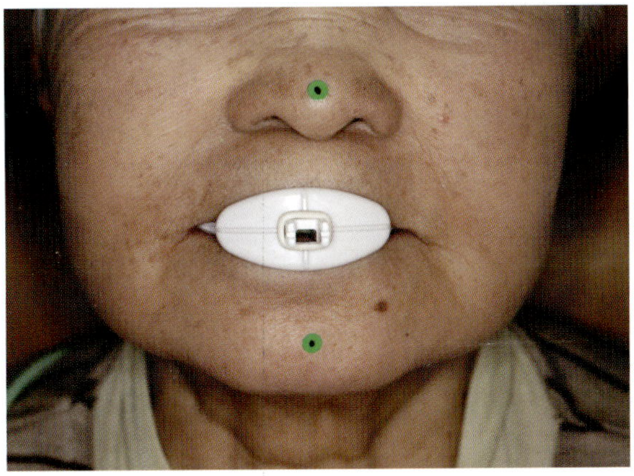

연하. 앞쪽을 씹었을 경우 하악위가 뒤쪽으로 내려간다

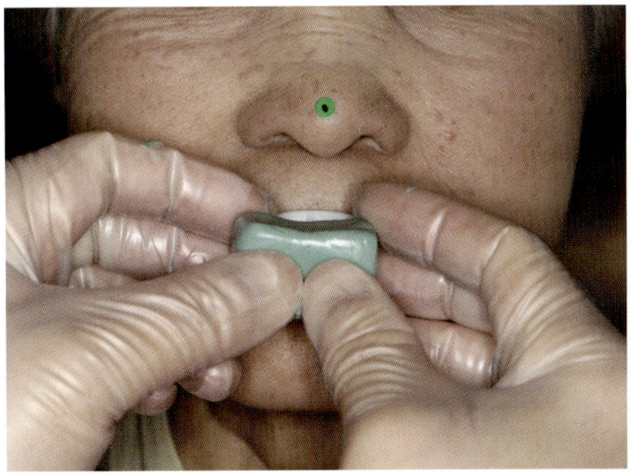

퍼티를 직육면체로 다듬어 바이트 트레이의 앞쪽에 부착한다.

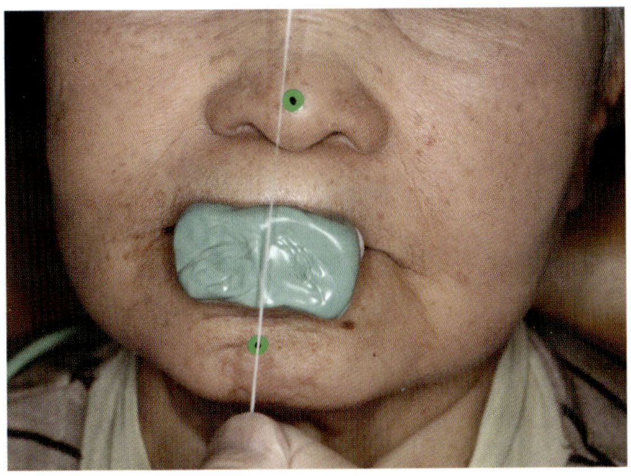

치실을 사용하여 정중선과 수평선을 표시한다.

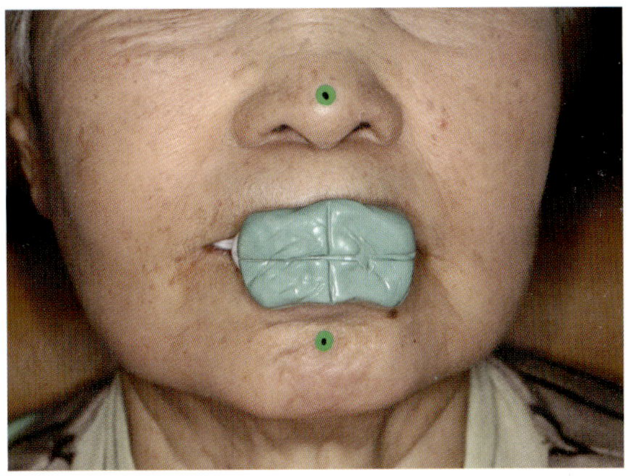

경화를 기다린다.

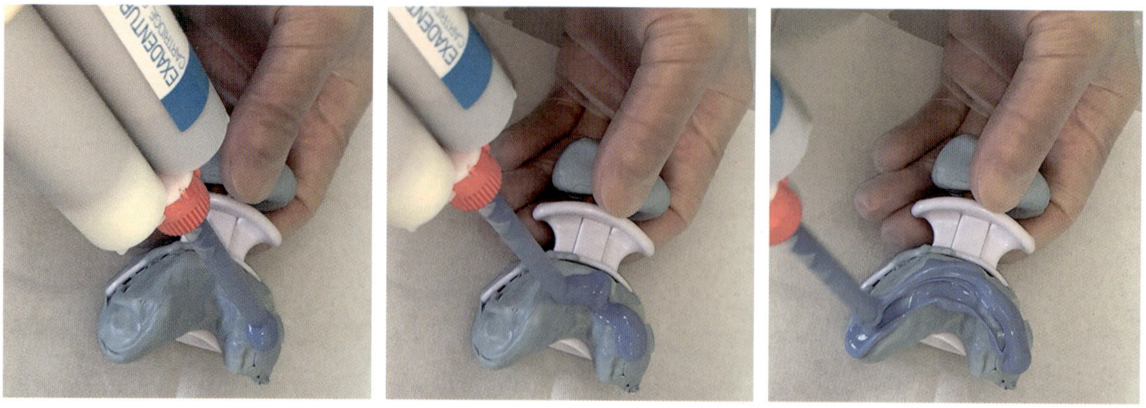

치조제가 흡수된 증례에서는 치조골의 형태를 깨끗하게 인기할 수 없는 경우가 있다. 이 경우 Exadenture(GC) 등 흐름성이 좋은 실리콘 인상재를 퍼티 위에 도포하여 다시 교합시킨다. 그러면 선명한 인기를 얻을 수 있다.

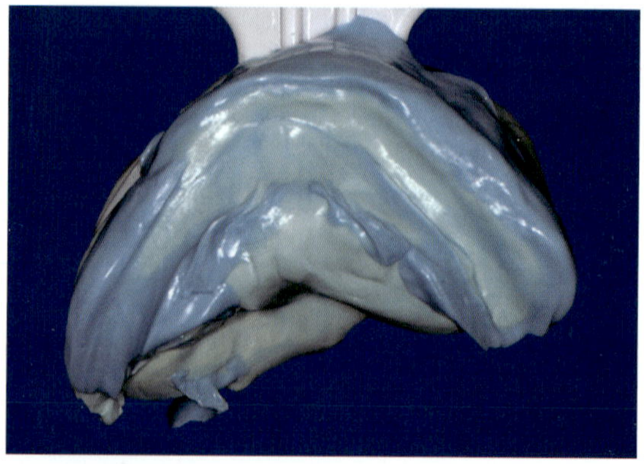

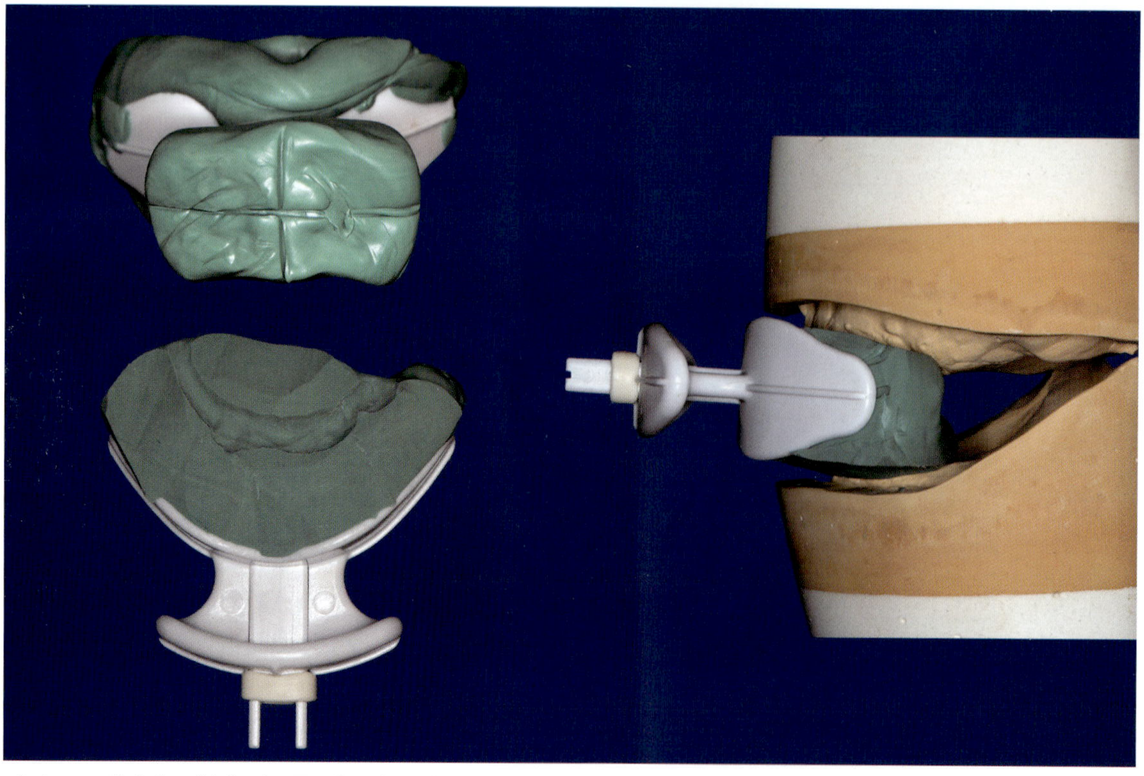

바이트 트레이가 모형에 맞도록 치조정 주변부를 절제하고 인기된 정중선과 수평선을 참고로 교합기에 장착한다.

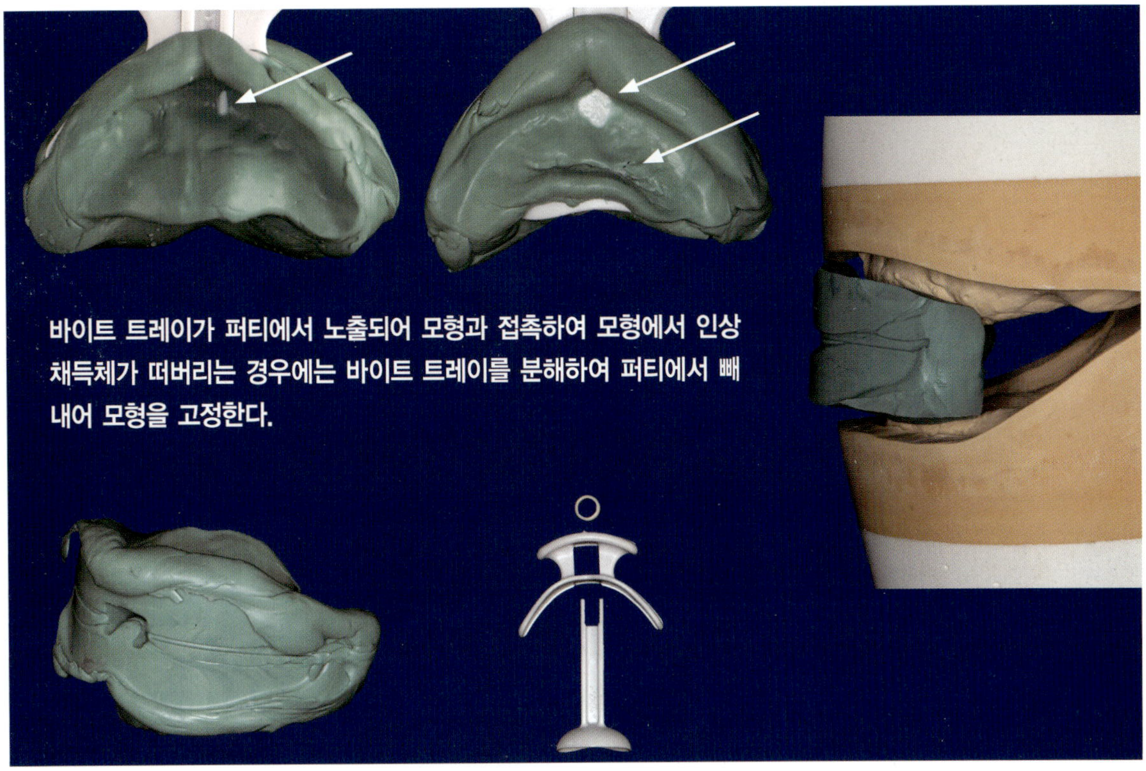

바이트 트레이가 퍼티에서 노출되어 모형과 접촉하여 모형에서 인상 채득체가 떠버리는 경우에는 바이트 트레이를 분해하여 퍼티에서 빼내어 모형을 고정한다.

5 | 센트릭 트레이에 의한 간이 교합채득

바이트 트레이와 동일하게 사용하는

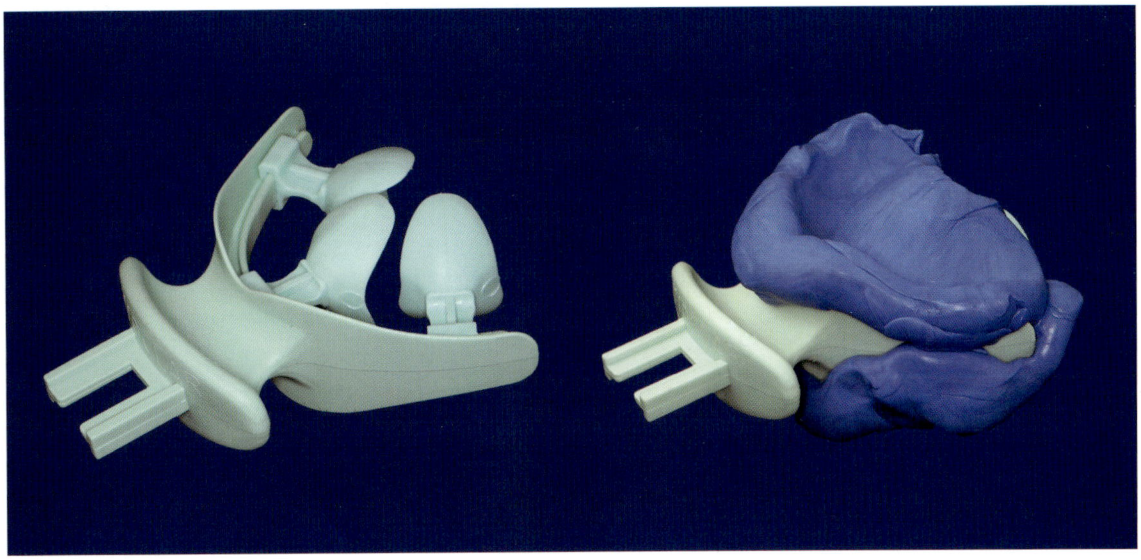

센트릭 트레이(Ivoclar Vivadent)

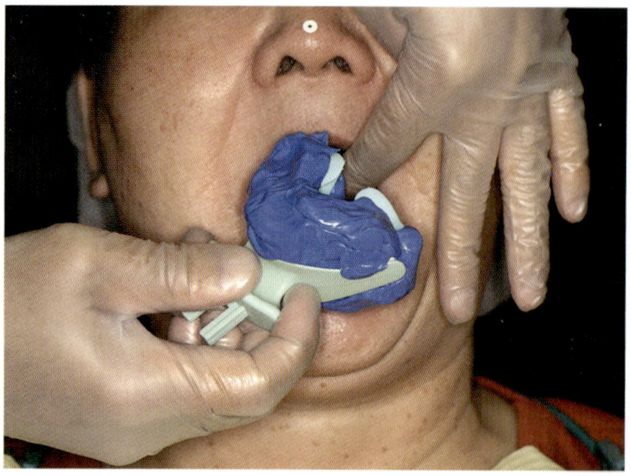

구강 내에 삽입.

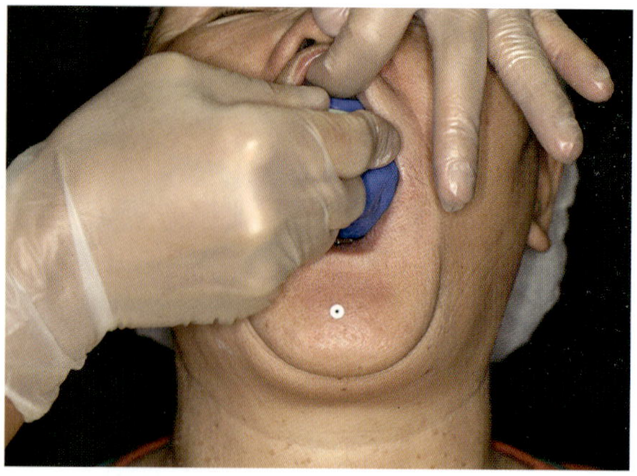

상악 치조제에 압입.

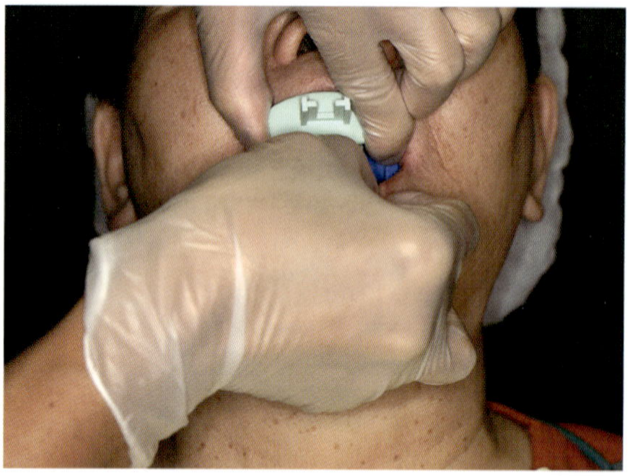

천천히 폐구하여 하악 치조제로 퍼티를 묻다.

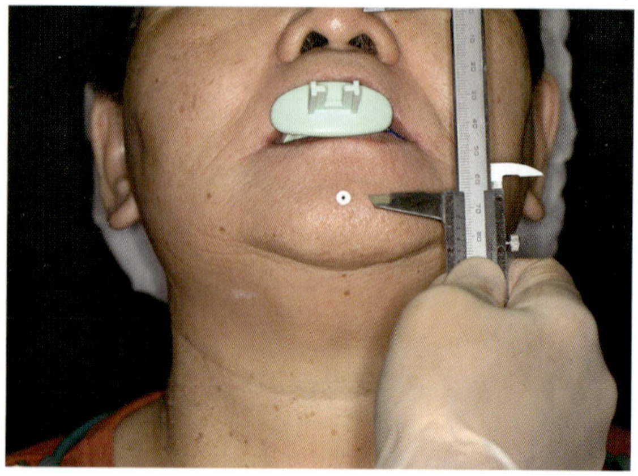

설정한 교합고경까지 다물게 지시.

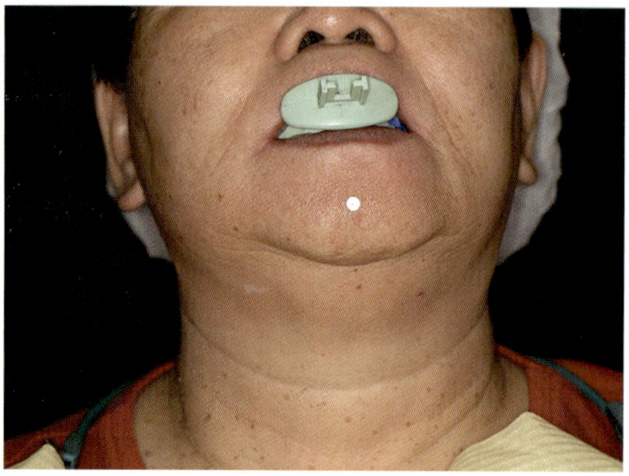

앞니로 물지 않도록 연하를 시키고, 경화를 기다린다. 그 후, 직육면체로 다듬은 퍼티를 센트릭 트레이의 선단에 부착하고, 치실로 정중선과 수평선을 표시한다.

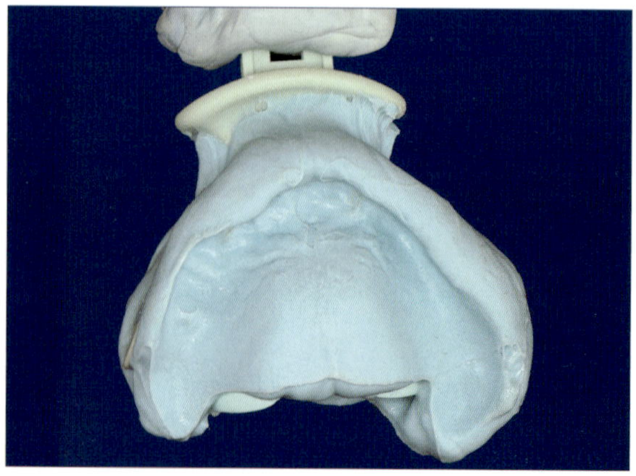

바이트 트레이와 센트릭 트레이 모두 경질 알지네이트 인상재로 대체할 수 있다.
이 경우, 알지네이트 인상재의 시간 경과에 따른 변형이 크기 때문에 작업을 서둘러야 한다.

04

혀의 후퇴위를 고려한 정밀 인상채득

1 | 정밀 인상채득의 목적

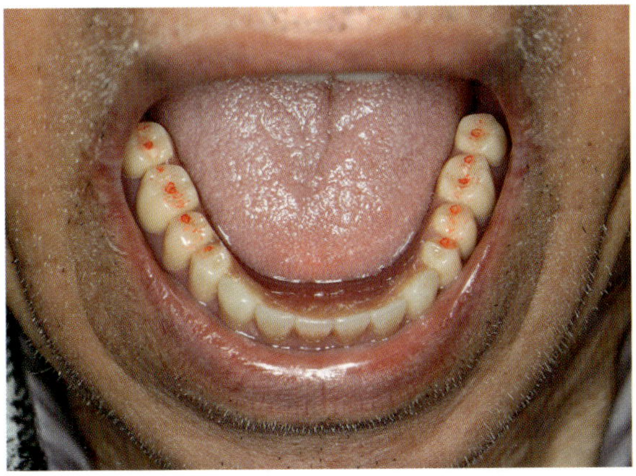

완성된 의치가 들어간 상태의 구강 내 공간을 채득한다.

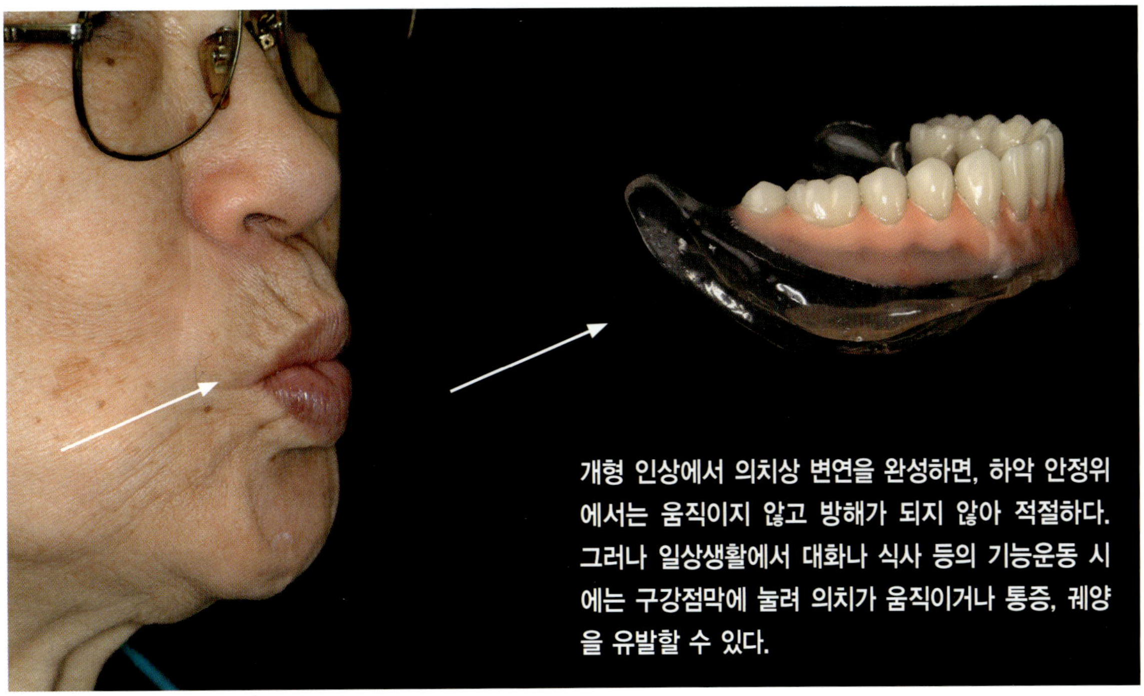

개형 인상에서 의치상 변연을 완성하면, 하악 안정위에서는 움직이지 않고 방해가 되지 않아 적절하다. 그러나 일상생활에서 대화나 식사 등의 기능운동 시에는 구강점막에 눌려 의치가 움직이거나 통증, 궤양을 유발할 수 있다.

2 | 정밀 인상채득 개념

1. 의치의 외형선

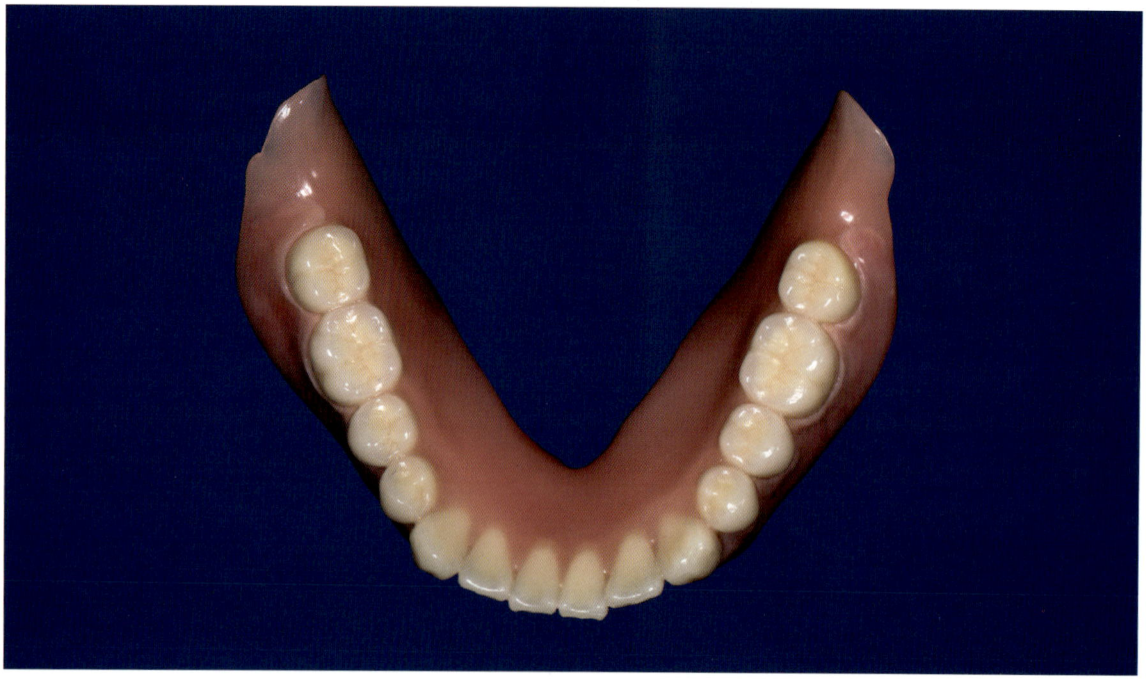

- 구강표면점막
  - ❶저작점막(비가동점막)
  - ❷피복점막(가동점막)
    - 기능운동 시
      - A 움직이는 가동점막
      - B 거의 움직이지 않는 가동점막

❶저작점막(비가동점막) 과
❷피복점막(가동점막) 중 기능운동 시
B 거의 움직이지 않는 가동점막

- 구강표면점막
  - ❶저작점막(비가동점막)
  - ❷피복점막(가동점막)
    - 기능운동 시
      - A 움직이는 가동점막
      - B 거의 움직이지 않는 가동점막
        - 알고 있다
        - 알 수 없다

2. 개인트레이 외형선

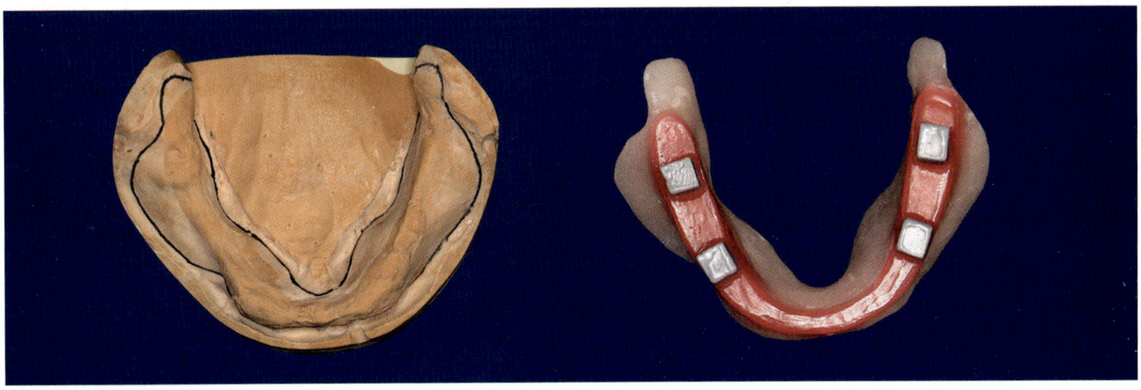

1. 저작점막(비가동점막) 과
2. 피복점막(가동점막) 중 기능운동 시
B 거의 움직이지 않는 가동점막 중에서도, 미리 거의 움직이지 않는다고 명확히 알고 있는 부분

3. 개형 인상채득 외형선과 개인트레이 외형선 사이의 간극

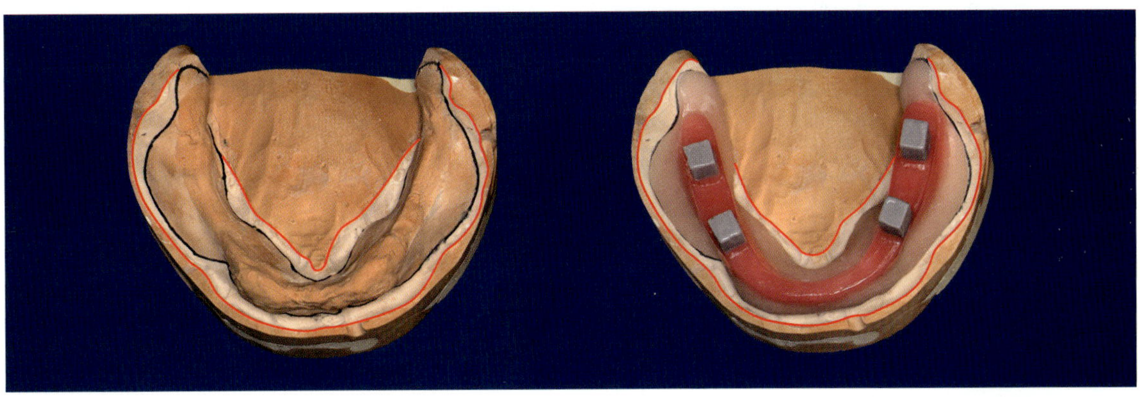

이 공간은 ❷ 피복점막(가동점막) 속에서 기능운동 시 움직임이 있는지, 거의 움직이지 않는지 알 수 없는 부분.
환자 구강 내에 인상재를 넣어 기능운동을 시켜서 판별한다.

3 | 왁스림 부착 개인트레이의 제작법

1. 왁스림 부착 개인트레이의 외형선

개구 시 구강저 형태의 분류

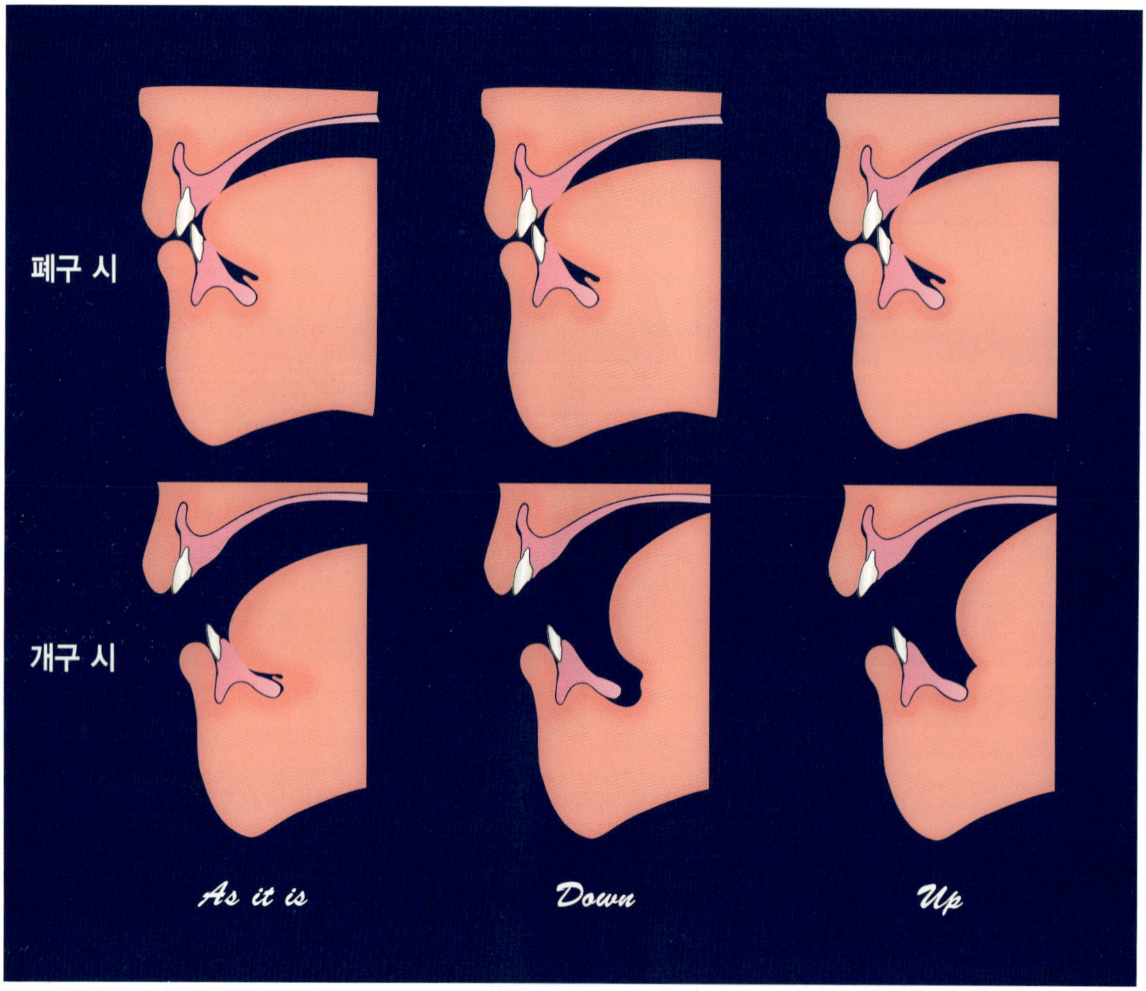

① 구강저가 거의 그대로의 높이를 유지하는 증례 ② 구강저가 저하되는 증례 ③ 구강저가 거상하는 증례

① 구강저가 거의 그대로의 높이를 유지하는 증례
② 구강저가 저하되는 증례

개인트레이의 설계 라인

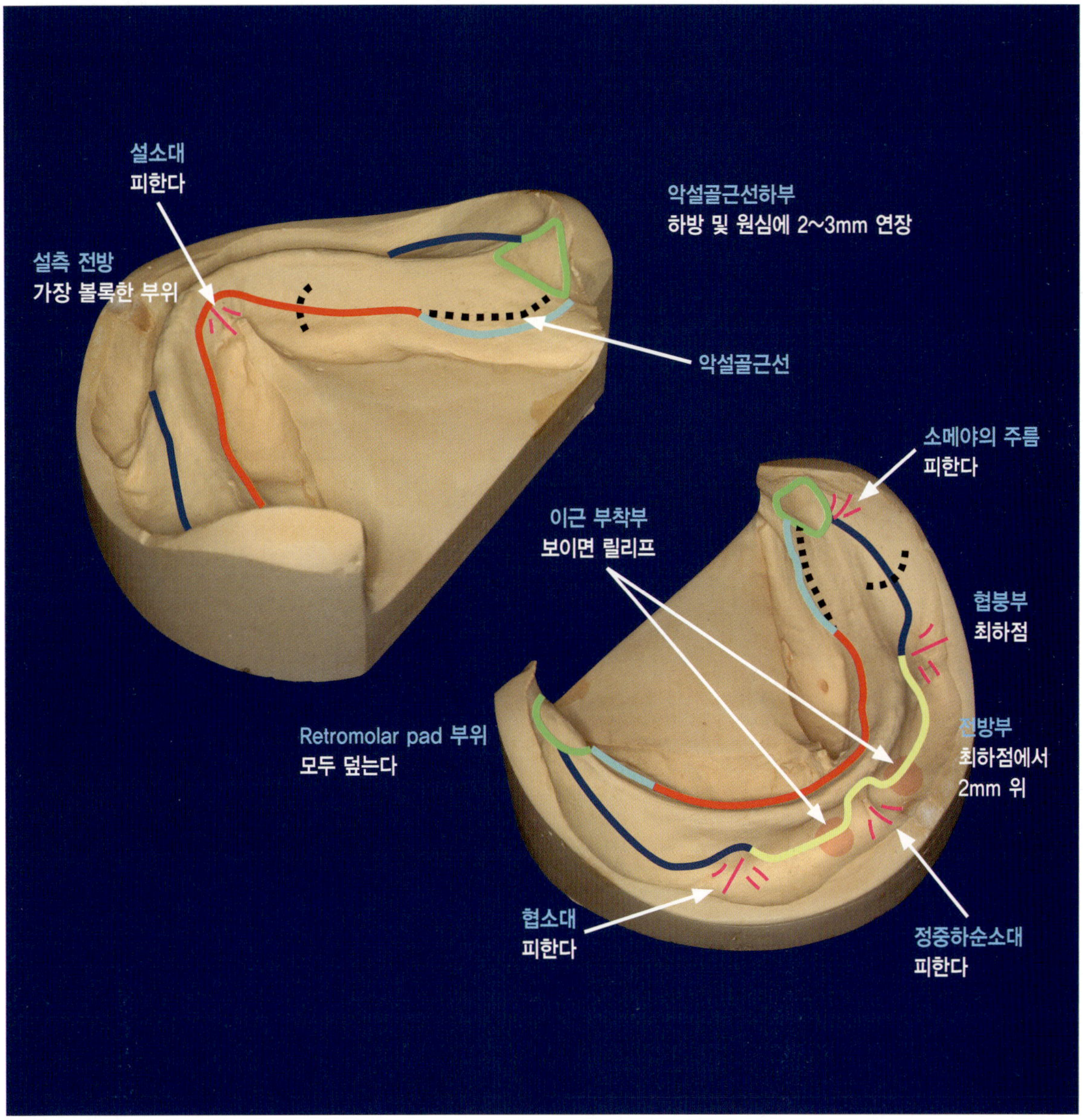

③ 구강저가 거상하는 증례(현저한 고도 흡수 치조제에서 흔하다)

개인트레이의 설계 라인

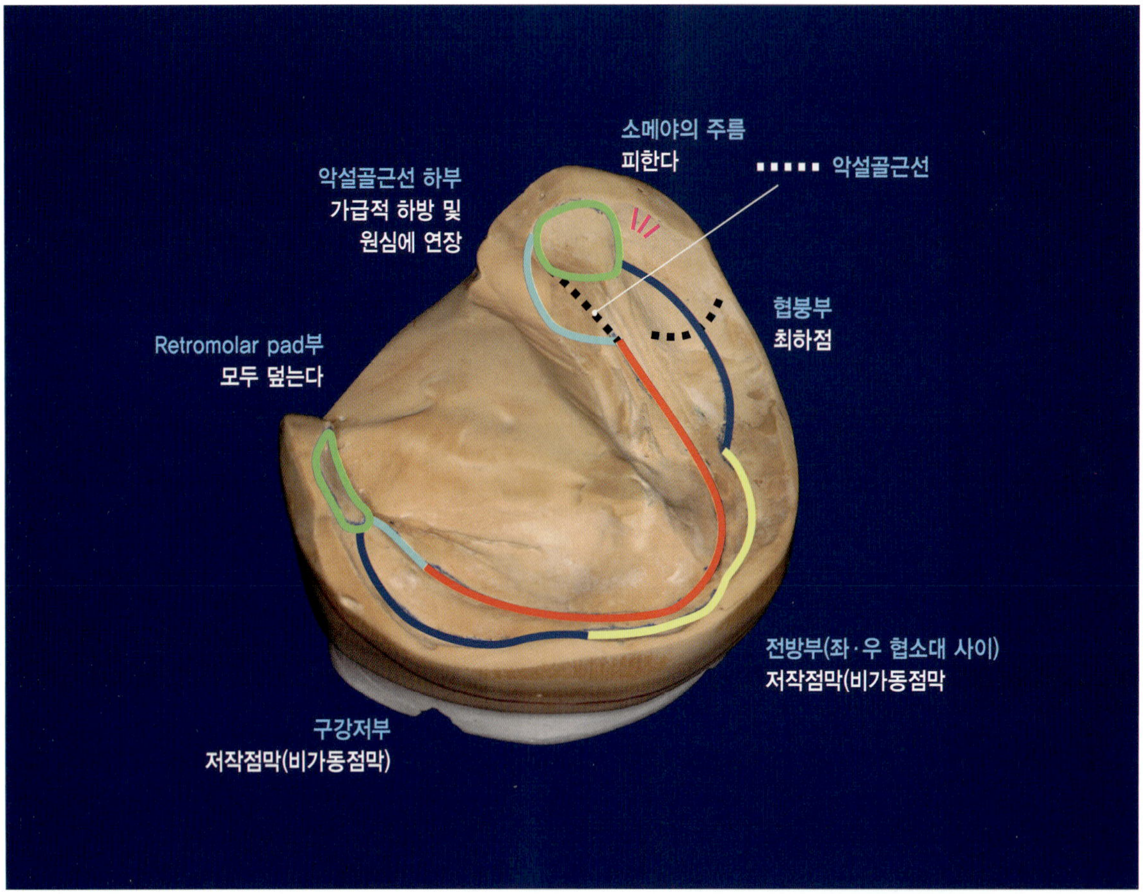

거상하는 구강저의 피복점막(가동점막)을 피한다.

2. 왁스림 부착 개인트레이의 형태

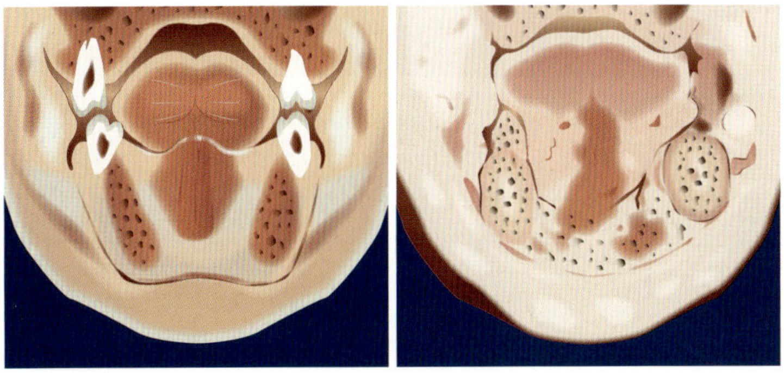

치열이 없으면 혀와 협점막이 치조제 쪽으로 쓰러지므로 유사 치열인 왁스림을 세워야 한다.

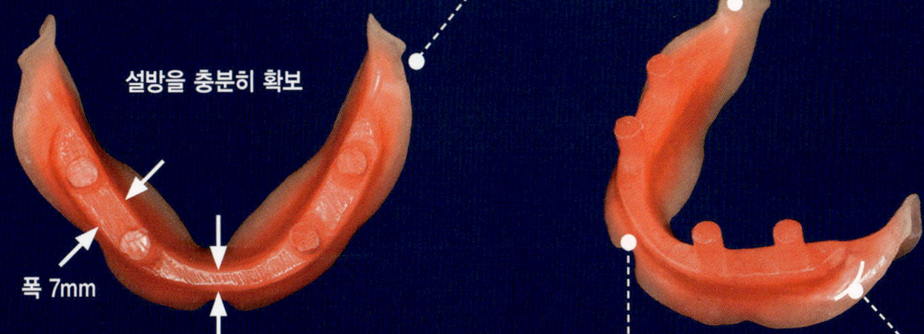

〈사각기둥(인레이 왁스) 돌기의 경우〉
장점: 교합력에 의해 찌그러지지 않는다.
단점: 돌기가 딱딱하여 구부릴 수 없다.
간이 교합채득을 시행한 증례에 적용

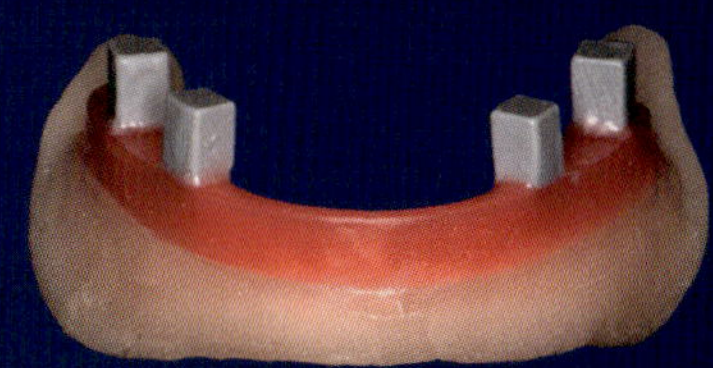

〈폴(파라핀 왁스) 돌기의 경우〉
장점: 돌기를 가열하여 구부리면 끝부분의 위치를 이동하기 쉽다.
상·하 왁스림의 위치나 크기가 부적절한 경우 조정하기 쉽다.
단점: 교합력에 의해 눌려 교합이 변화하기 쉽다.
표준치로 개인트레이를 제작한 증례에 적용

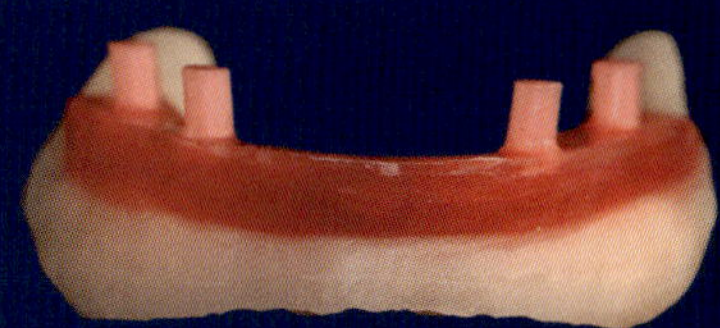

왁스림은 인공치의 폭과 근사한 크기로 한다.

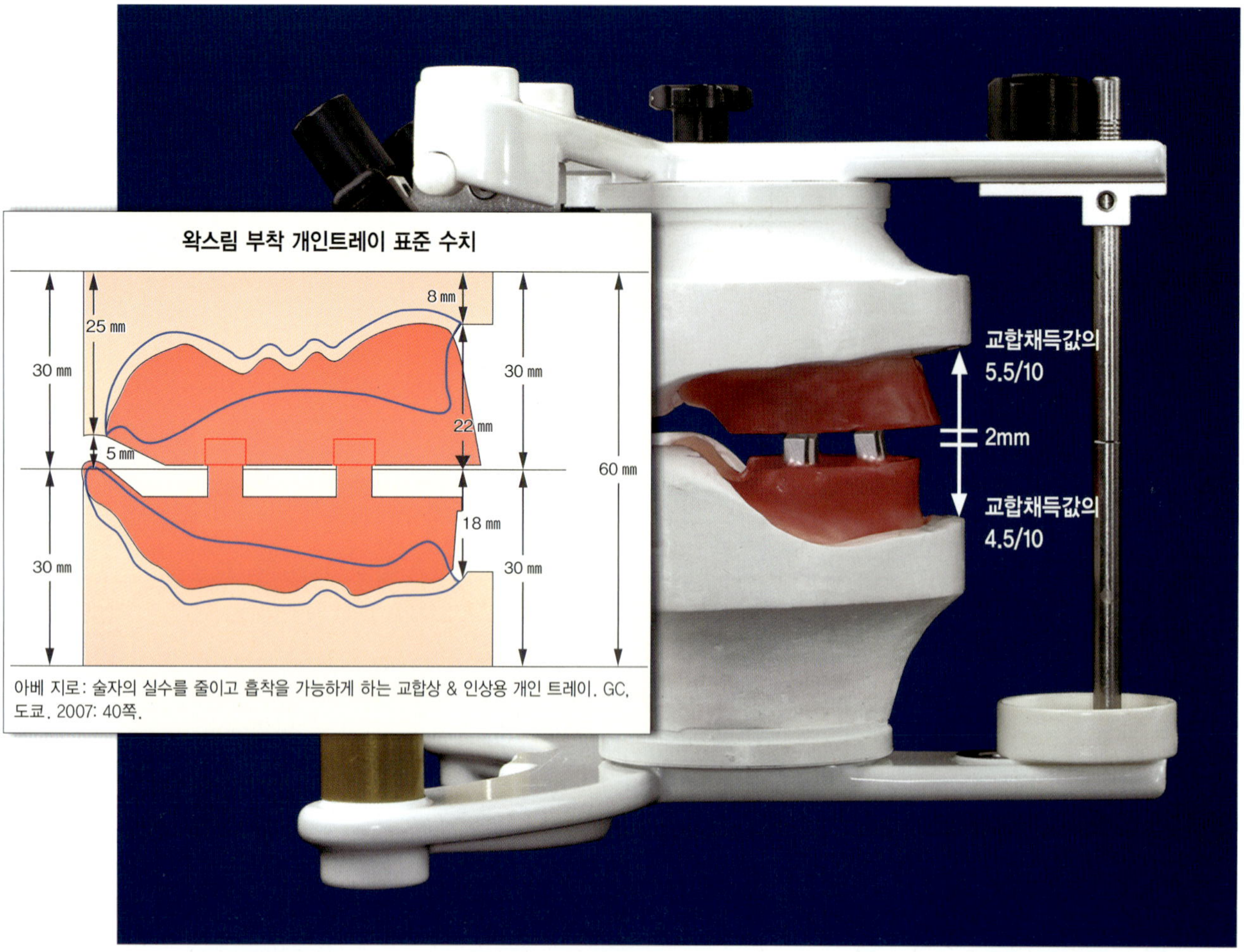

아베 지로: 술자의 실수를 줄이고 흡착을 가능하게 하는 교합상 & 인상용 개인 트레이. GC, 도쿄, 2007: 40쪽.

간이 교합채득한 교합고경으로 개인트레이를 제작하고, 연화되는 분 2mm를 더해 돌기를 제작한다. 혹은 표준 수치로 개인트레이를 제작하고, 연화되는 분 2mm를 더해 돌기부를 제작한다.

치조제 흡수가 적은 증례의 왁스 릴리프

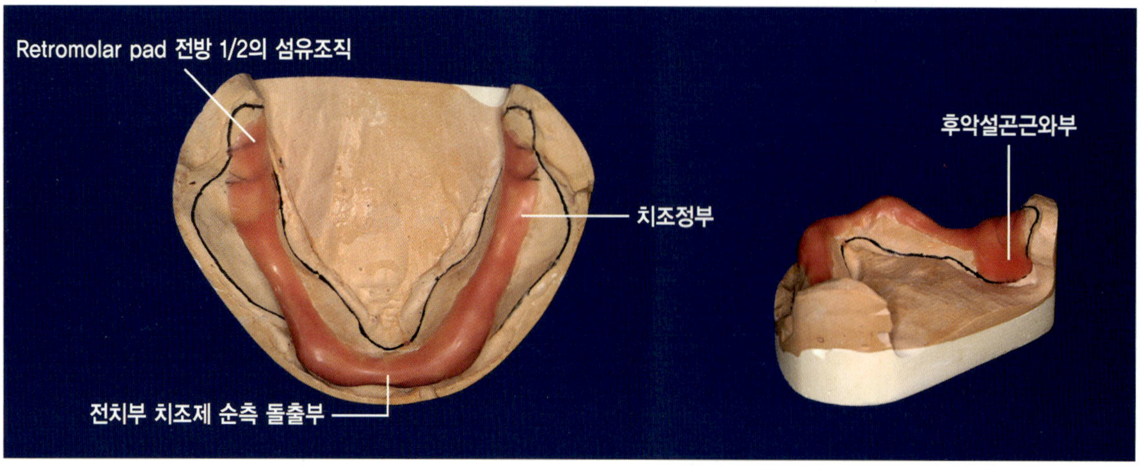

치조제 흡수가 중간 정도인 증례의 왁스 릴리프

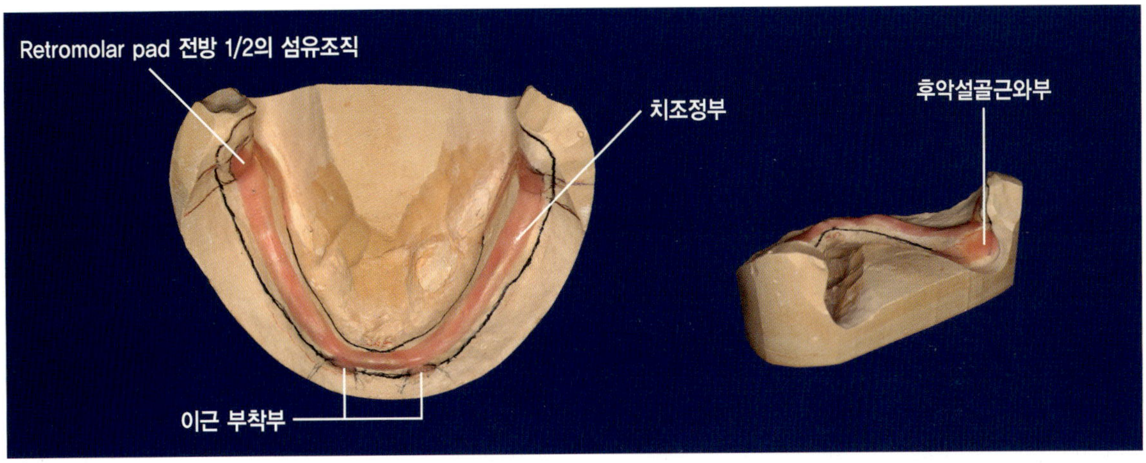

고도 치조제 흡수 증례의 왁스 릴리프

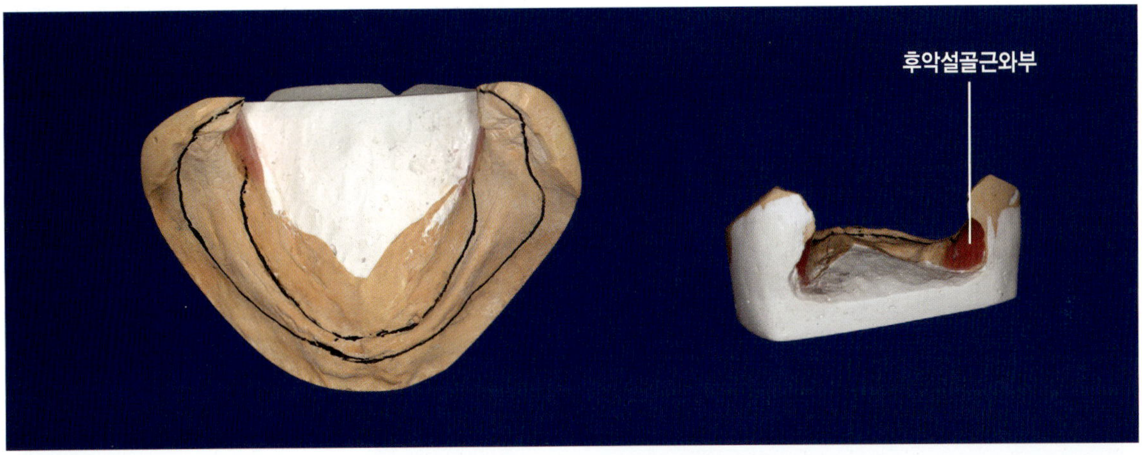

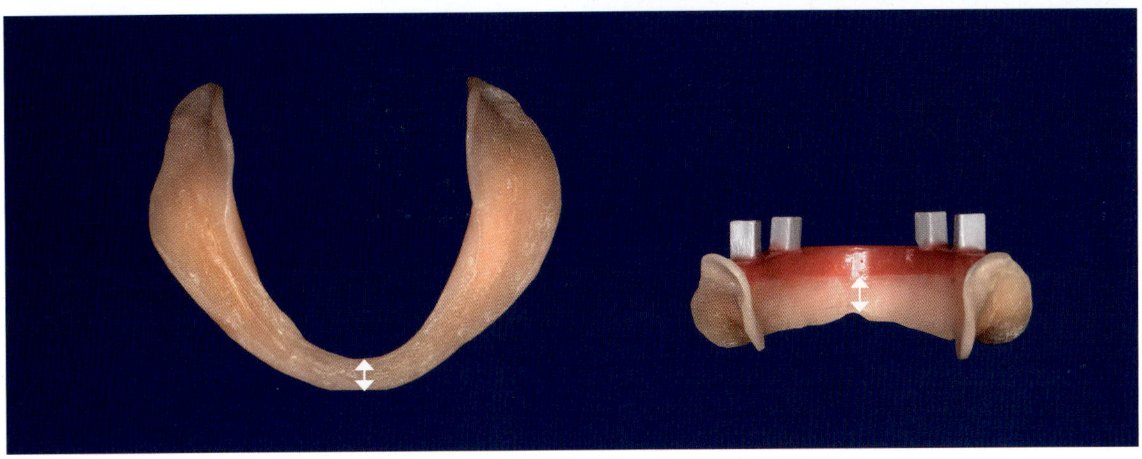

고도 치조제 흡수 증례에서는 트레이의 전치부 치조제 폭이 좁아져서 파절되기 쉽다.
따라서 레진의 두께를 충분히 부여하여 제작한다.

4 | 왁스림 부착 개인트레이에 의한 교합채득

왁스림에 부여한 4점의 돌기를 가열한 스파튤라 등으로 연화시켜 임시 교합채득을 시행한다. 간이 교합채득 시의 교합 고경 설정법에 준한다.

간이 교합채득을 시행하면 큰 조정이 필요 없는 증례가 많다.

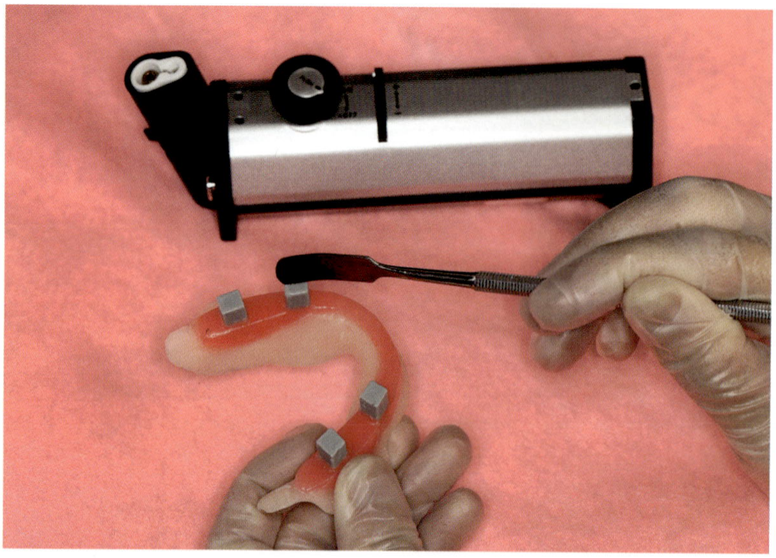

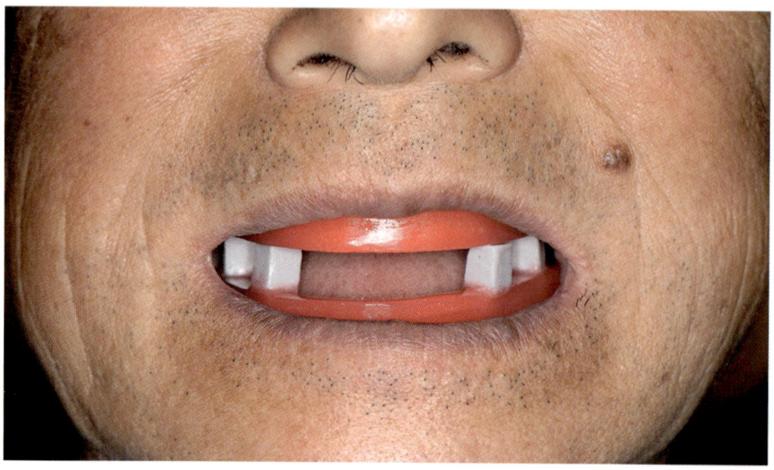

5 | 기능운동의 의미

우~

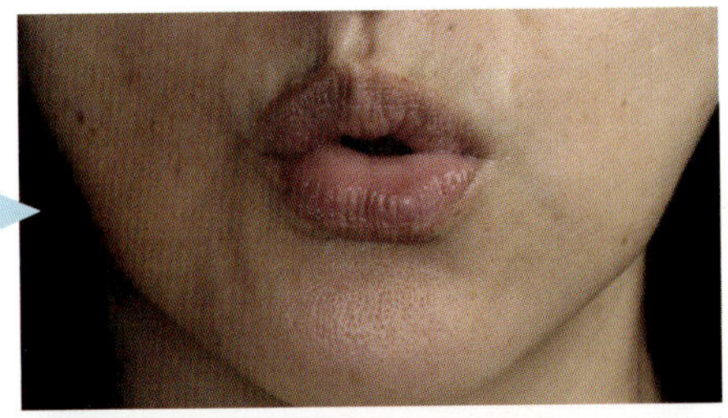

이~

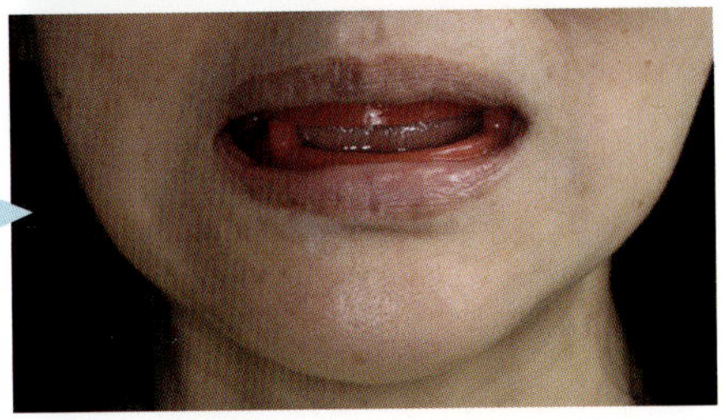

협소대의 움직임을 포함한
순협측 점막의 움직임

외측 움직임

아~

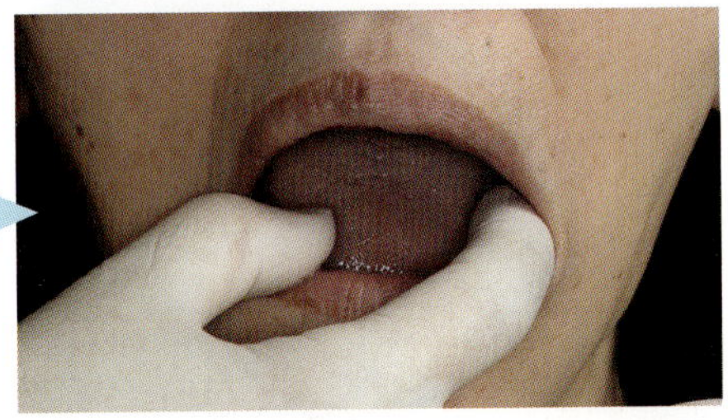

개구 시의 순협측의 점막과
구강저 점막의 움직임

전체 움직임

낼름낼름

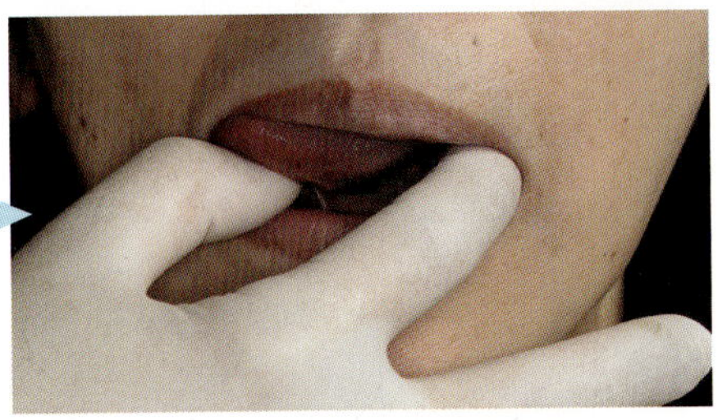

굿

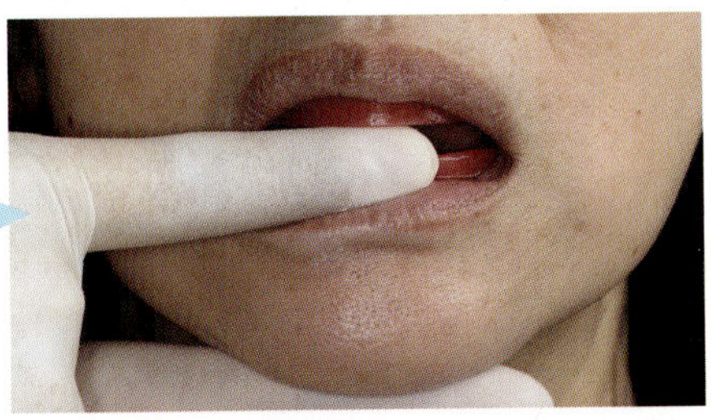

내측 움직임

혀운동 시와 악설골근 긴장 시의
구강저의 점막 형태

꿀꺽

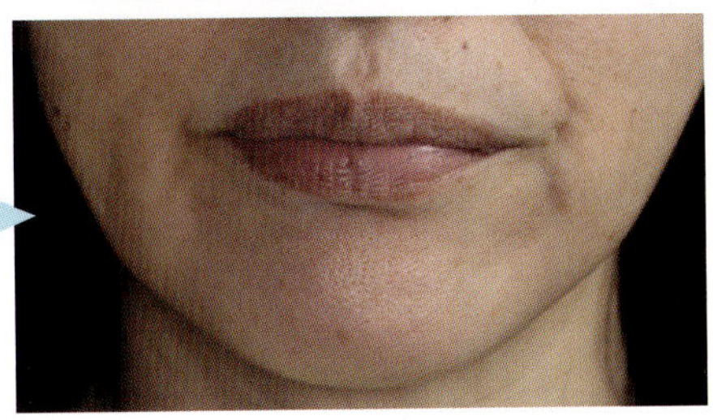

연하 시 이근 수축에 의한
하순부 점막의 움직임을 포함한
하악 전체 점막의 움직임

전체 움직임

6 | 정밀 인상채득법

1. 정밀 인상채득 흐름

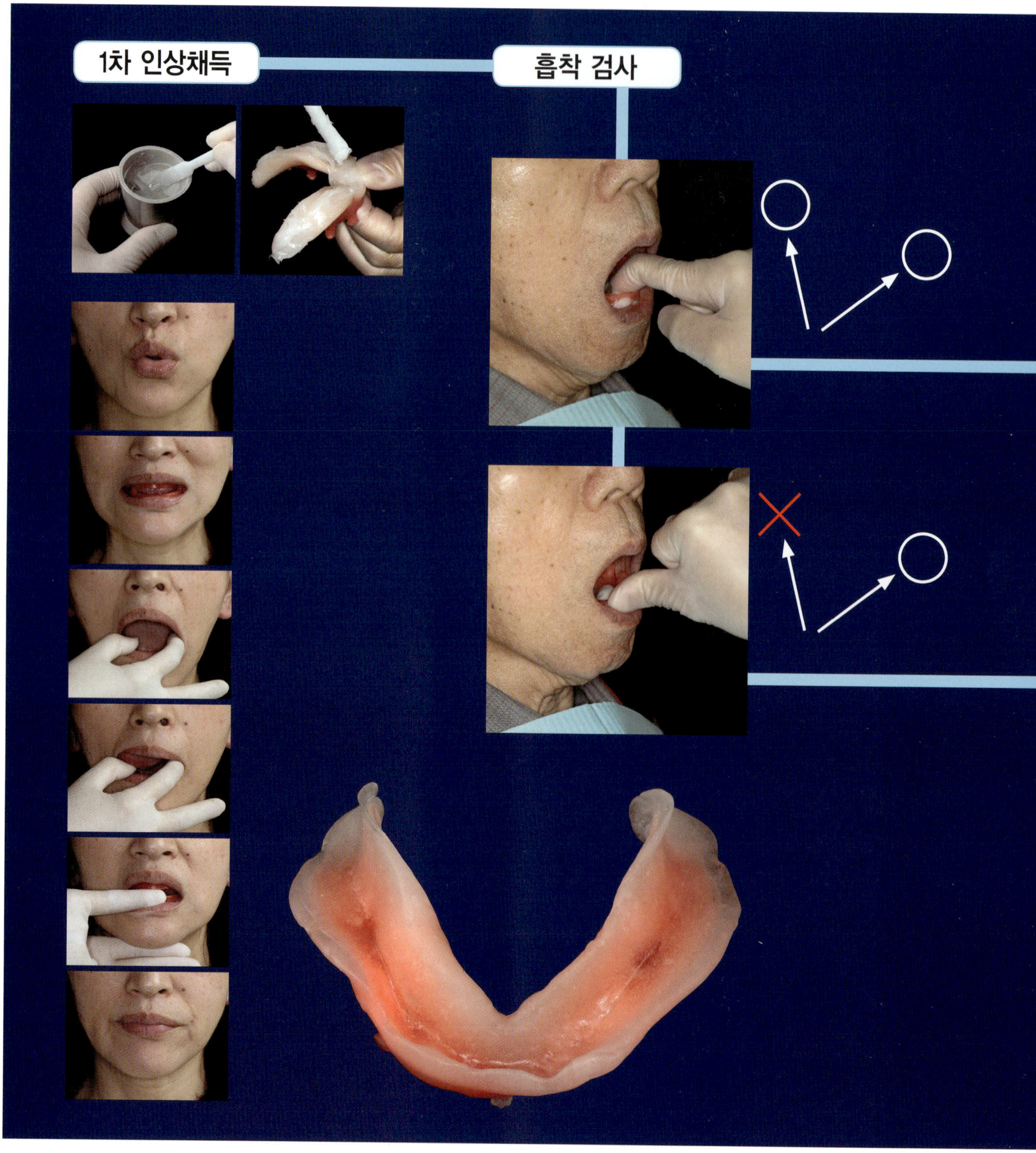

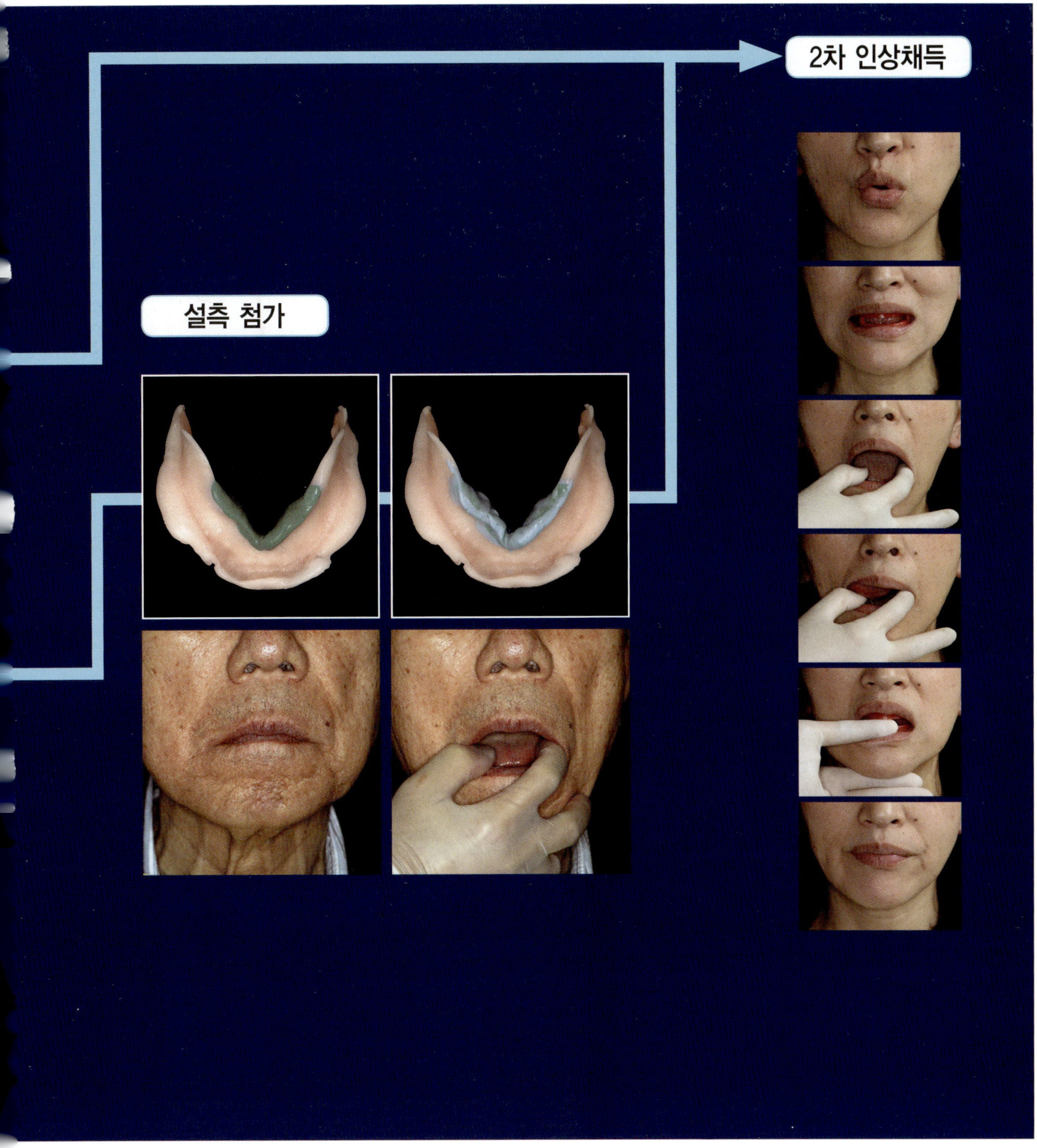
2차 인상채득
설측 첨가

2. 1차 인상채득[2]

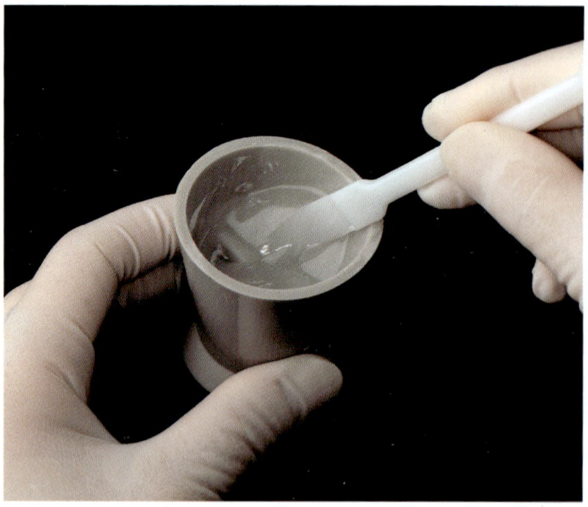

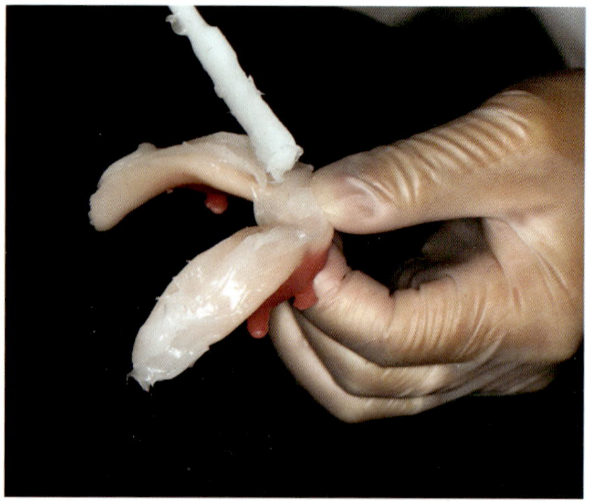

GC 소프트라이너

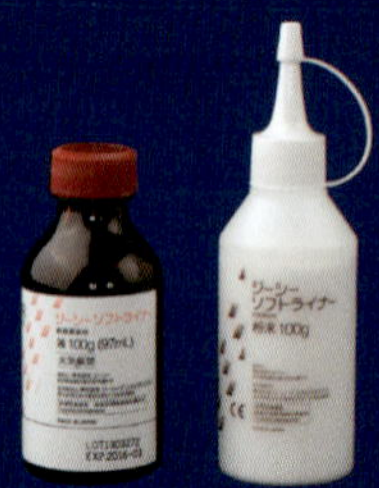

파우더 : 리퀴드 = 10 : 7

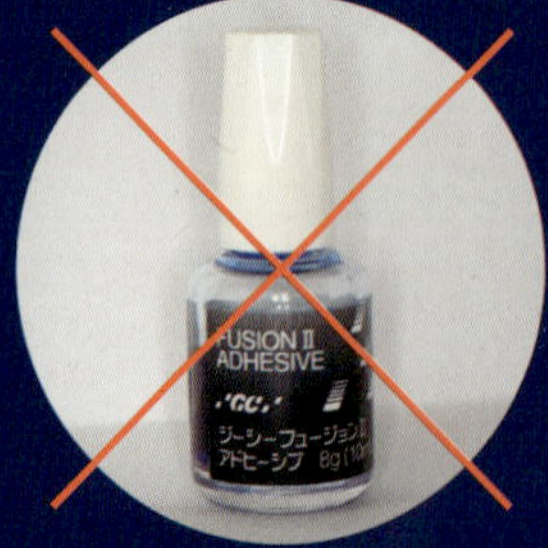

기능 인상재·소프트라이너(GC)를 개인트레이 전체에 펴 바르고, 폐구 기능 인상채득을 시행한다. 분액비는 점도를 단단하게 하기 위해 "10 : 7"로 한다. 접착제는 불필요.

끈적임을 없애기 위해
미온수에 담근 후 구강 내에 운반한다.

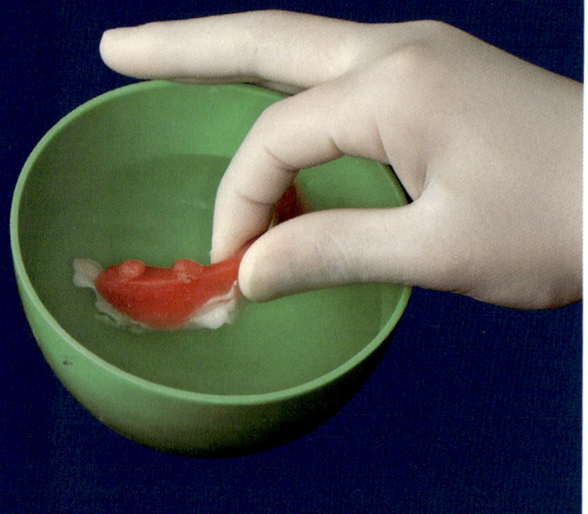

3. 기능운동(1~2세트)

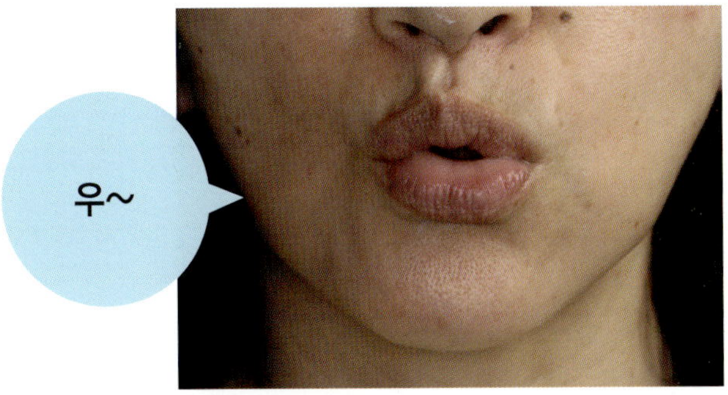

입을 모은다

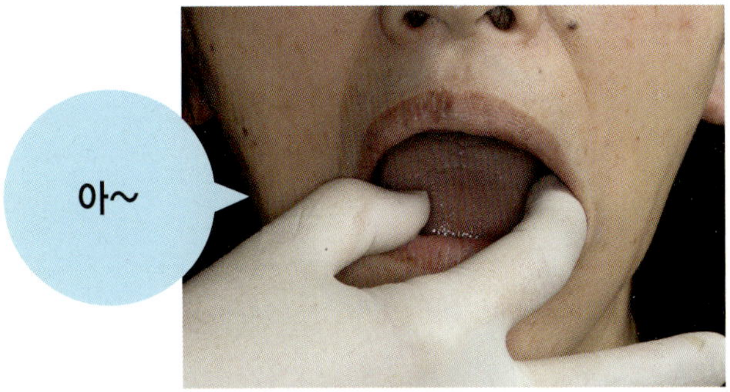

개구

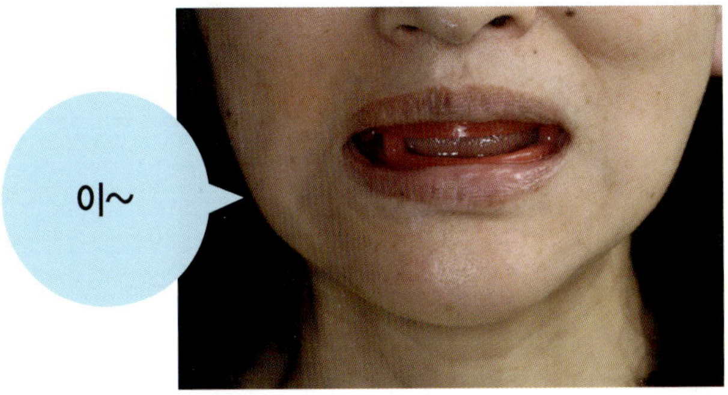

구각을 당긴다

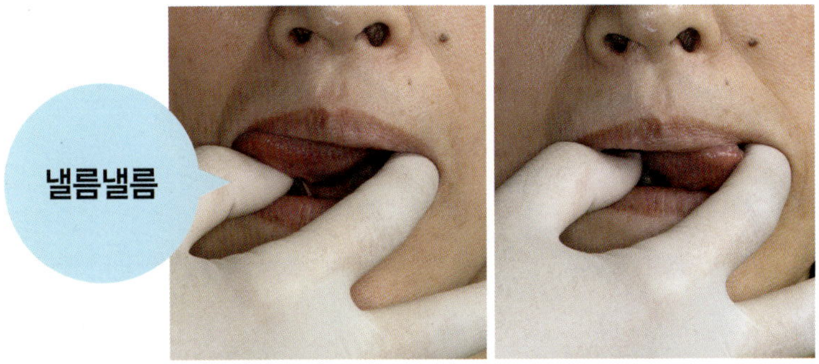

윗입술을 핥는다

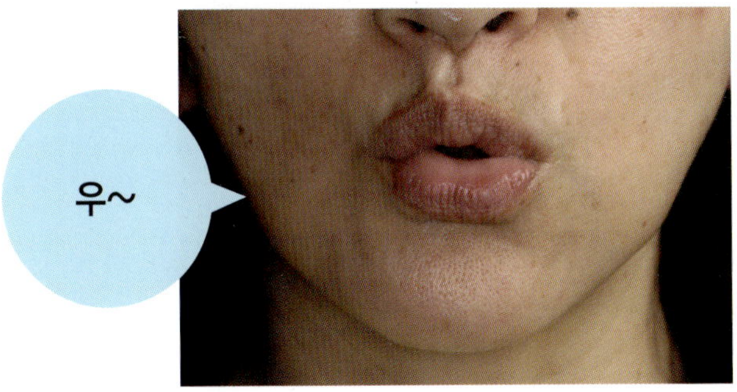

입을 모은다

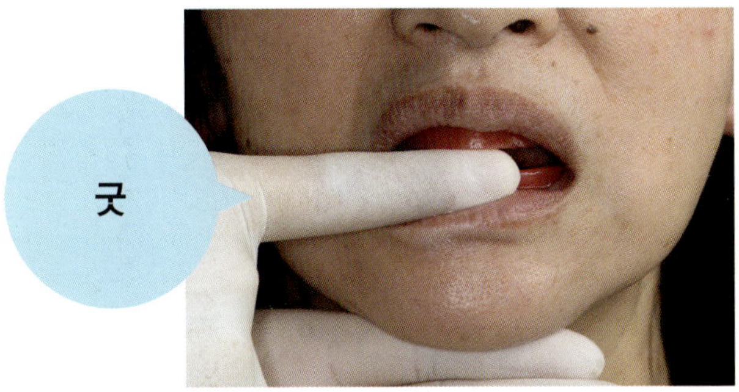

술자의 손가락을 혀로 민다

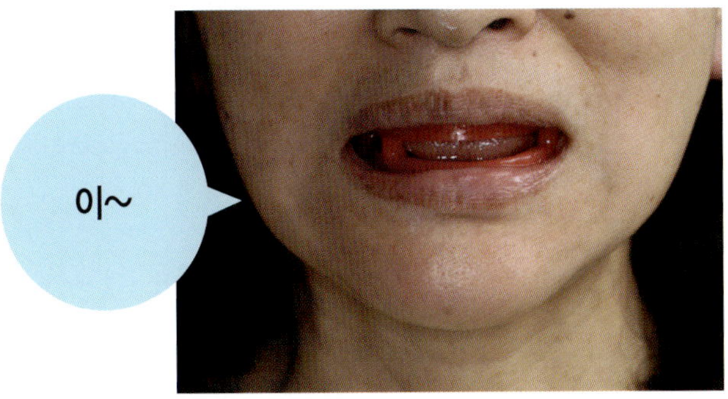

구각을 당긴다

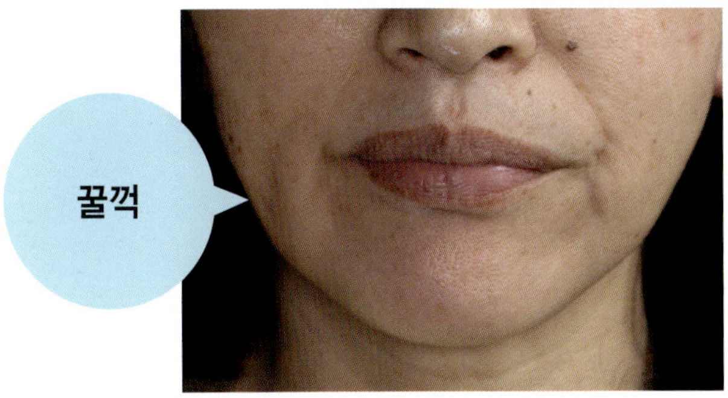

연하

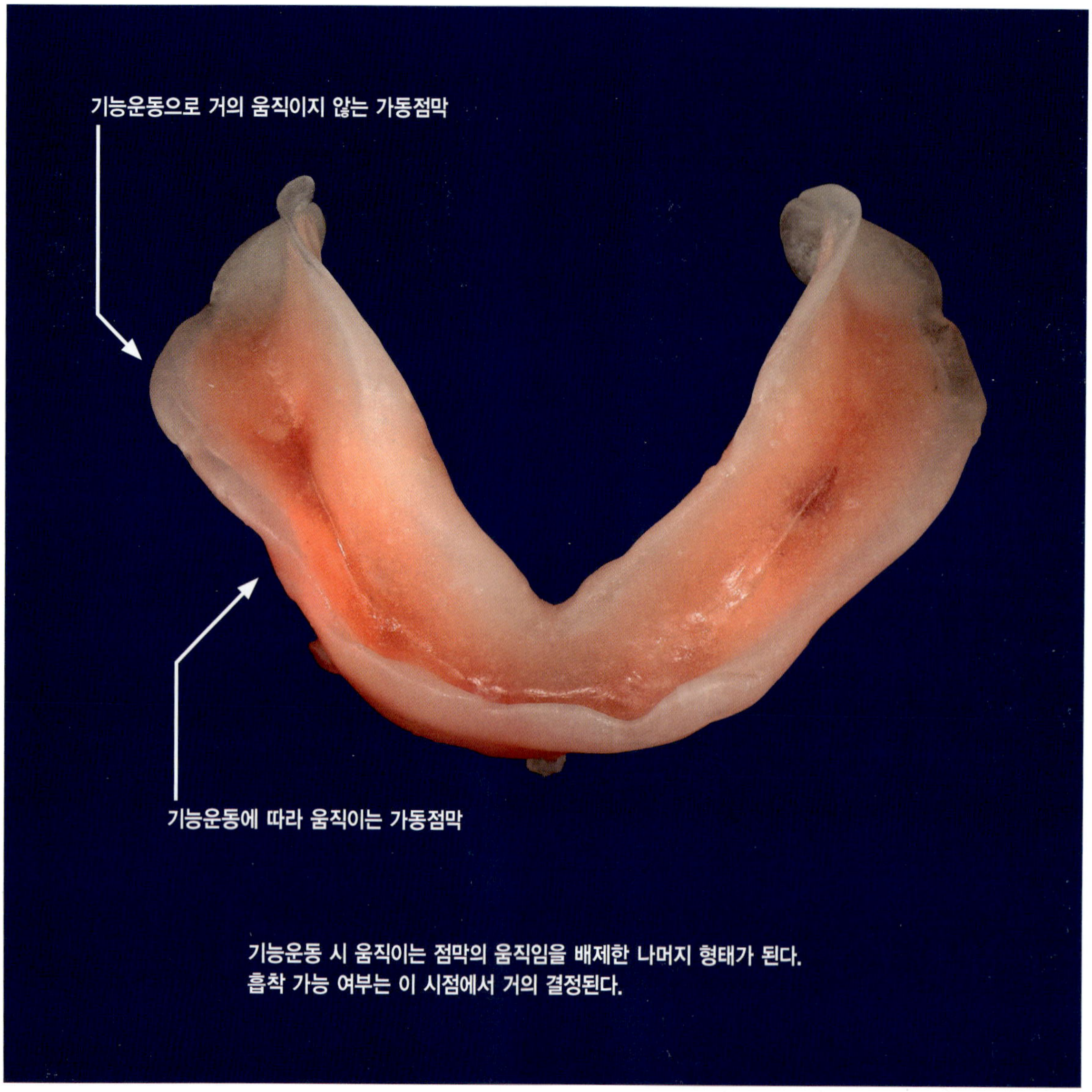

기능운동 시 움직이는 점막의 움직임을 배제한 나머지 형태가 된다.
흡착 가능 여부는 이 시점에서 거의 결정된다.

4. 흡착 검사

전치부 왁스림을 밀고 당기면서 검사한다.

밀거나 당겨도 빠지지 않으면 완전 흡착이다. 2차 인상채득으로 이행한다.

당기면 빠지지 않지만 밀면 빠지는 증례는 설측 첨가로 이행한다.

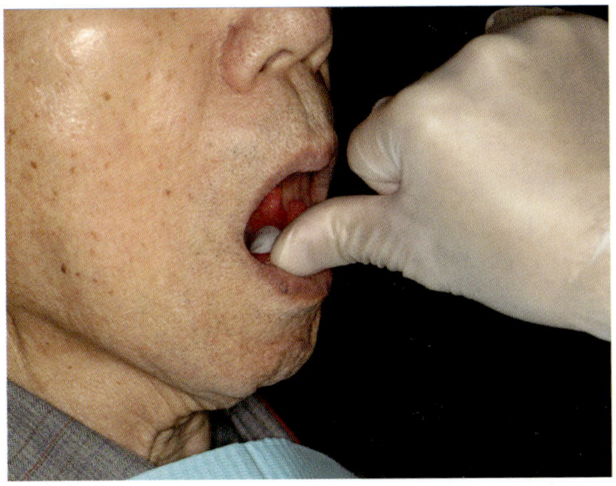

○ 밀 때

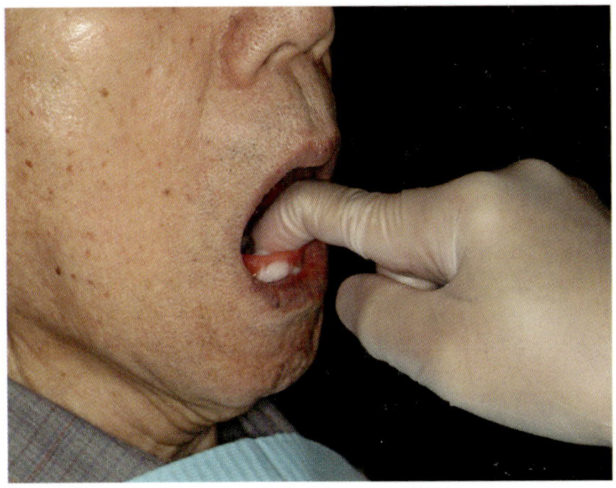

○ 당길 때

2차 인상채득으로

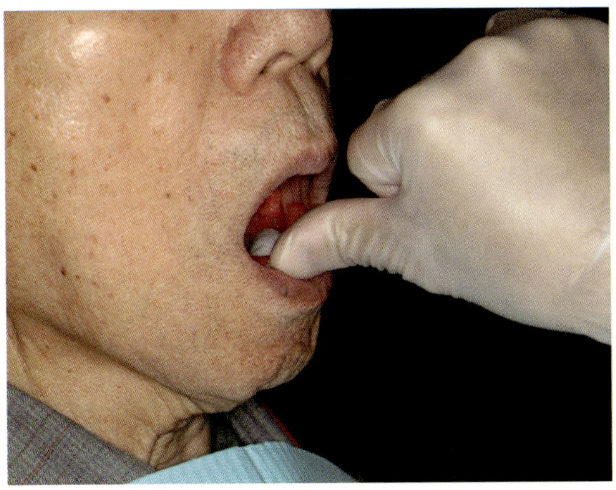

× 밀 때

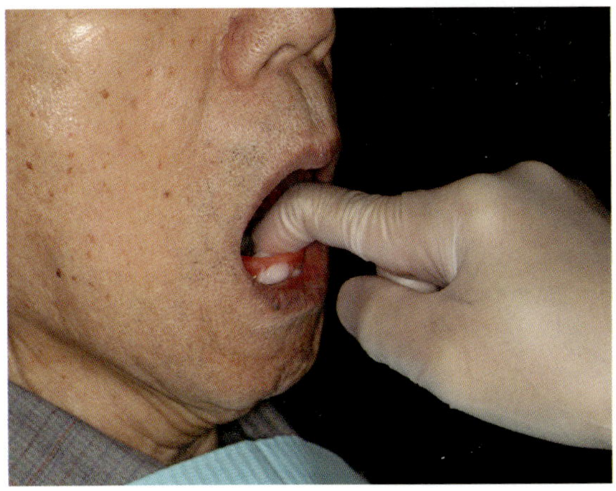

○ 당길 때

설측 첨가에

5. 설측 첨가

1차 첨가

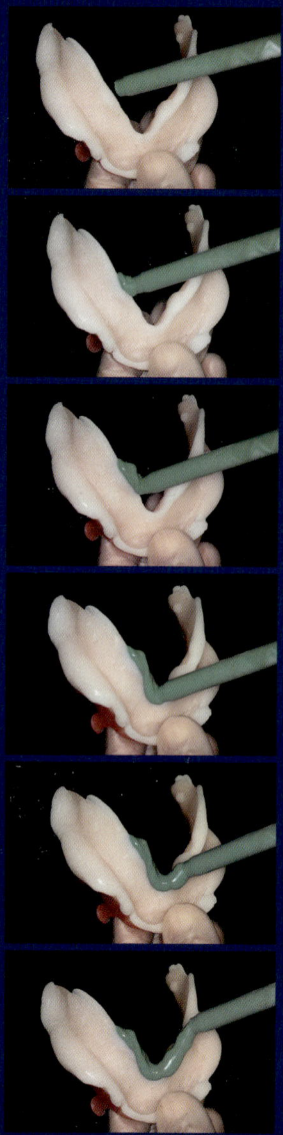

설하주름에 해당하는 부위에 강도가 강한 실리콘 인상재 Fusion II 헤비바디 타입(GC)을 올린다. 접착제는 불필요하다.

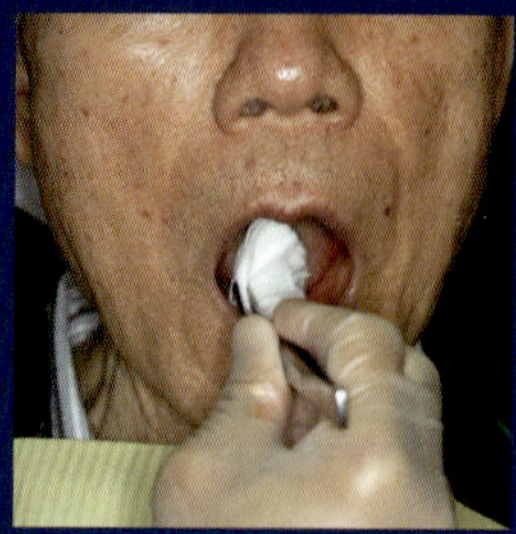

거즈로 타액을 닦아낸다

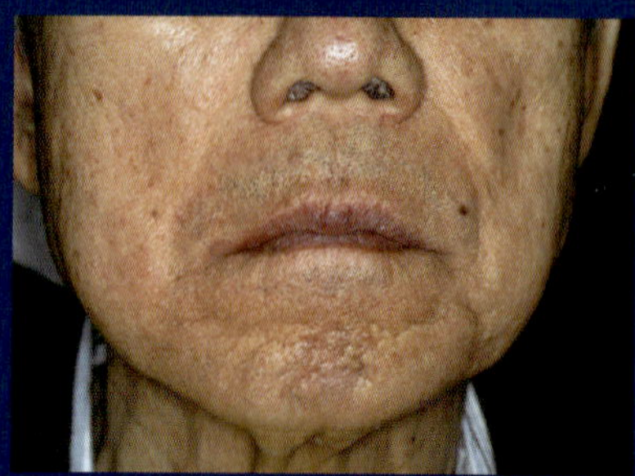

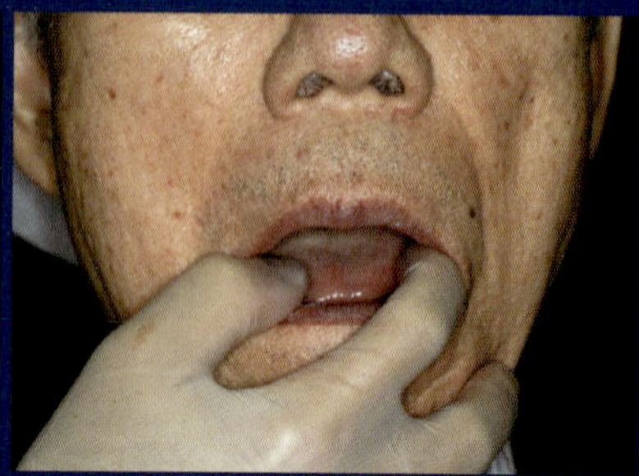

연하

개구

2회 정도 반복
경화 시까지 개구 유지

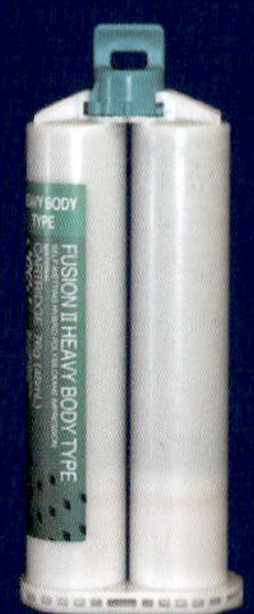

Fusion II 헤비바디 타입(GC)
조작 시간: 120초
경화 시간: 180초

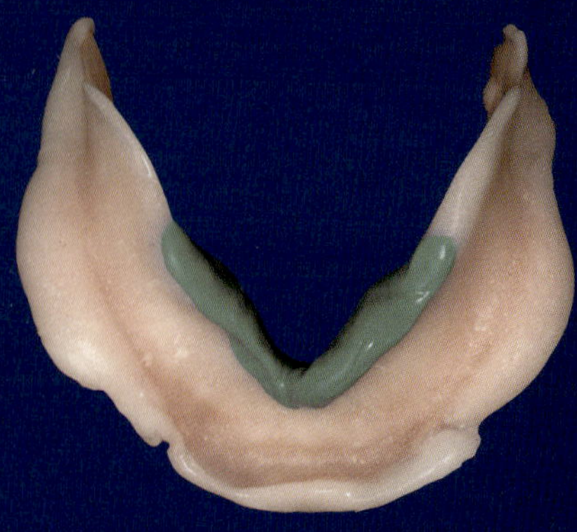

1차 첨가로 충분히 음압이 얻어지면 잉여부 제거로 이행도 가능.

2차 첨가

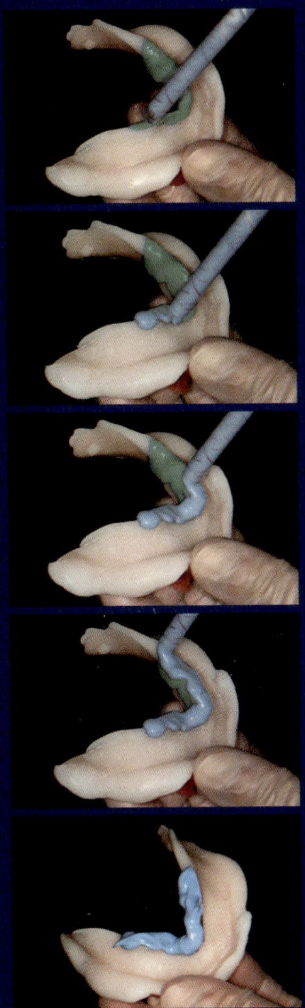

설하주름 상당부에 흐름성이 좋은 Exadenture(GC)를 올린다. 접착제는 불필요

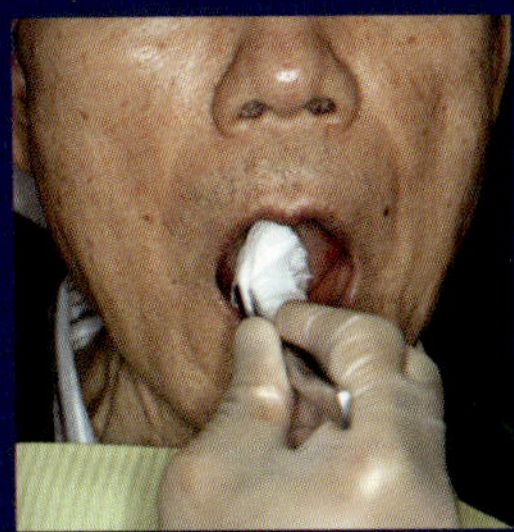

거즈로 타액을 닦는다

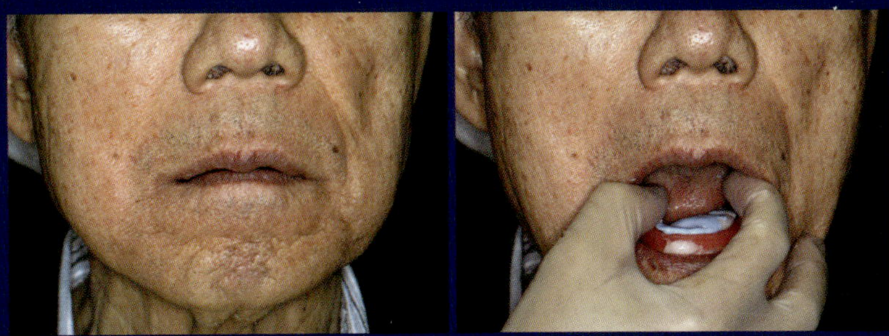

연하 — 개구

2회 정도 반복
경화 시까지 개구 유지

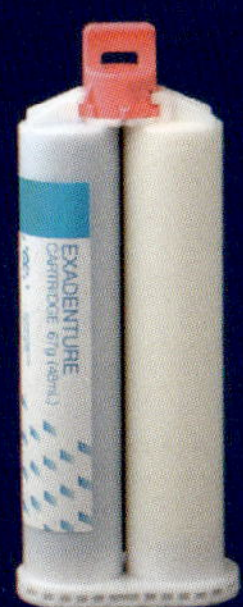

Exadenture(GC)
조작 시간: 150초
경화 시간: 180초

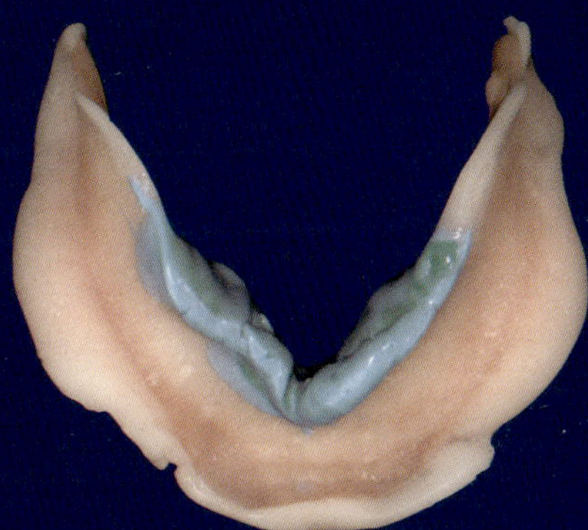

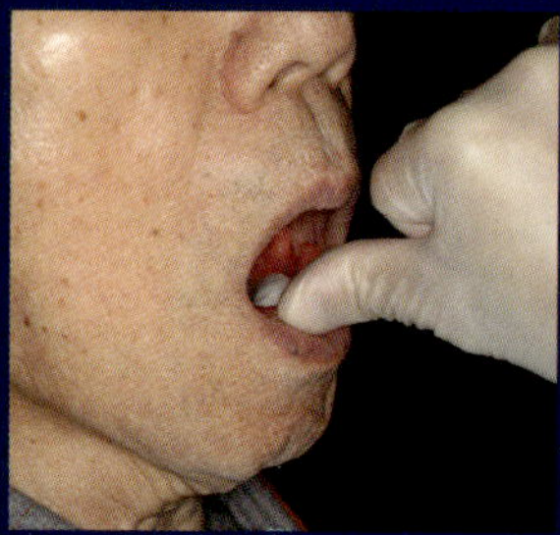

여기서 전치부 왁스림을 눌러 흡착을 확인한다. 비록 여기서 음압을 느끼지 못하더라도 소프트 라이너나 실리콘 인상재에 의해 설방 자체가 좁아져 평소보다 크게 혀의 후퇴위를 취하고 있는 경우도 드물게 있으므로 2차 인상채득으로 진행한다.

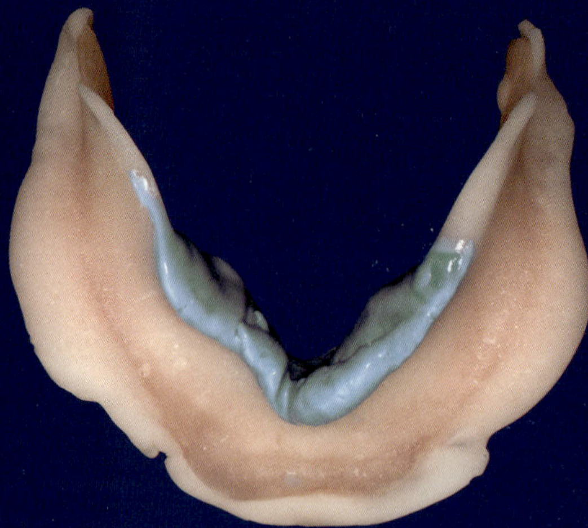

6. 불필요한 부분의 제거

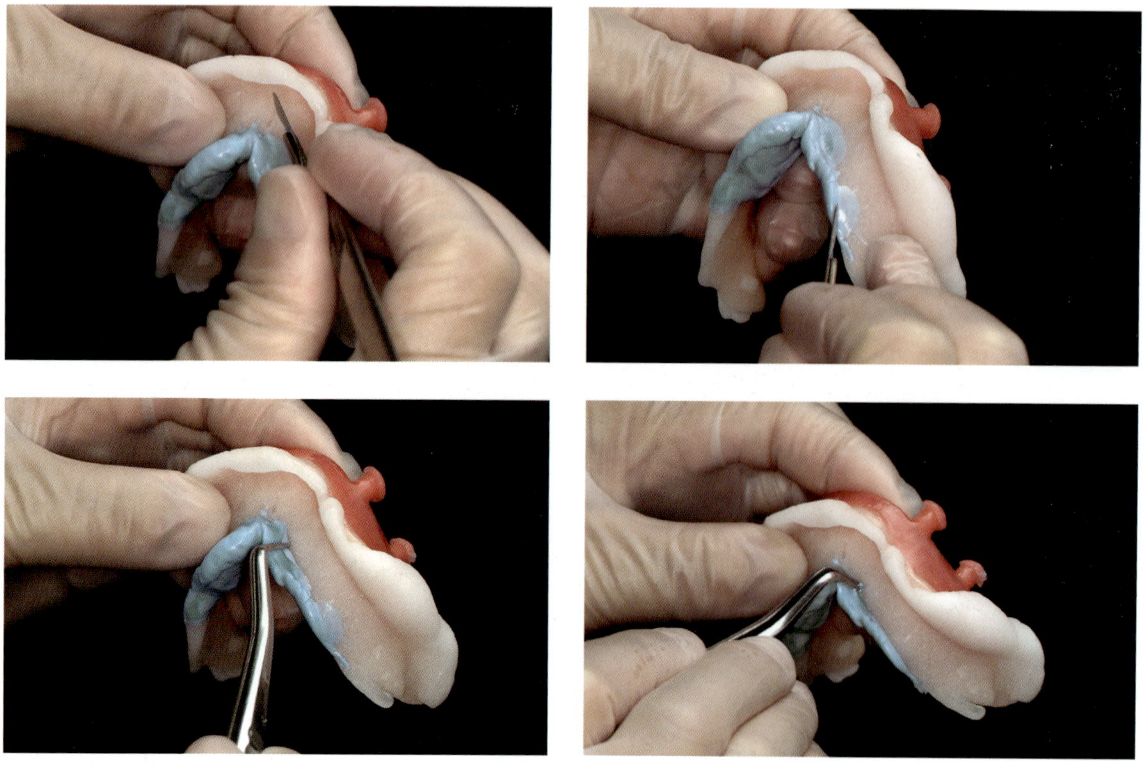

메스나 나이프 등으로 골에 지지되는 치조제 점막에 해당하는 부위에 들어간 실리콘 인상재를 잘라낸다. 2차 인상채득에서 wash하므로 소프트라이너를 포함하여 메스로 잘라내도 괜찮다.

접착제를 사용하지 않으므로 쉽게 불필요한 부분의 실리콘 인상재를 떼어낼 수 있다. 이 작업을 게을리하면 해당 부위에 통증과 궤양이 생기기 쉽다.

7. 2차 인상채득

목적

① 표면을 매끄럽게 하여 정밀도를 향상

② 미세한 점막의 주름 획득

③ 1차 인상재의 알코올 성분의 휘발을 억제하여 시간 경과에 따른 인상채득 변형 억제

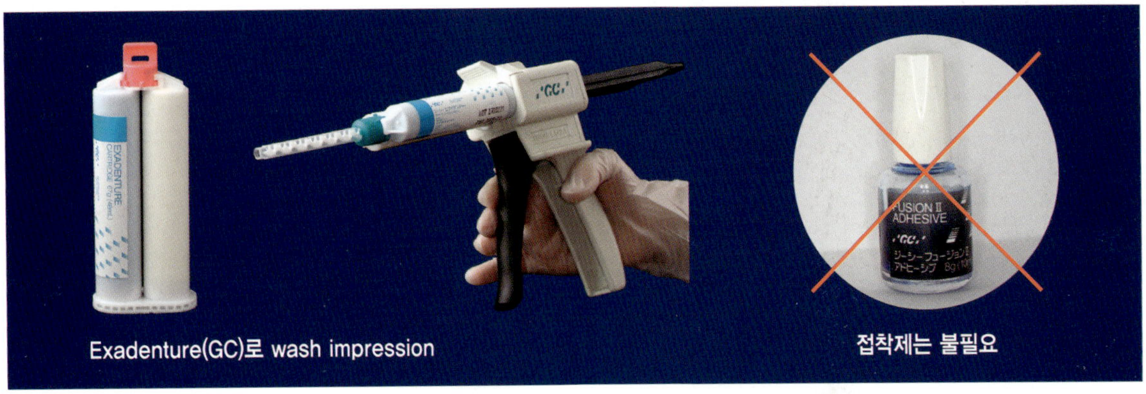

표준 증례

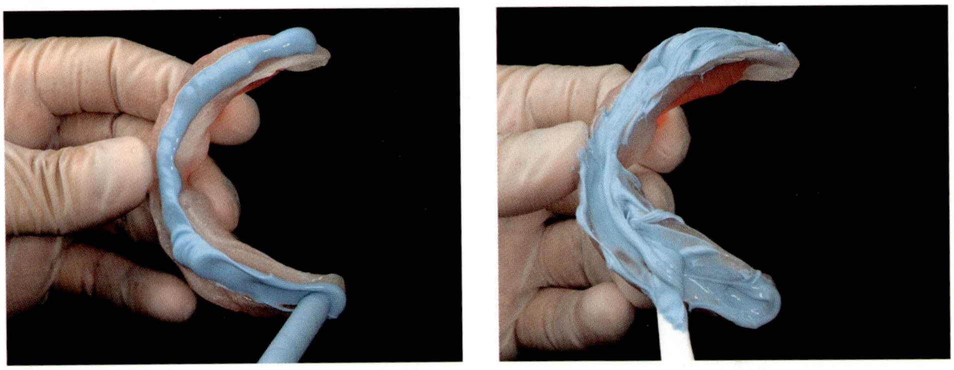

설측 첨가 증례

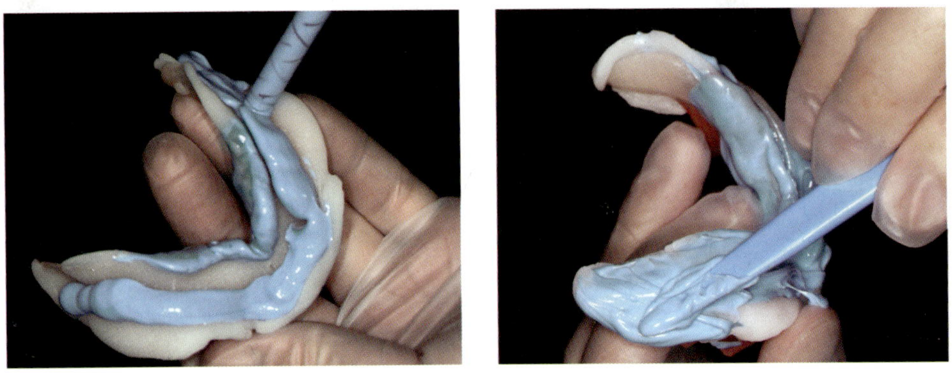

표준 증례와 설측 첨가 증례 모두 빵에 잼을 바르듯이 도포한다.

8. 기능운동(1~2세트)

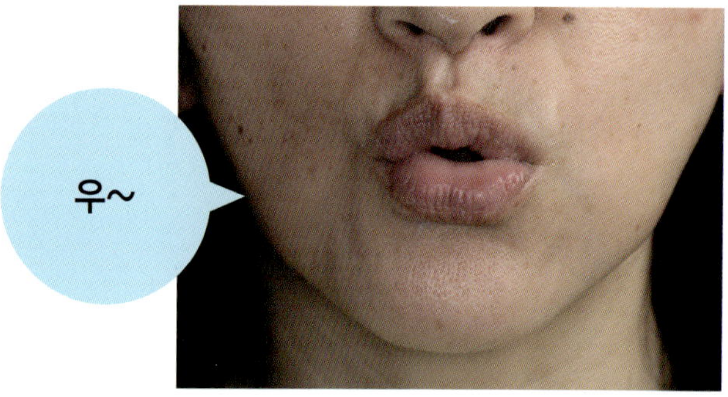

입을 모은다

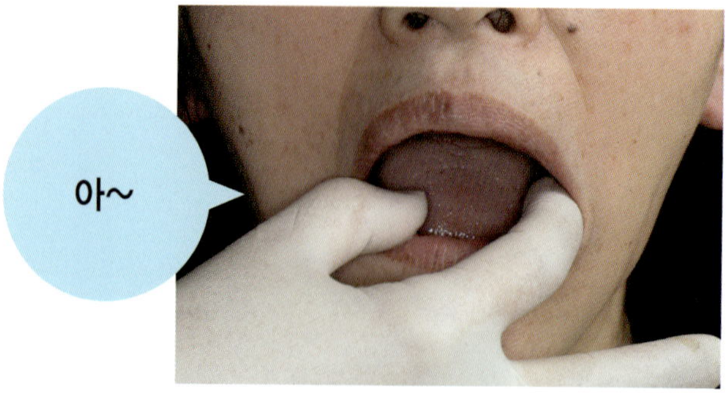

개구

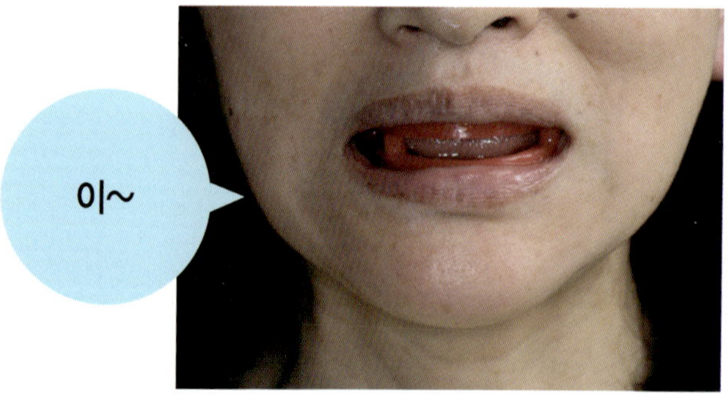

구각을 당긴다

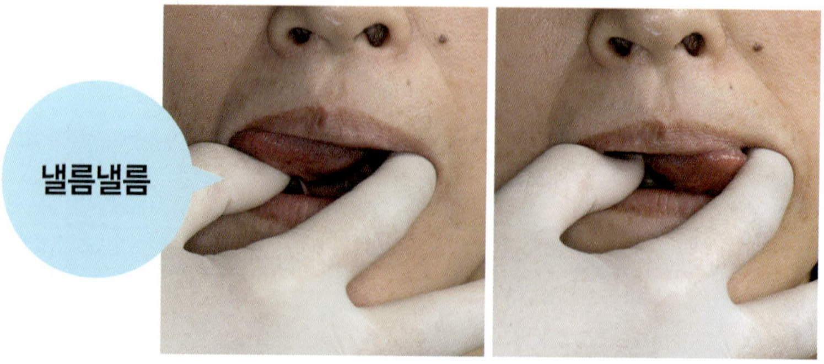

윗입술을 핥는다

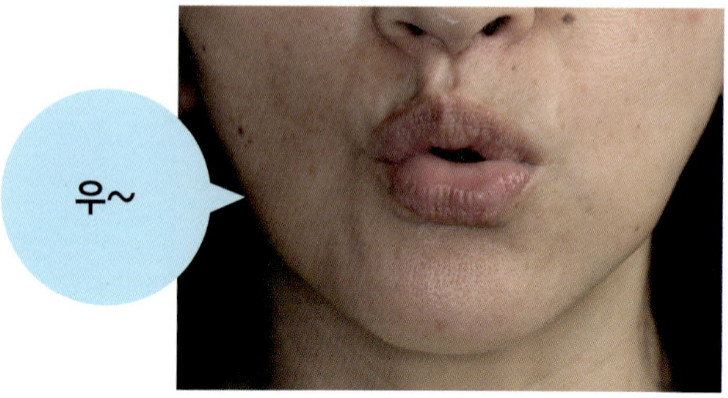

입을 모은다

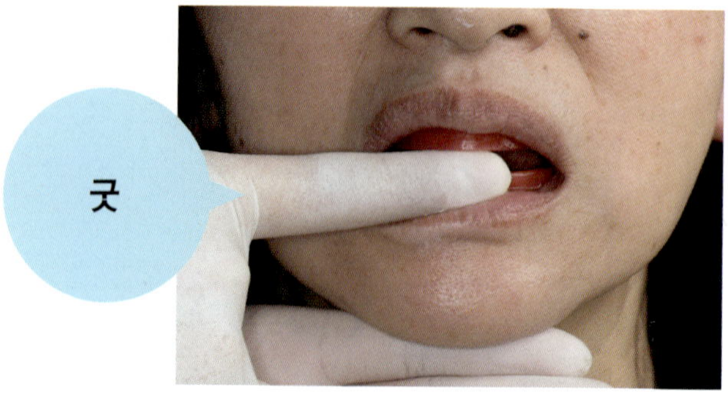

술자의 손가락을 혀로 민다

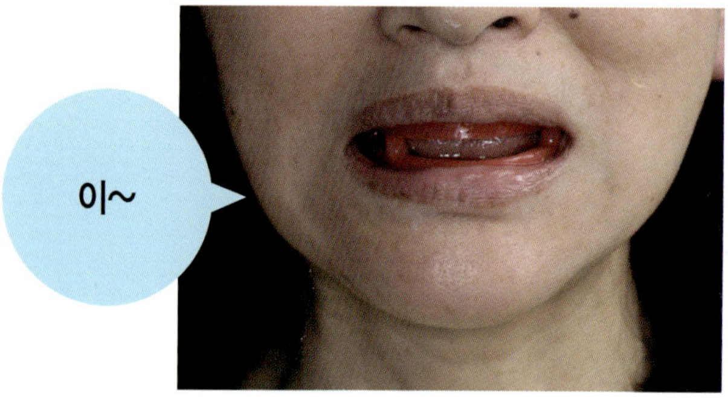

구각을 당긴다

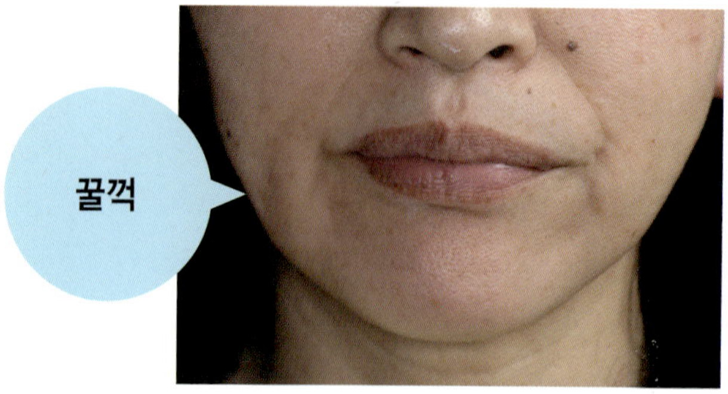

연하

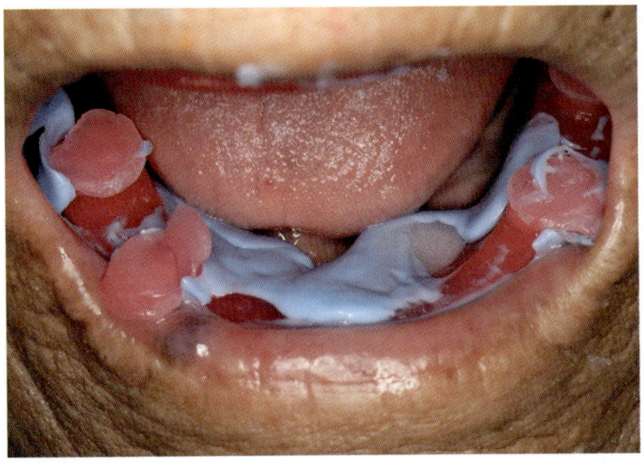
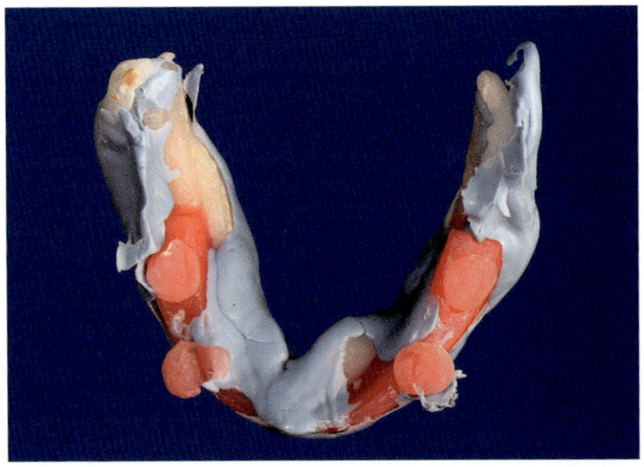

과거에 설측에 소프트라이너를 필요 이상으로 많이 넣어 설방이 좁아져 혀가 후퇴위를 취한 경험이 있다. 이때는 전치부 왁스림을 밀어도 음압이 느껴지지 않는다.

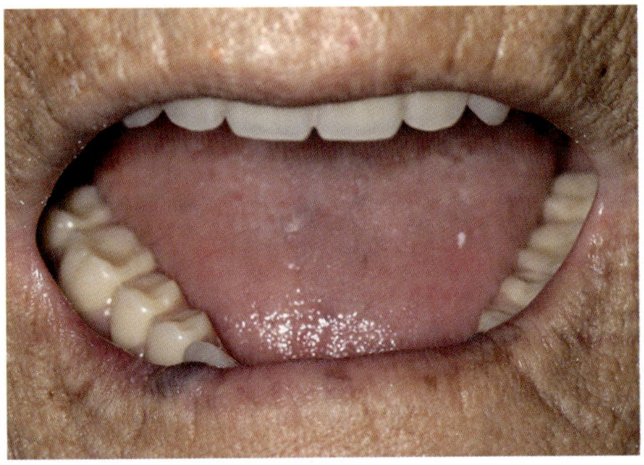
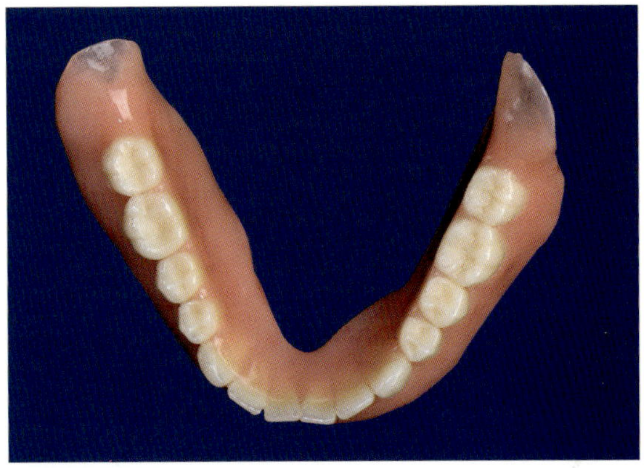

이런 경우 의치를 완성한 후 확인하면 혀가 정상위를 취해 음압을 얻을 수 있다.
다량의 소프트라이너를 무리하게 설측에 넣지 않는 것과 입이 비어 있을 때의 혀의 위치를 확인하는 것이 중요하다.

9. 표준 증례와 설측 첨가 증례의 인상채득 비교

표준 증례

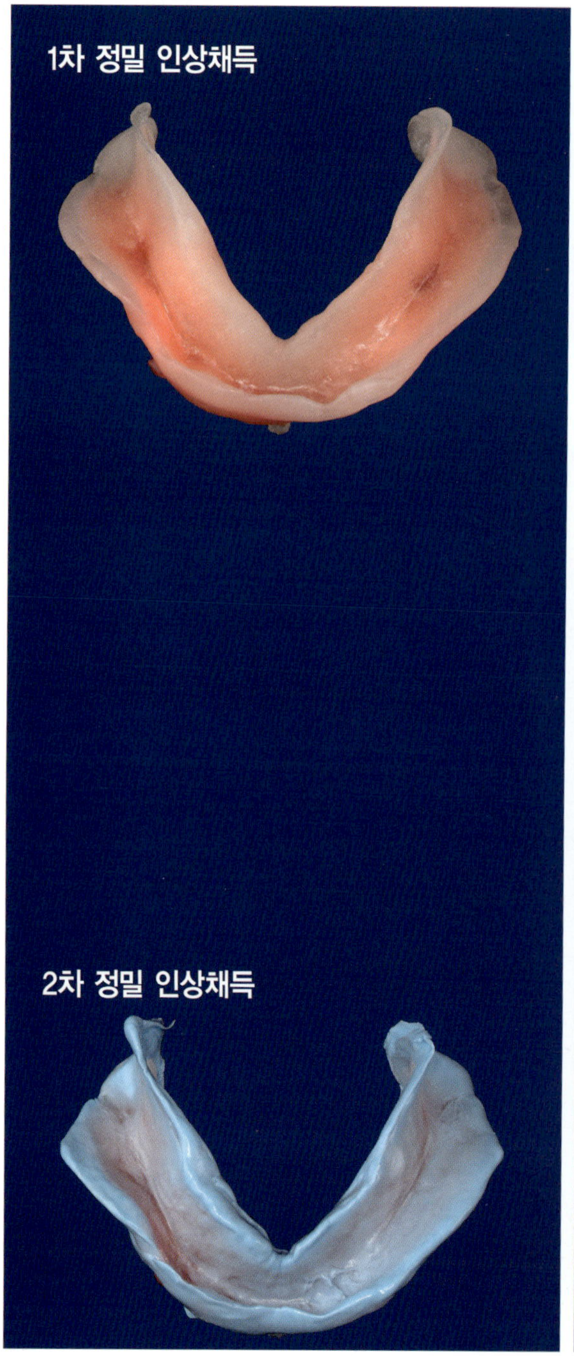

설측 첨가 증례

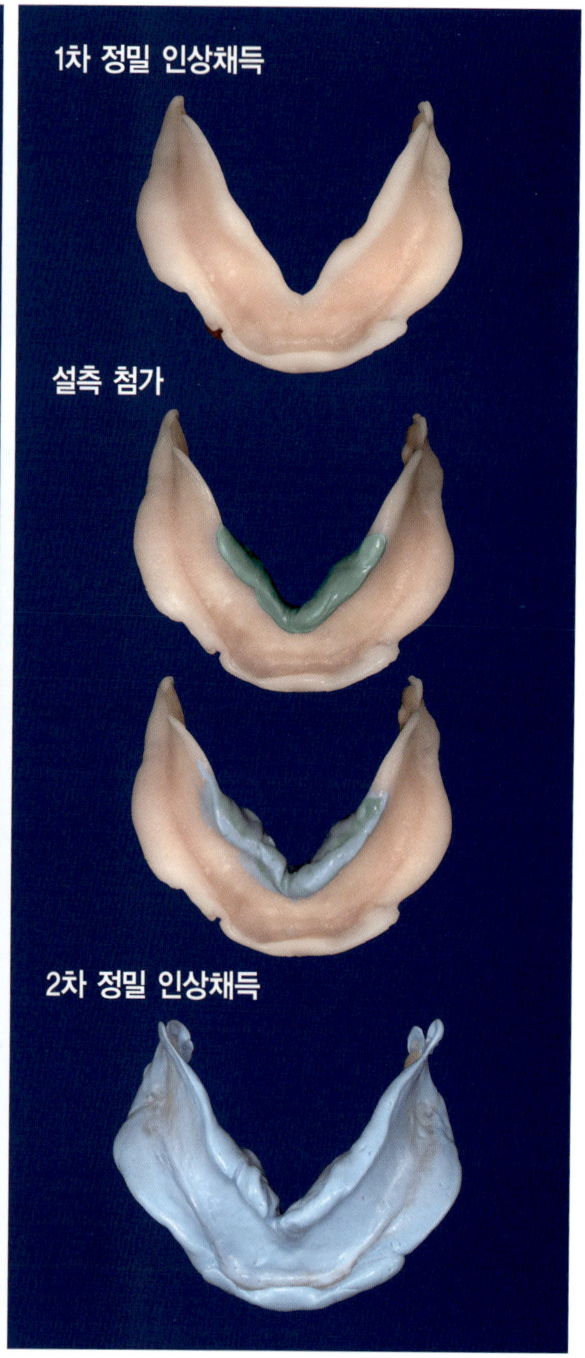

혀가 크게 후퇴된 증례에서는 혀를 앞으로 내미는 운동을 많이 하지 않는 것 같다. 그러나 환자마다 입술을 핥는 운동을 하면 설하부의 통증을 유발할 수 있으므로 이를 삼가도록 의치 완성 시에 주의해야 한다.

의치 장착 후 설측에 추가하는 경우에는 p.56을 참조할 것.

7 | 정밀 인상채득체 석고 주입법

소프트 라이너에는 알코올 성분이 포함되어 있기 때문에 휘발에 의해 시간이 지남에 따라 변형이 일어난다. 2차 인상채득에 의해 실리콘 인상재로 감싸고 있지만, 정밀도를 중시한다면 30분 이내, 늦어도 2~3일 안에 석고를 주입해야 한다.

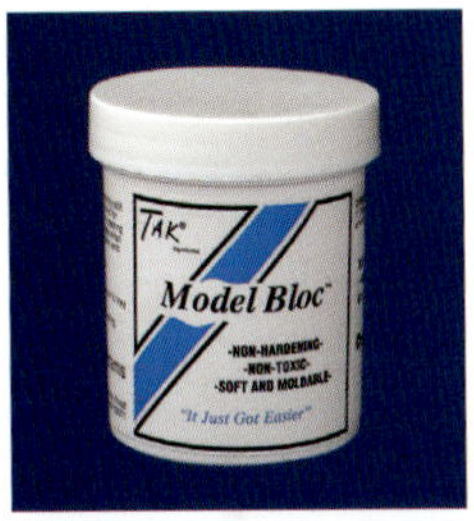

Model Bloc
(TAK Systems)

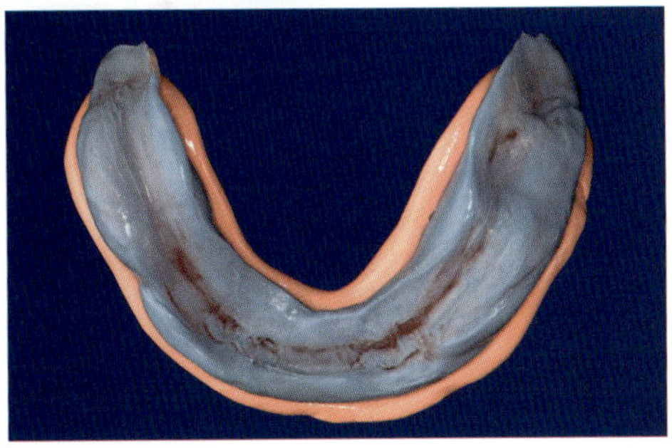

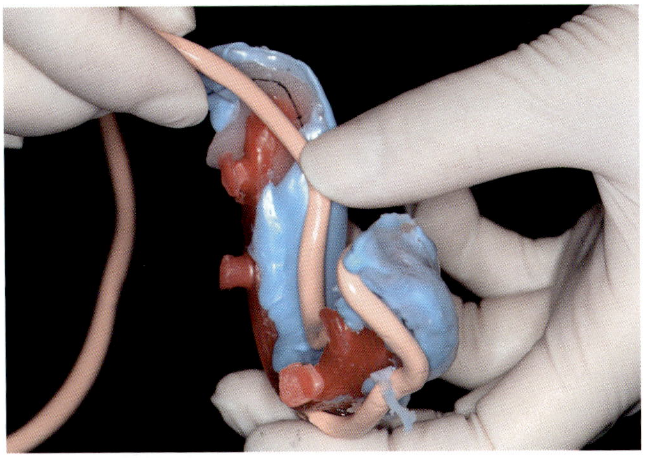

먼저 박싱을 한다. Model Bloc을 끈 모양으로 만들어서 인상채득체의 변연에서 5mm 정도 떨어진 곳에 붙여나간다. 접착제는 필요 없다. 재사용도 가능하다. 미리 매직으로 붙일 라인을 그려놓는 것도 좋다.

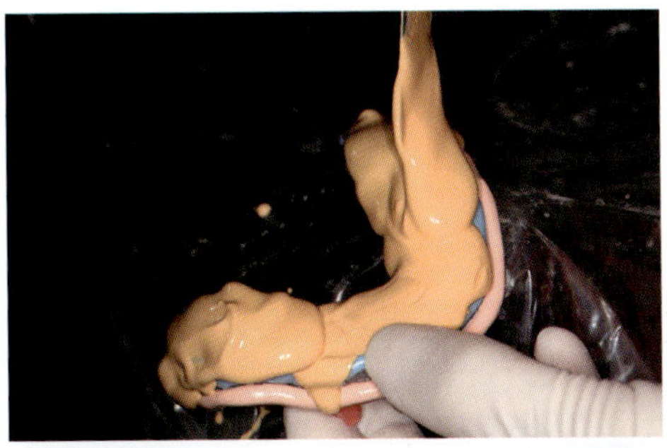

이번에는 한 번에 석고를 부어넣는다. 인상채득체에 석고의 무게가 실려 변형되지 않도록 점막면을 아래로 향하게 하고 경화시킨다.

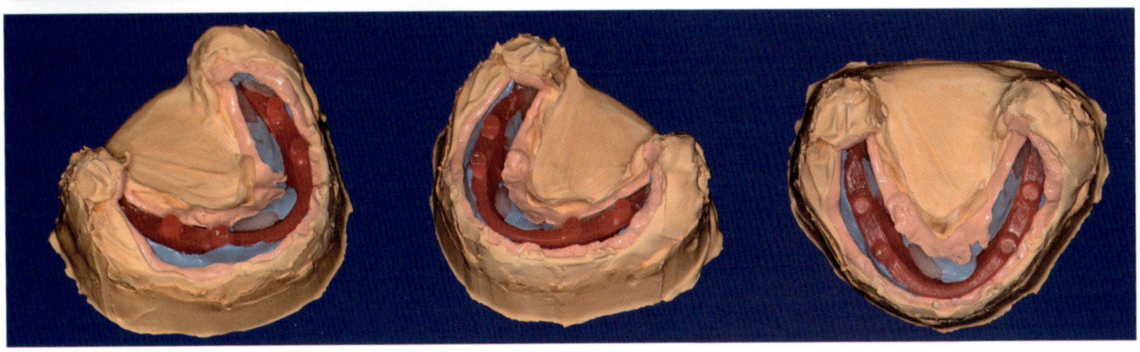

05

고딕 아치 교합채득

1 | 고딕 아치용 교합상 제작 시 주의사항

고딕 아치용 교합상 및 시적상은 완성된 의치에 비해 모형에서 탈착의 용이성을 우선하기 때문에 모형의 언더컷을 크게 메우고 있으며, 그 재료의 특성상 적합도가 떨어지고 안정도 및 흡착도가 낮아지는 것은 어쩔 수 없다.

그러나 가능한 한 안정도 및 흡착도를 낮추지 않기 위해 상의 변연 형태는 가장 깊은 부분에서 5mm 정도는 모형에 재현한다. 트레이 레진 및 왁스로 변연 형태를 재현한 후, 재현한 부분에 유성펜으로 마킹하여 언더컷이 되는 부분의 모형을 삭제하여 탈착 가능하도록 한다.

마킹 부분부터 아래쪽은 형태를 수정하지 않는다.

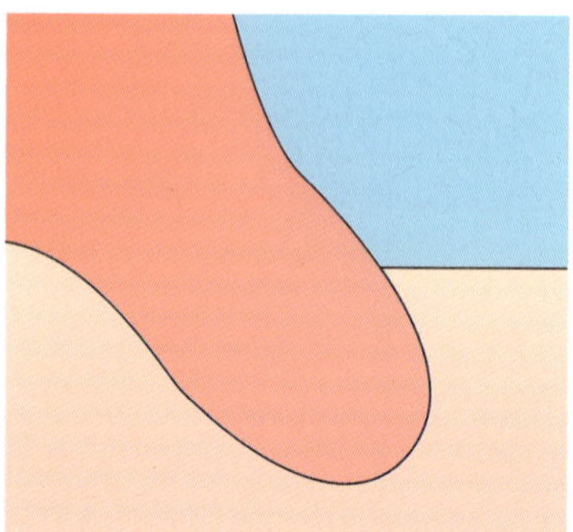

5mm 정도의 변연 형태를 재현

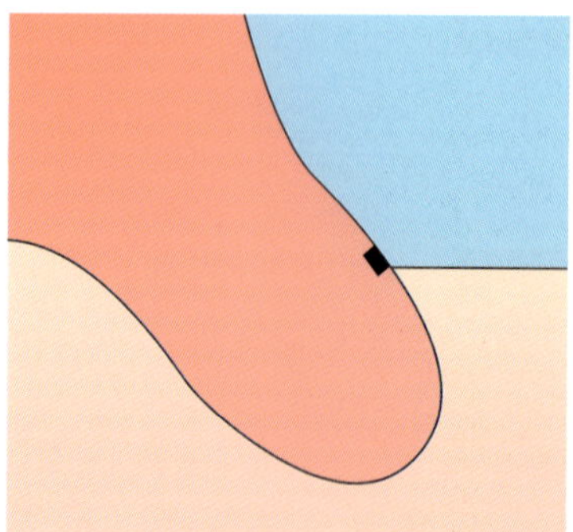

유성펜으로 마킹

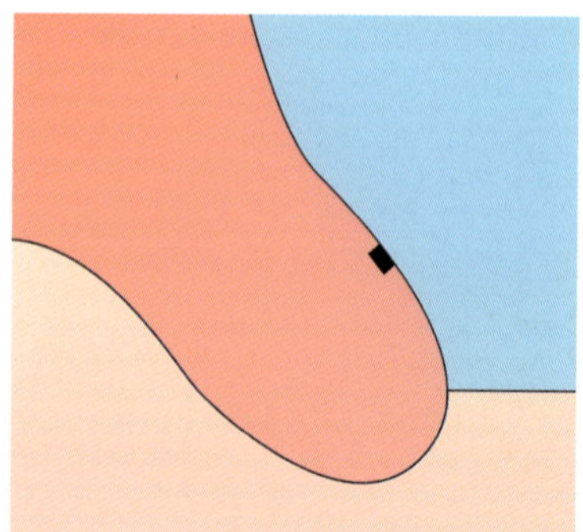

언더컷 부분의 모형을 삭제

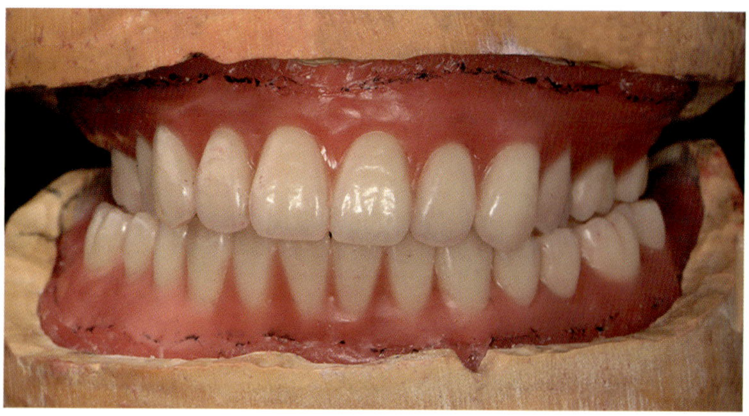

2 | 고딕 아치용 교합상 제작

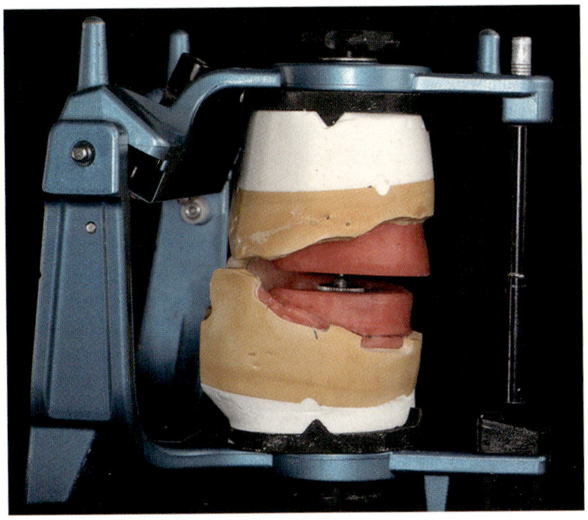

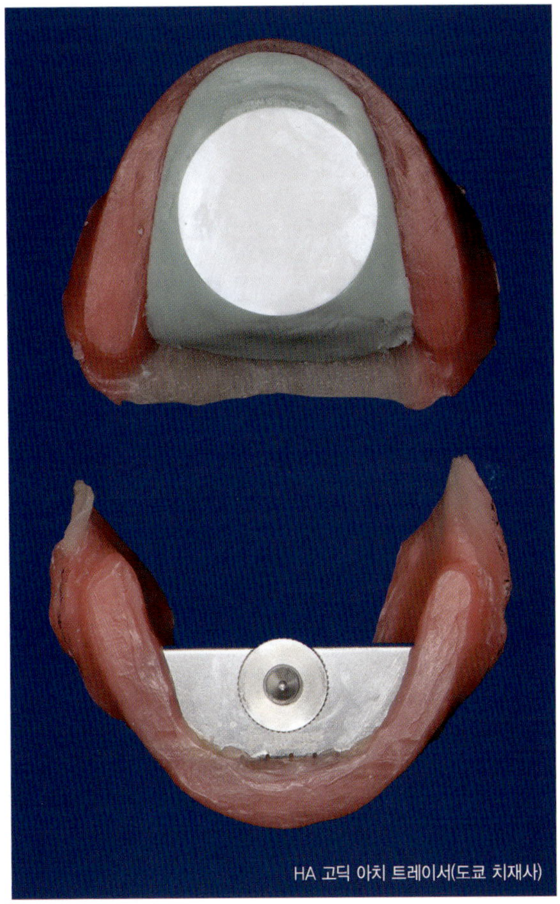

상악에 트레이서, 하악에 핀을 설치한다.

고딕 아치용 교합상은 정밀 인상채득 시에 채득한 교합으로 제작하지만, 정밀 인상채득 시에 강하게 물어 왁스 돌기가 눌리거나 쓰러져 하악위가 편위되어 있는 경우에는 간이 교합채득 시의 교합위로 설정해 둔다.

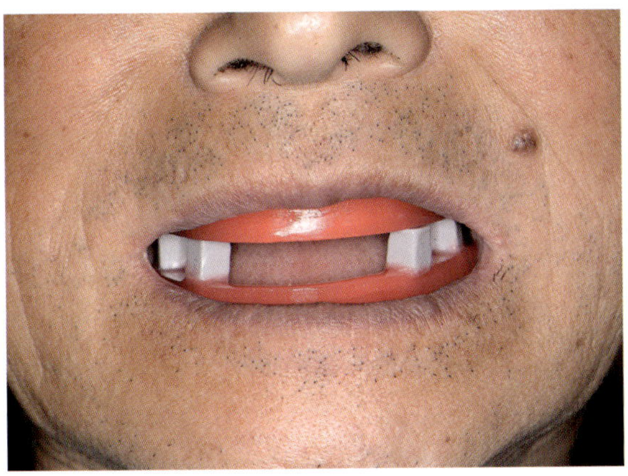

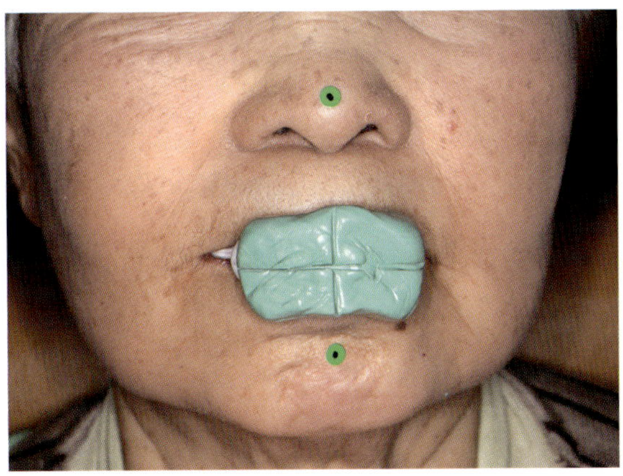

3 | 고딕 아치 교합채득

1. 교합고경 설정 및 확인법

(1) 하악안정위를 이용하는 방법

(2) Air-blow법

(3) 무~ 발음법

(4) 발음 시 확인

① "89, 88, 87, 86, ..." 80자리 숫자를 큰 숫자부터 작은 숫자로 발음해 준다.

② "타, 치, 츠, 테, 토"를 발음하게 한다.

고딕 아치의 묘기침이 발음 시에 딱딱 소리가 나지 않는지 확인한다. 시적 시에는 상·하 인공치의 접촉을 확인한다. 단, 교합고경을 상당히 낮춰도 부딪혀서 소리가 나는 증례도 있으므로 참고로 한다.

(5) 연하 확인

연하가 어려운지 확인한다. 교합고경이 높으면 연하가 어렵다.

(6) 안모 확인

마지막으로 환자와 조금 떨어져서 전체 안모상을 반드시 확인한다. 너무 높거나 낮으면 안모에 위화감을 느낀다. 입에만 집중하면 큰 실수를 할 수 있으므로 주의해야 한다.

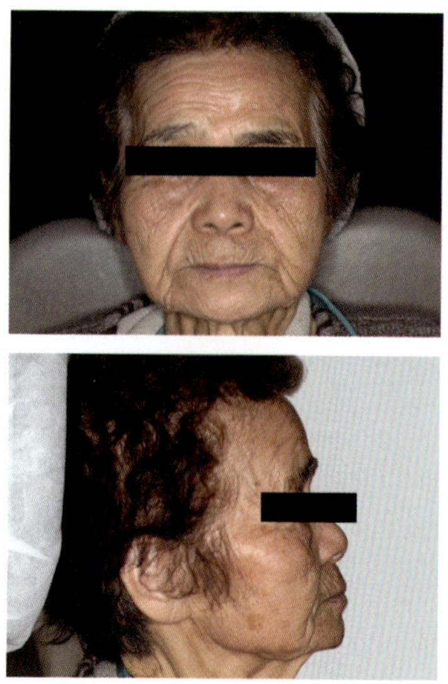

너무 낮은 교합고경

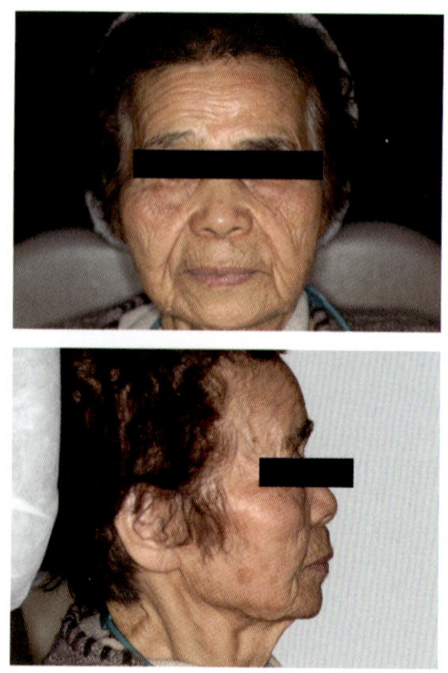

적절한 교합고경

이 모든 것을 종합적으로 판단하여 적절하다고 생각되는 교합고경을 설정한다.

Willis법 등의 형태적인 설정법이 아니라 기능적 항목을 우선하여 설정하기 때문에 고령자의 경우 젊은이의 교합고경에 비해 낮아지는 경향이 있다.

나사를 돌려 하악에 설치한 핀을 상하로 움직여 설정한 교합고경에 맞춘다. 정밀 인상채득 시 인상재의 두께나 왁스 돌기의 찌그러짐 등에 따라 교합고경이 변화하므로 반드시 여기서 정식 교합고경을 얻는다.

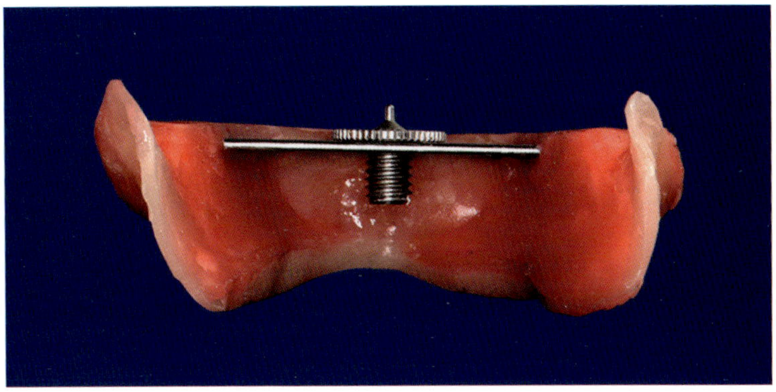

2. 수평적 하악위 진단

고딕 아치 유도법

유닛체어의 등판을 일으켜 똑바로 앞을 보고 머리받침대에 머리를 댄 상태에서 시행한다.

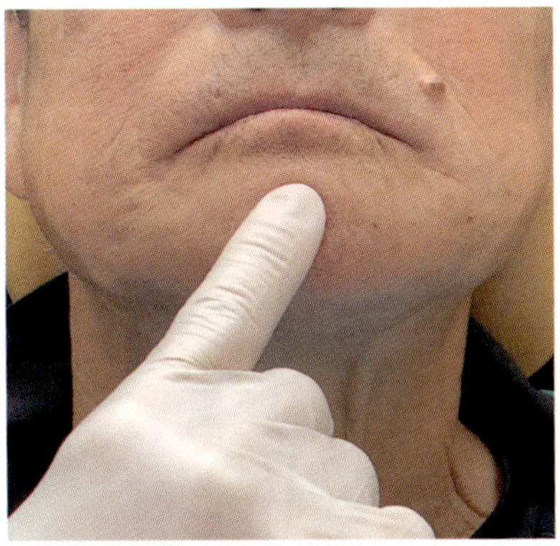

① 시작

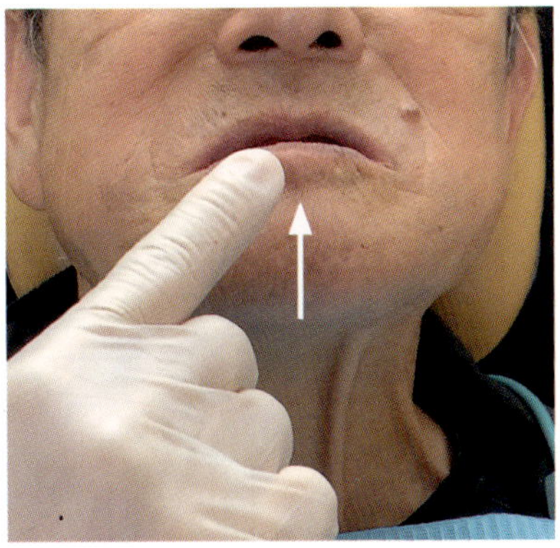

②, ④ 전방 후방

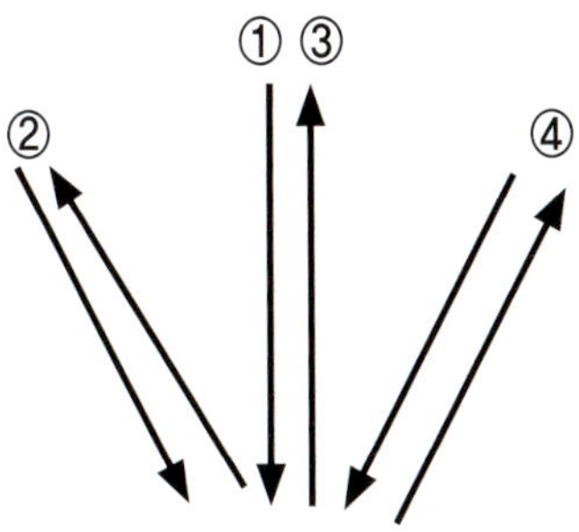

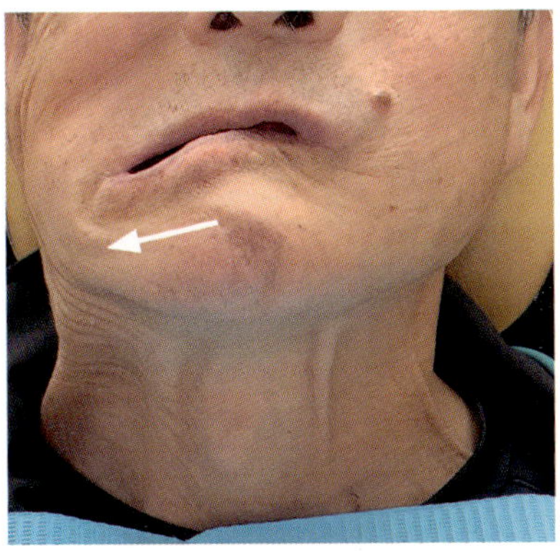

③ 우측 후방

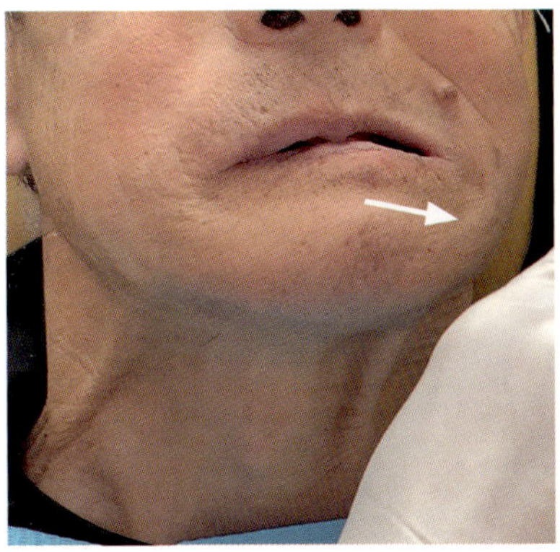

⑤ 좌측 후방

하악과두가 변형되어 관절와가 느슨해진 무치악자의 하악을 강제로 유도한 위치는 결국 환자가 편안하게 교합할 수 있는 위치와 다르다.

따라서 환자 스스로 무리가 없는 운동으로 도형을 그려 보게 한다.

태핑 후 하악을 아래와 같이 움직이게 한다[8].

① 전방으로 움직이다가 뒤로 되돌린다.

② 오른쪽으로 움직이다가 뒤로 되돌린다.

③ 앞쪽으로 움직이다가 뒤로 되돌린다.

④ 왼쪽으로 움직이다가 뒤로 되돌린다.

측방 운동을 하기 전에 반드시 전후 운동을 넣고 뒤에서 시작하면 도형을 깔끔하게 그리기 쉽다.

턱을 손가락 끝으로 가볍게 터치하며 유도하는 방향으로 튕기듯이 놓아준다.

이때 환자에게 유도하는 손가락을 보여주고 유도하는 방향을 “앞”, “뒤”, “오른쪽'”, “왼쪽”이라고 말로 안내한다.

그러면 ① 촉각, ② 시각, ③ 청각에 의해 유도하게 되며, 효과적이다.

이것을 여러 번 반복한다. 그 후 교합지를 넣고 태핑운동을 한다.

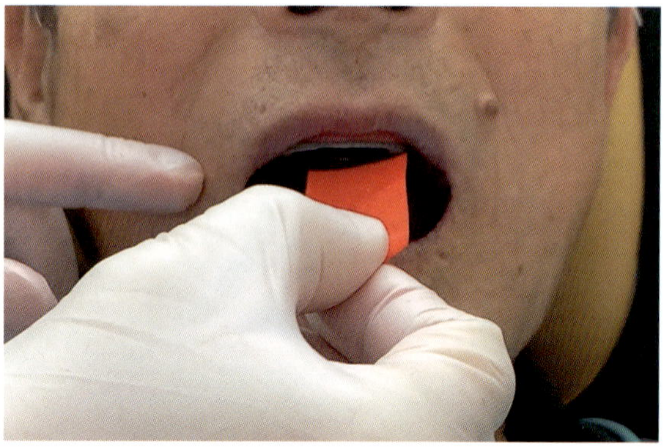

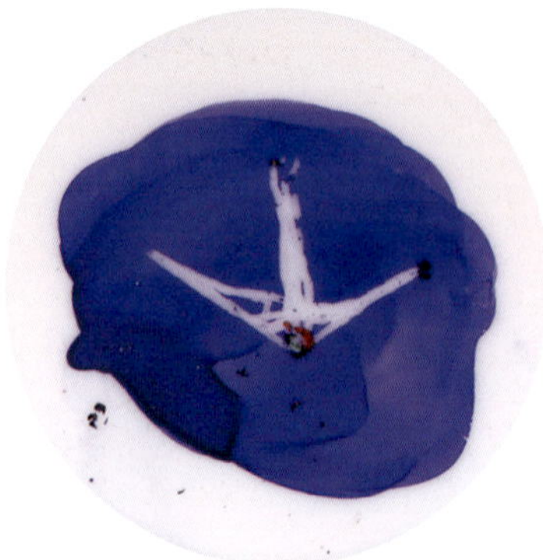

교합지를 넣고 태핑운동을 하게 한다.

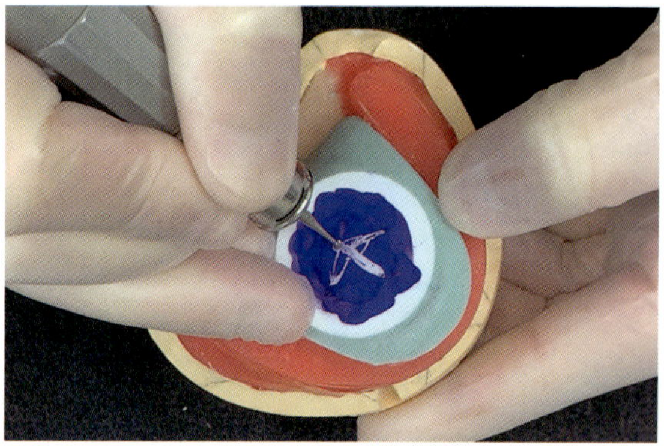

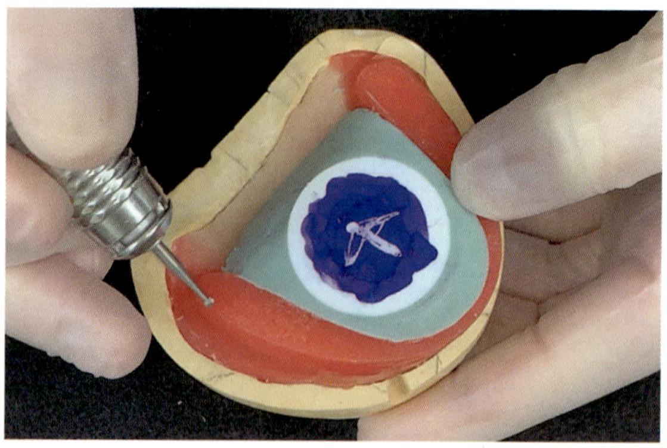

태핑 포인트 등 설정하고 싶은 지점에 라운드 버로 홈을 만든다.

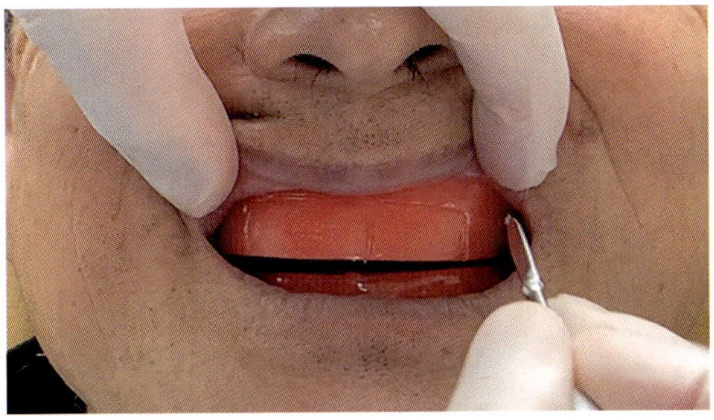

오목한 곳에 하악의 핀을 끼우고, 정중선, 수평선, 비익선을 인기한다.

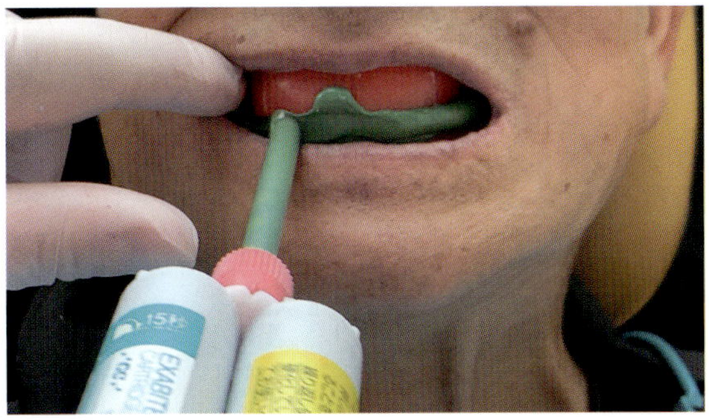

실리콘 바이트 재료로 고정한다.

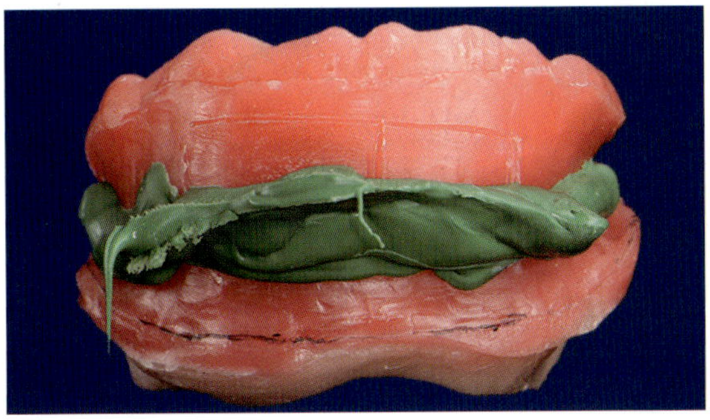

상·하 교합상이 고정되어 있다.
입술 라인이 표시되므로 incisal edge position(중절치 절연 위치)의 참고가 된다.

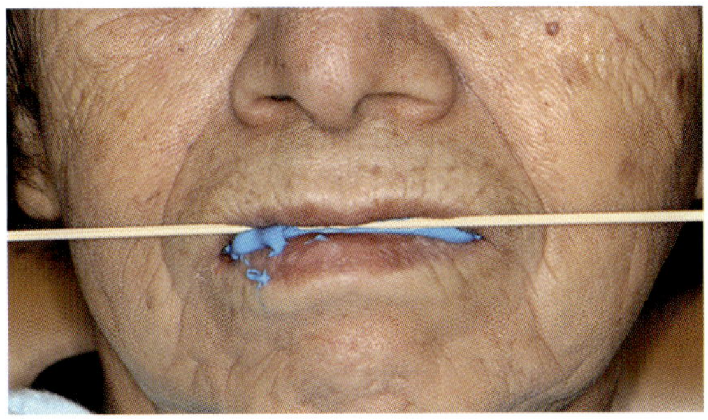

좌·우 눈의 높이가 다르고, 코 등 얼굴이 비뚤어져 있어 수평선이 잘 보이지 않을 때는 실리콘 바이트 재료가 굳기 전에 "나무막대"를 전방에 설치하고 정수리부터 턱 끝까지 보이도록 사진을 촬영한다. 그리고 담당 치과기공사에게 자료로 제출한다.

4 | 고딕 아치 묘기 진단과 대응법

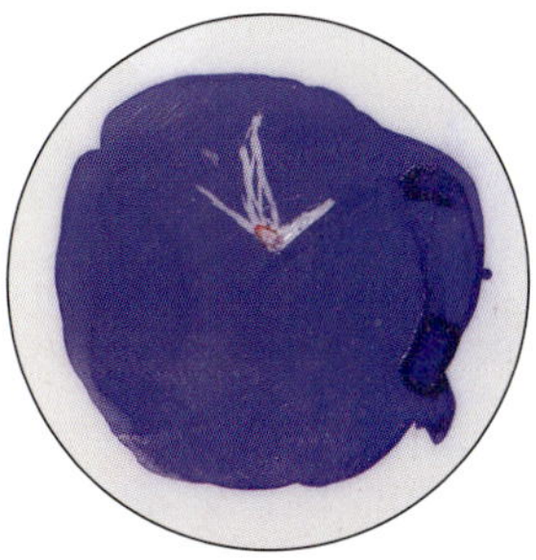

① Tapping point와 apex point가 일치하거나 2mm 이내의 차이. Tapping point로 수평 하악위를 설정한다. 하악위가 apex 방향으로 이동해도 2mm 이내이면 교합조정으로 대응이 가능하기 때문이다.

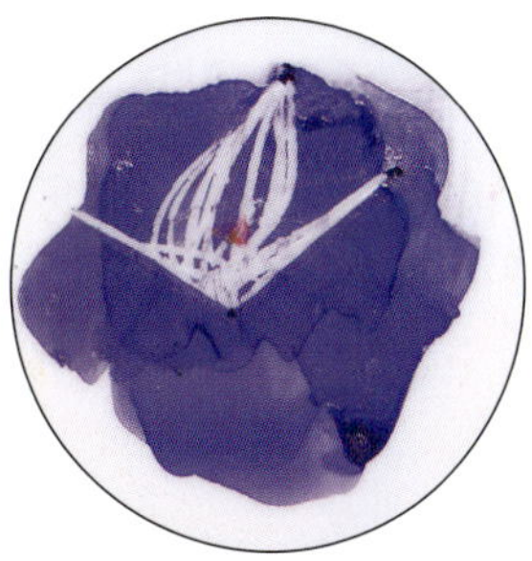

② Tapping point와 apex point가 2mm 이상.

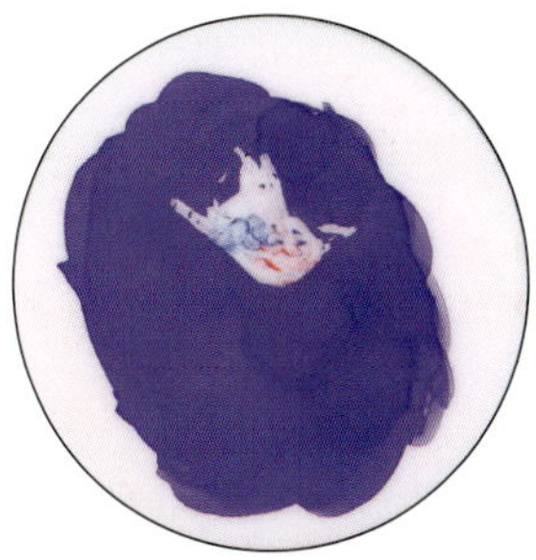

③ Tapping point가 불안정.

②, ③은 다음 방법으로 대응한다[9].

❶ 리마운트법:

하악위가 크게 변화하면 필요에 따라 리마운트하여 교합기에서 교합조정이나 인공치 교체를 한다.

하악위 변화를 체어사이드에서의 교합조정을 통해 추적하여 하악위가 안정될 때까지 반복하는 방법.

❷ 플랫 테이블법:

하악 구치부에 강도를 약하게 한 플랫 테이블을 설치한 의치를 사용하게 하고, 상악 구치부의 흔적이 발생하여 하악위가 안정될 때까지 기다리는 방법.

❶ 리마운트법

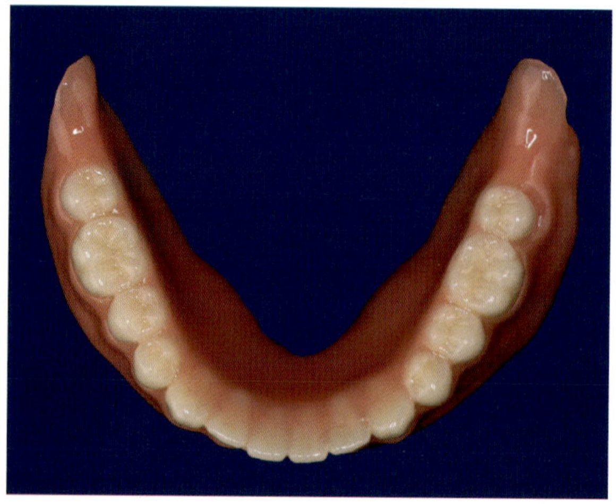

○ **비교적 교합이 안정되기 쉽다.**

하악위가 크게 변화한 경우에도 보통 1회, 많아야 2회의 리마운트와 체어사이드에서의 교합조절로 안정된다.

× **기술이 필요하다.**

치과의사가 체어사이드에서 교합조정을 할 수 있는 기술이 필요하다

❷ 플랫 테이블 법

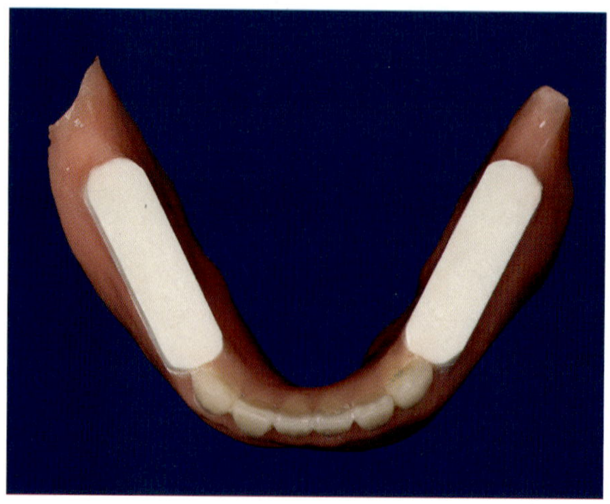

○ **간단하다.**

× **통증이 발생하기 쉽다.**

특히 처음 1주일에 통증이 발생하기 쉬우므로 T-cond가 필수적이다.

× **더욱 심해질 수 있다.**

드물게 교합 불안정 정도가 심해질 수 있다. 3~4개월 이상 사용을 권장하지 않는다. 리마운트법으로 전환한다.

❶ 리마운트법

환자에게 하악위가 후퇴할 가능성을 미리 설명한다.

“이전 틀니의 맞물림 습관이 남아 있어 지금은 앞니로 물고 있습니다. 좋은 틀니를 넣었으므로 원래의 교합 위치인 뒤쪽으로 돌아갈 가능성이 있습니다. 이것은 매우 좋은 일입니다. 사용 중에 갑자기 아프거나 물리지 않거나 틀니가 빠지기 시작하면 즉시 연락해 주십시오. 교합조정 또는 인공치를 교환하겠습니다.”

하악위가 변하지 않으면 그것으로 충분하고, 변하면 “선생님이 말씀하신 대로다.”라는 존경심을 얻을 수 있다. 그리고 하악위가 안정될 때까지 통원하게 한다. 조금이면 체어사이드에서 교합조정을 통해 대처하지만, 그것으로 부족할 때는 리마운트를 하여 교합기 상에서 교합조정을 하거나 인공치를 교환한다. 구치부에 연화된 이소컴파운드를 4곳에 설치하고 개·폐구 운동의 궤적상의 1점을 잡도록 교합을 획득한다.
좌·우 왁스의 연화도가 다르면 딱딱한 쪽으로 하악위가 이동하는 경향이 있다. 이를 방지하기 위해 접촉 면적을 작게 하고 안정성이 좋도록 구치부에 팥알 크기의 이소컴파운드(GC)를 4곳에 두는 방법이 권장된다.

개·폐구 운동의 궤도상의 한 지점을 포착한다는 생각으로 교합을 채득한다. 환자에게 천천히 입을 다물도록 한 후 하악 인공치가 상악 인공치에 닿기 직전의 순간을 노려 빠르게 입을 벌리도록 한다.
“천천히 다물고~ 자, 입을 여세요!”

장착 시 하악위가 후퇴한 증례

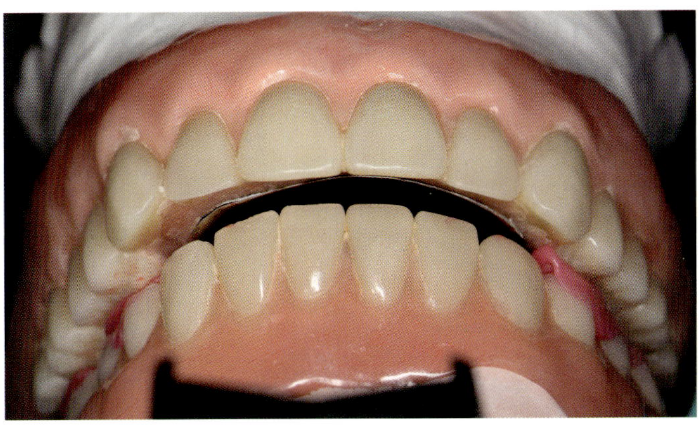

리마운트 술식[10)]

리마운트에 사용하는 재료

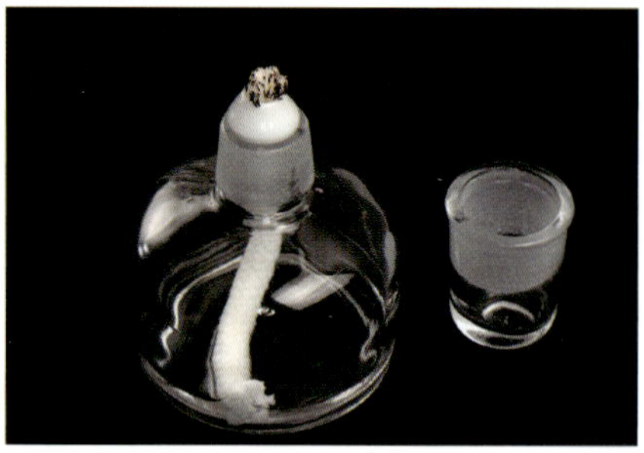

알코올 램프

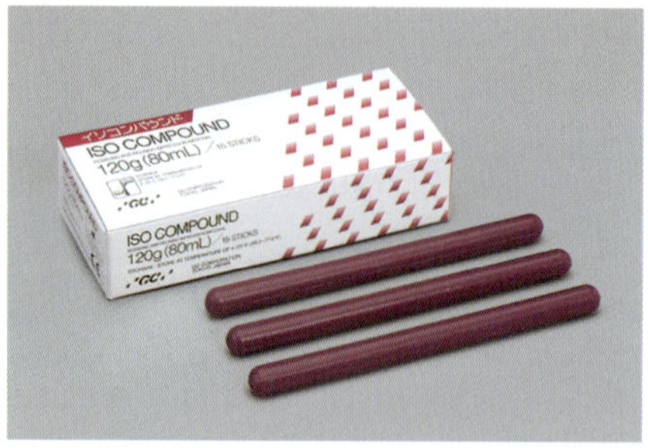

이소컴파운드(GC)

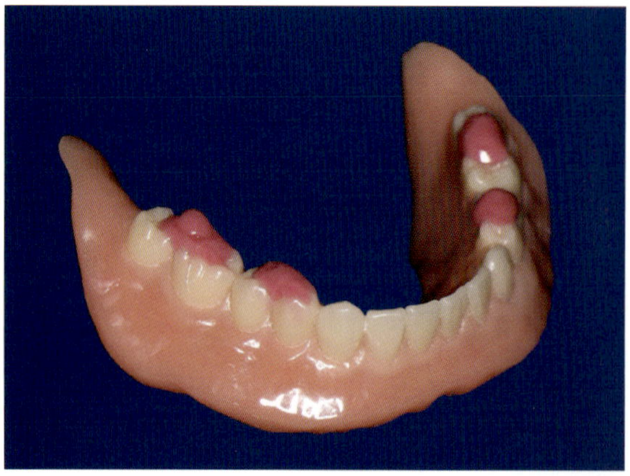

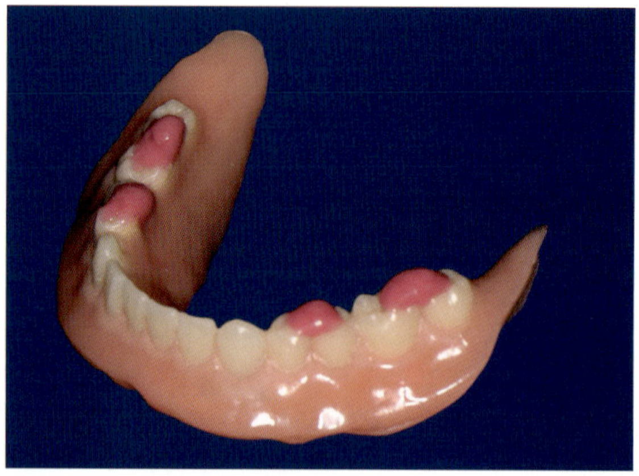

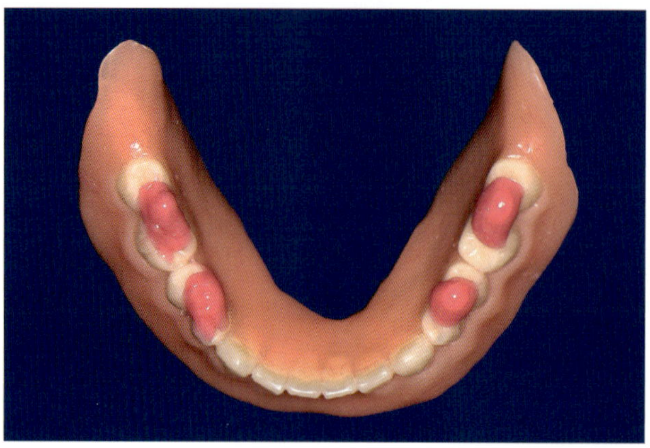

이소컴파운드를 알코올 램프로 녹여 구치 인공치 위의 4점에 올린다.
사전에 상악 구치 인공치에 바셀린을 도포해 둔다.

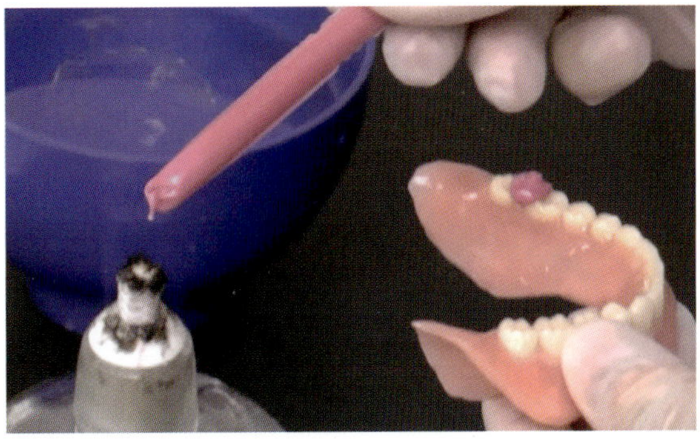

이소컴파운드를 알코올 램프로 데워 녹인다.

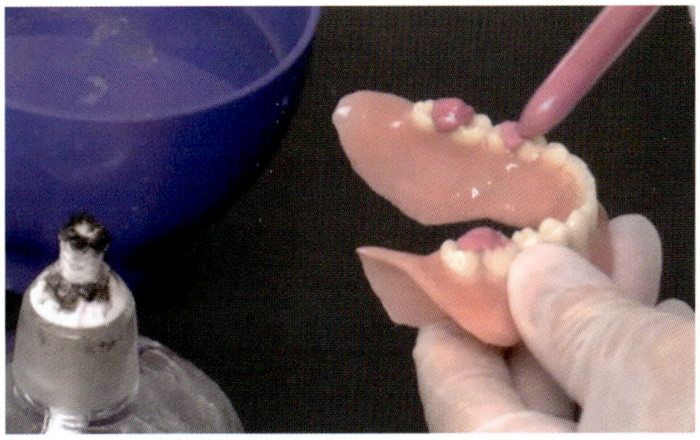

하악 의치 인공치 위에 옮긴다.

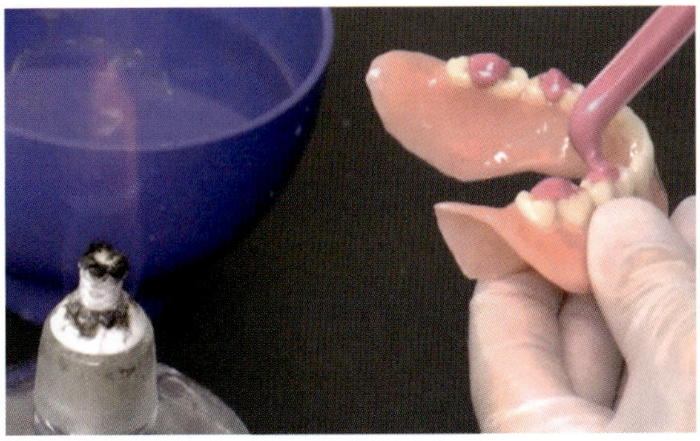

#46,47 / #44,45 / #34,35 / #36,37 인공치 사이에 녹인 이소컴파운드를 올린다.

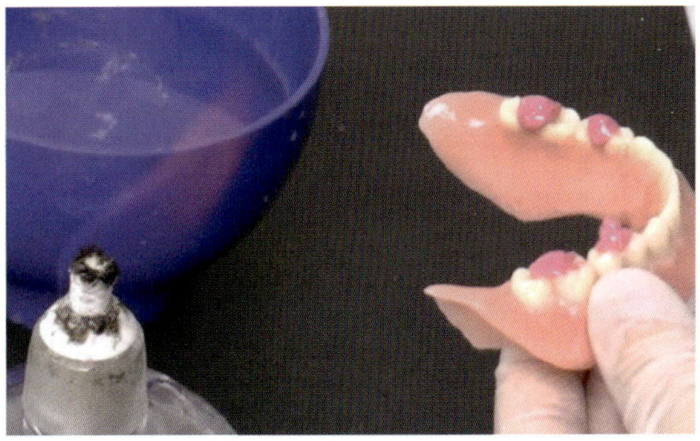

4점을 얹은 상태.

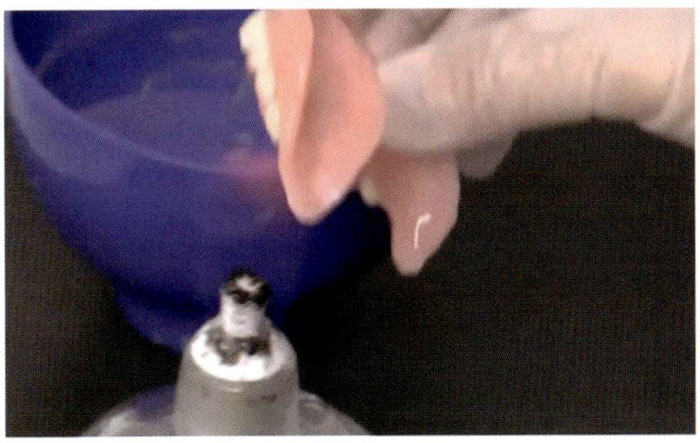

알코올 램프에 대고 골고루 데운다.

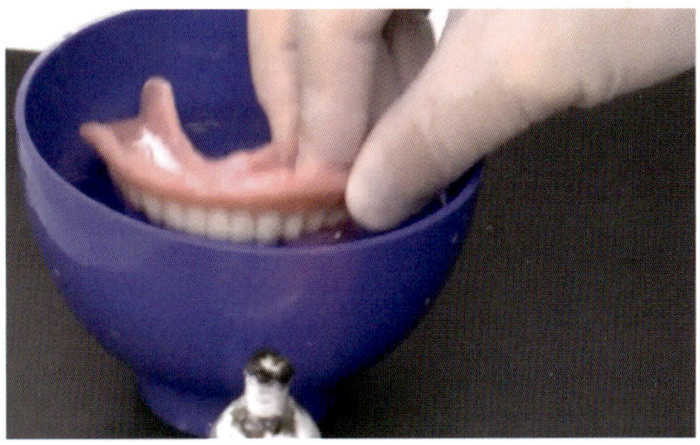

끈적임을 없애기 위해 40℃ 정도의 뜨거운 물에 담근다.

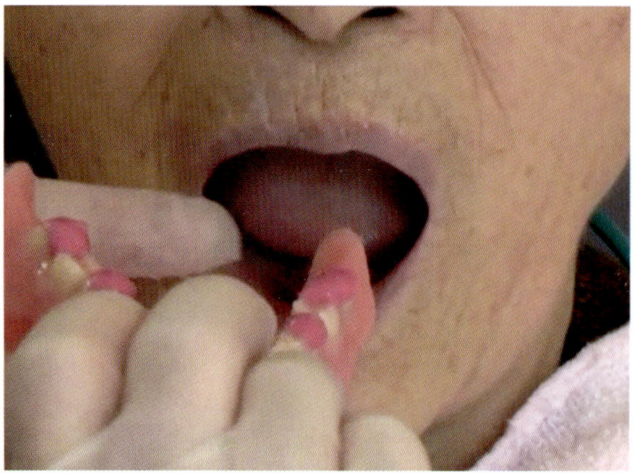

4점을 얹은 의치를 삽입한다.

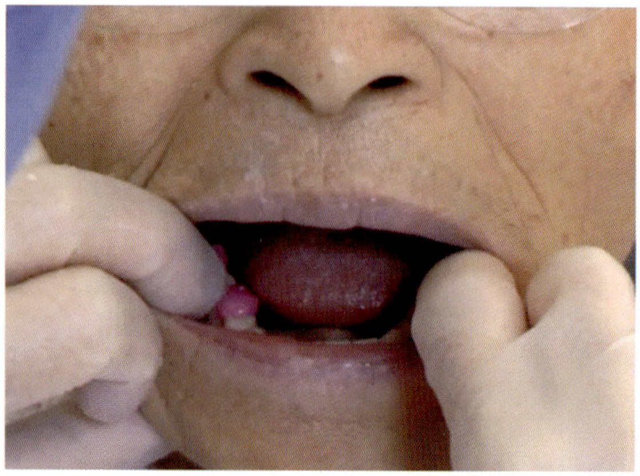

시술자 "천천히 다물어보세요~".

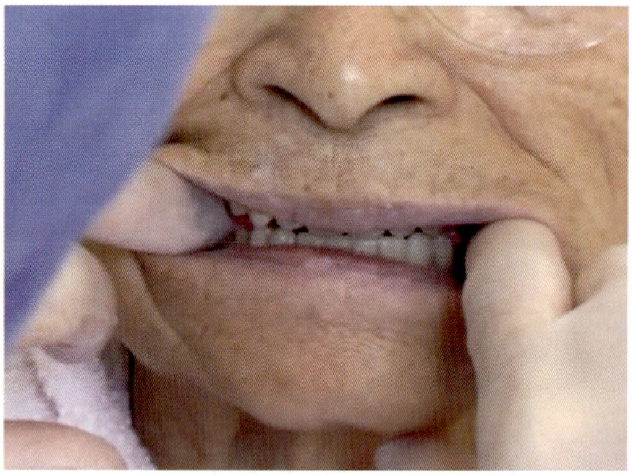

상악 인공치와 하악 인공치가 닿기 직전을 노려 술자: "자, 입을 벌리세요!".

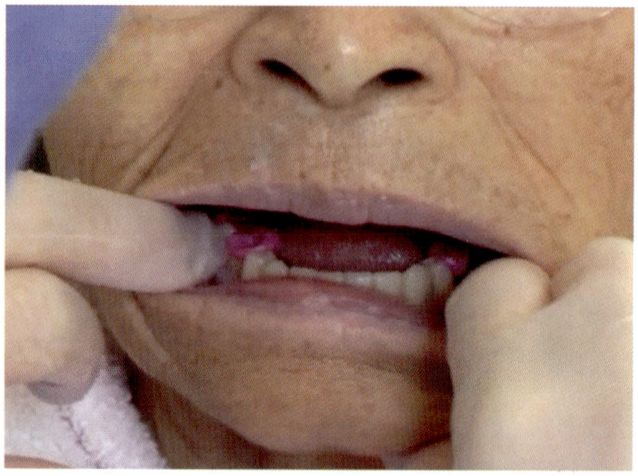

큰 소리로 말을 걸어 깜짝 놀라게 하여 입을 벌리게 한다. 흡착이 잘 되면 하악 의치를 손가락으로 누를 필요가 없다.

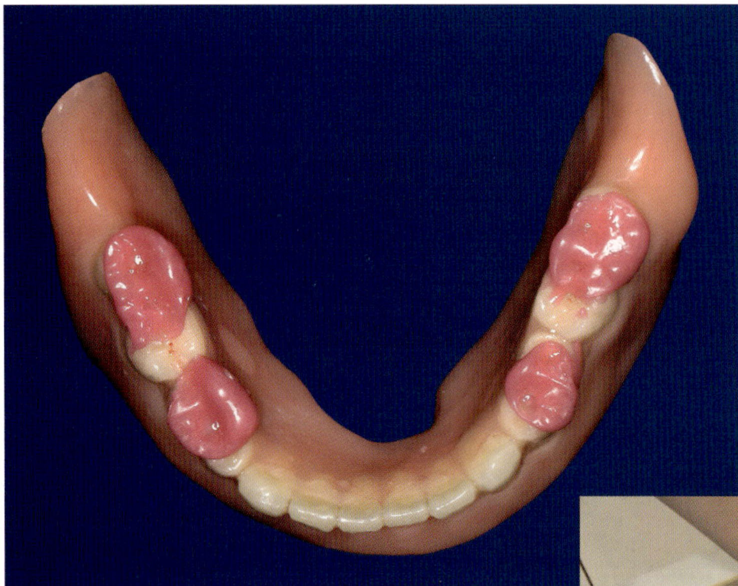

이소컴파운드에 대합 인공치의 압흔이 생긴 상태

물로 식혀 굳힌다.

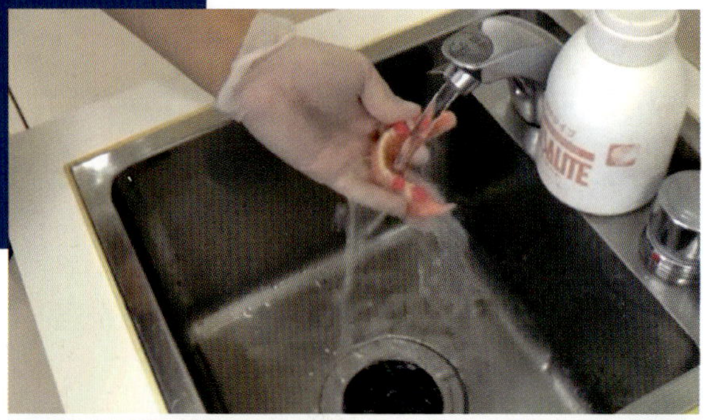

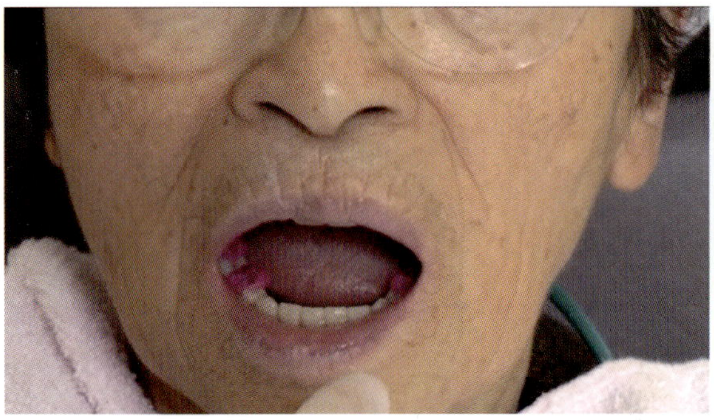

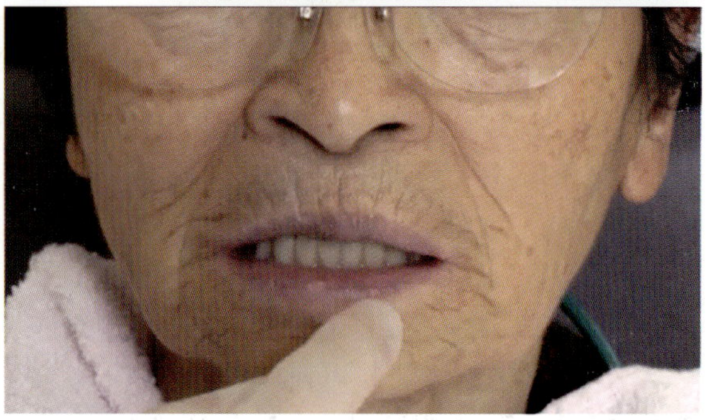

구강 내에 다시 장착하여 압흔과 같은 곳에서 물고 있는지 확인하기 위해 입을 벌리고 다물게 하여, 먼저 육안으로 확인한다.

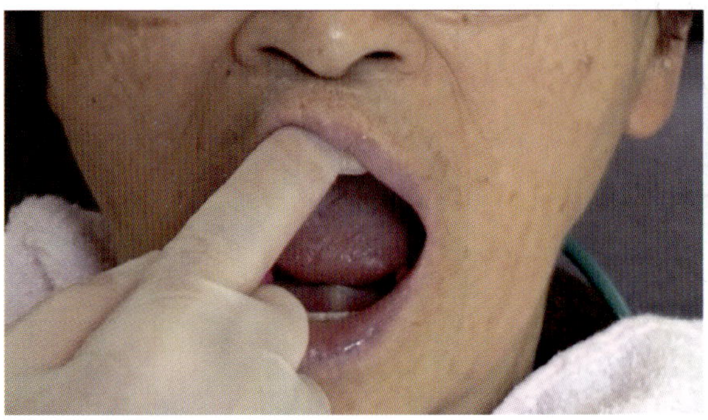

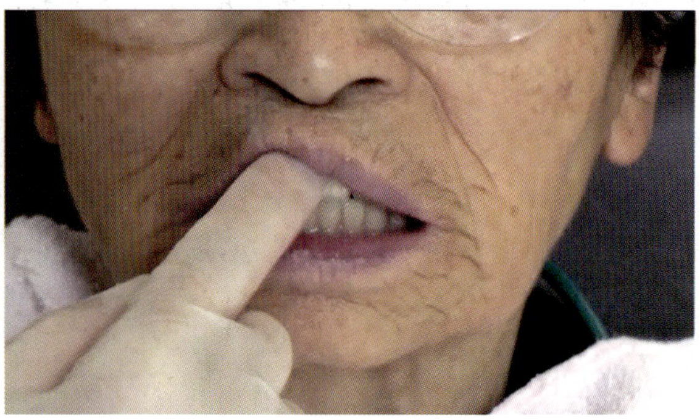

일치하지 않으면 상악 의치가 옆으로 빙글 돌아가므로 검지를 상악 중철치에 대고 미세한 움직임을 촉지한다. 일치하지 않는 경우, 그대로 알코올램프로 이소컴파운드를 재가열하여 다시 교합채득을 한다.

교합기에 리마운트하여 교합조정을 한다.

하악위가 크게 변화하여 교합조정만으로는 대처할 수 없는 증례에서는 인공치의 교환을 한다.

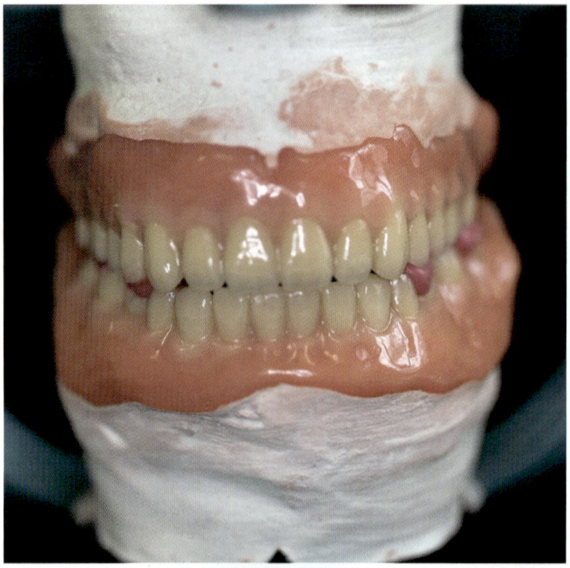

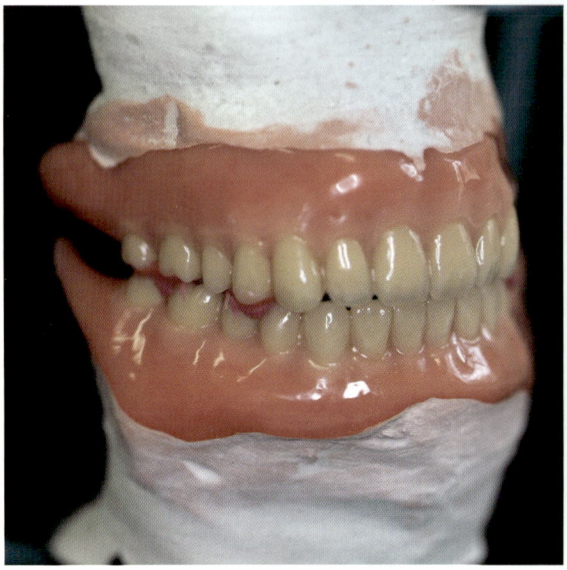

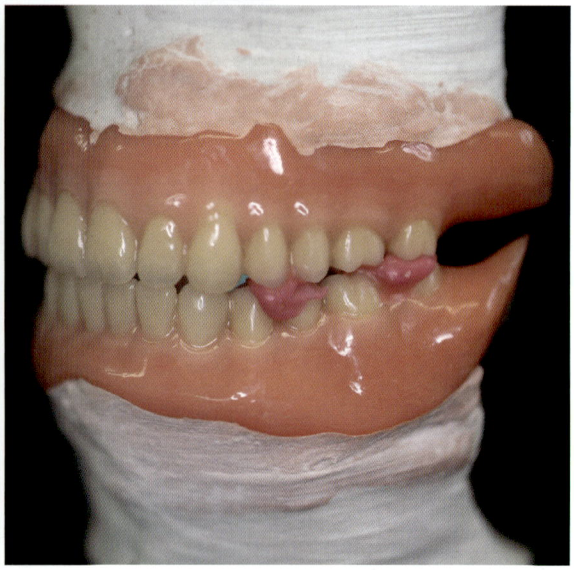

❷ 플랫 테이블법[11]

인공치에 의한 하악위의 제한, 조기 접촉, 교두 간섭으로부터 해방시켜 악관절, 저작근군의 스트레스를 차단한다. 이를 통해 안정된 하악위를 모색하여 결정하는 방법이다.

플랫 테이블 치료용 의치의 제작법

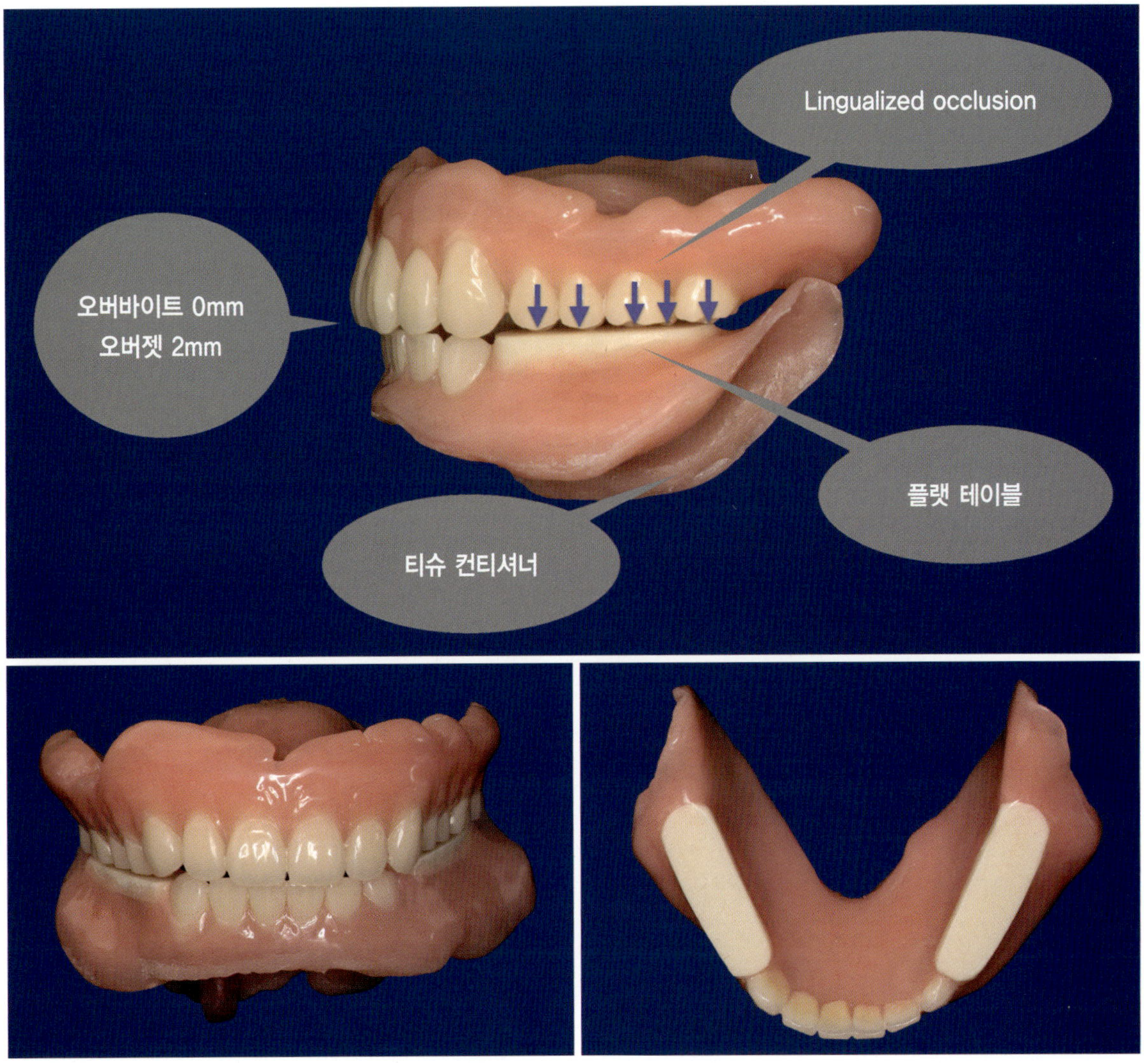

강도를 약하게 한 레진으로 플랫 테이블을 제작하여 상악 구치 인공치의 설측 교두만 접촉하도록 한다. Apex와 tapping point가 2mm 이상 떨어져 있는 경우에는 tapping point 혹은 chin point 변법 등의 유도위로 하악위를 설정한다.
하악위가 불안정한 경우에는 chin point 변법 등의 유도위로 하악위를 설정한다.
플랫 테이블에 어느 정도 흔적이 생길 때까지 양측성 균형교합이 이루어지지 않아 통증이 발생하기 쉬우므로 티슈 컨디셔너로 이장한다.

교모 촉진 목적으로 레진을 취약화시킨다.

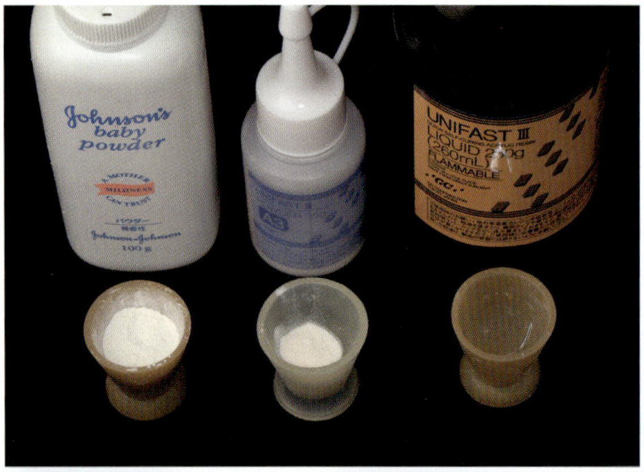

분말 베이비 파우더: UNIFAST Ⅲ(GC)
7 : 3

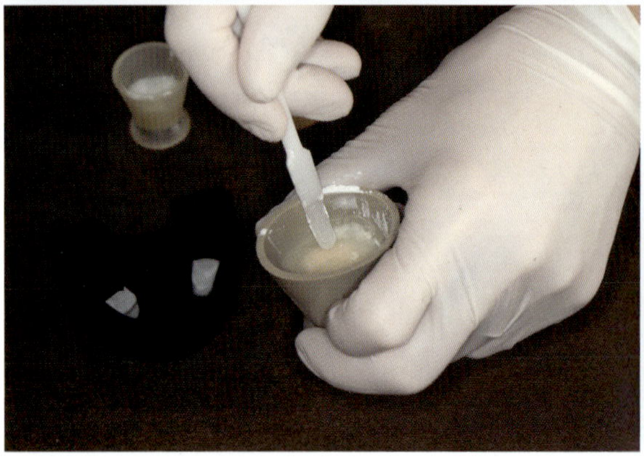

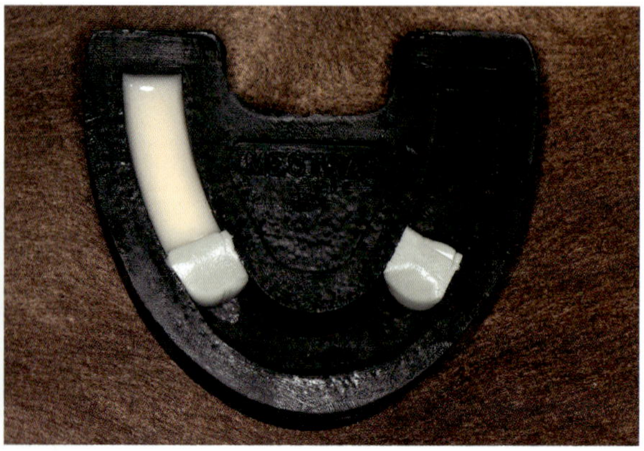

분말과 액체를 혼합하여 교합상용 왁스림 틀의 구치부에 흘려 넣는다.

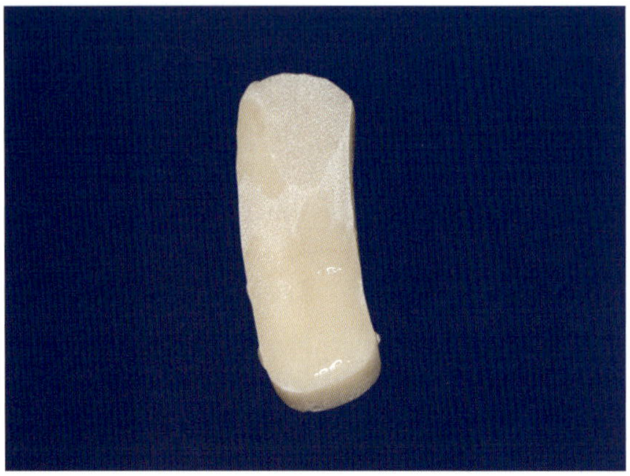

버 또는 #300 규격 사포로 모양을 다듬는다

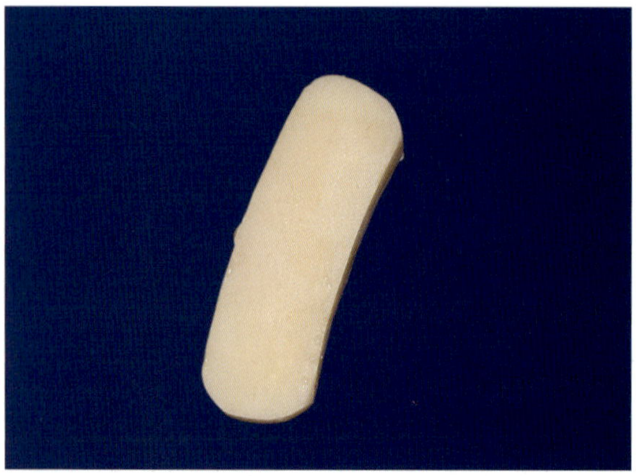

플랫 테이블.

Tapping 수렴 후, 새 의치 제작

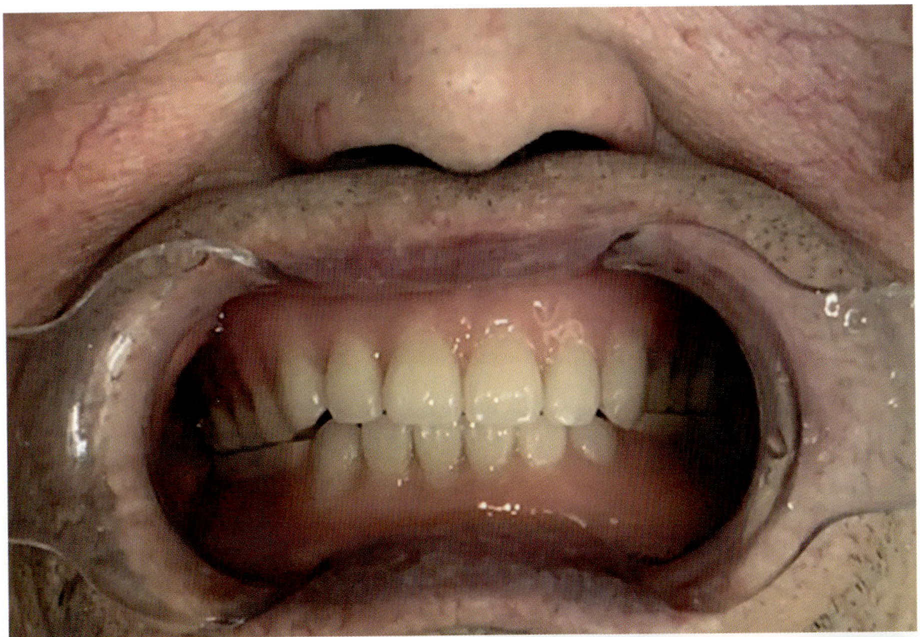

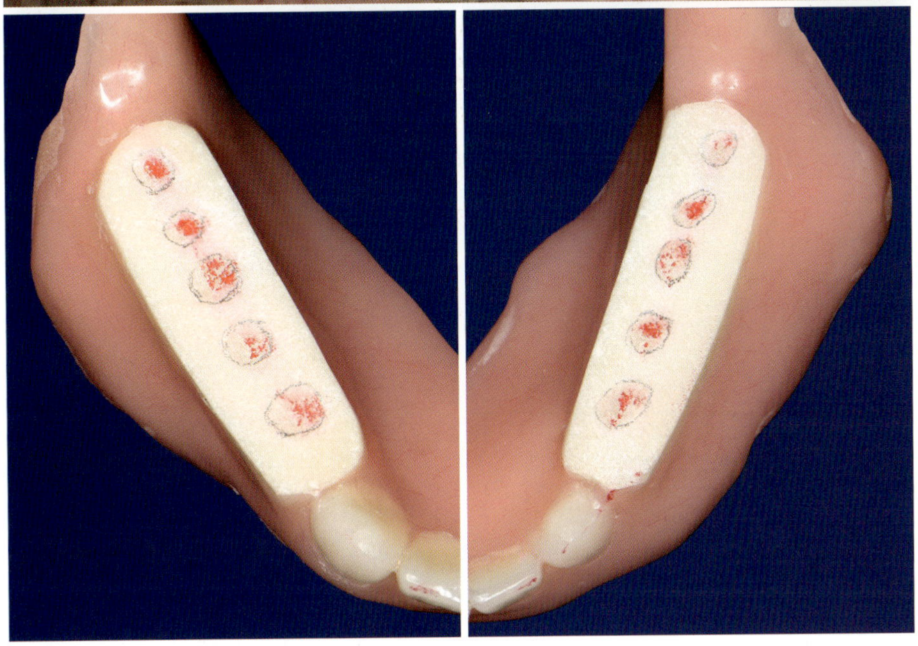

교합이 안정되고 플랫 테이블에 압흔이 형성된다.
이후 티슈 컨디셔너 위에 흐름성이 좋은 실리콘 인상재로 wash 인상채득.

교합기 리마운트

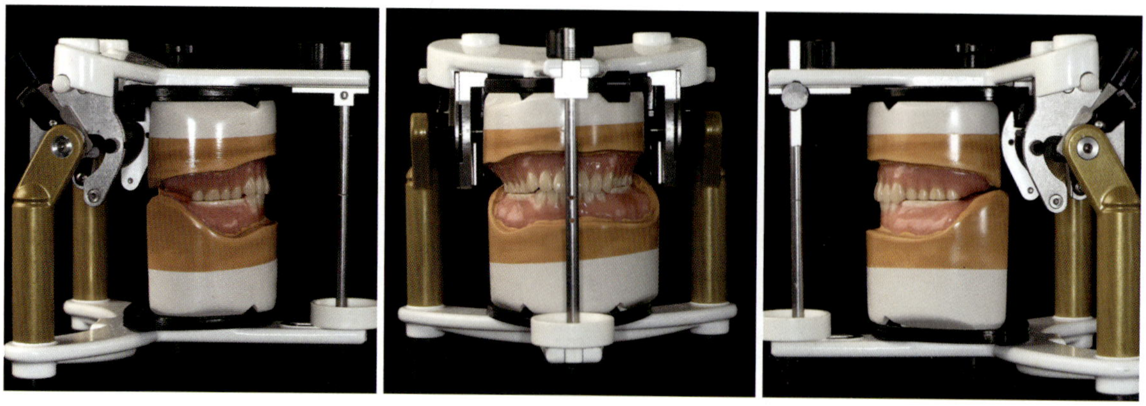

플랫 테이블 및 하악 전치 인공치를 삭제. 왁스로 하악 전치 및 구치 인공치 배열.

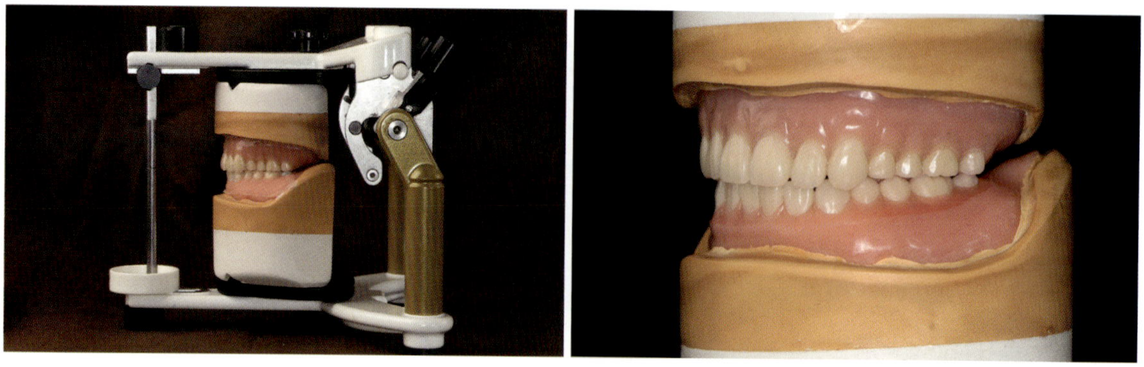

점막면에 석고를 부어넣는다.

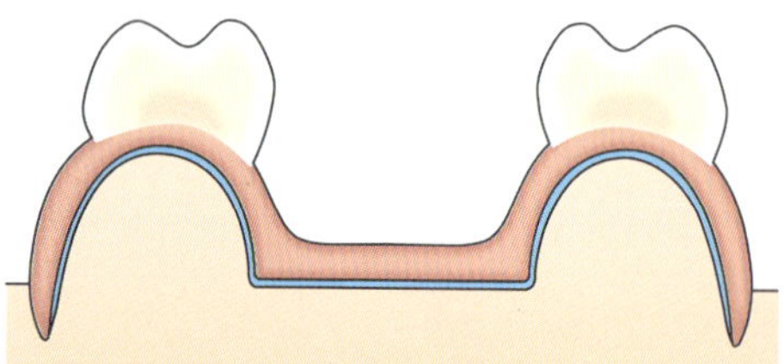

석고 또는 실리콘 인상재로 매몰.

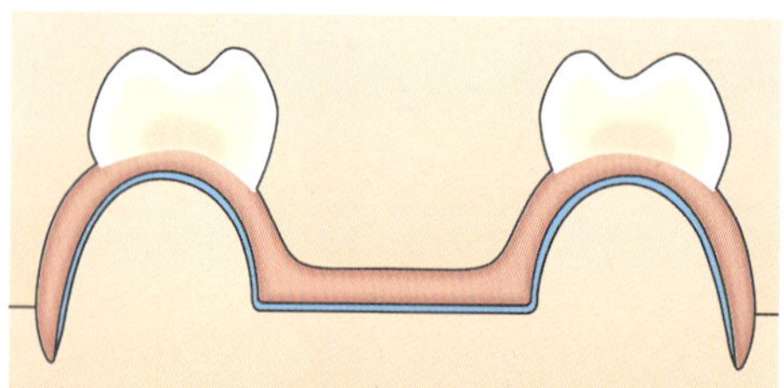

함을 열어 의치 및 티슈 컨디셔너 등을 제거.

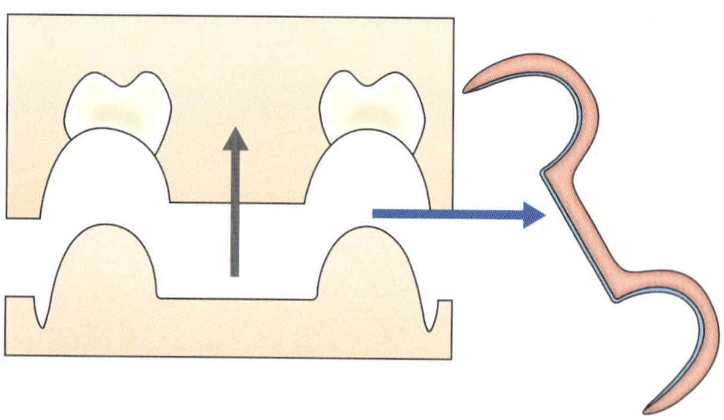

레진 충전하여 중합.

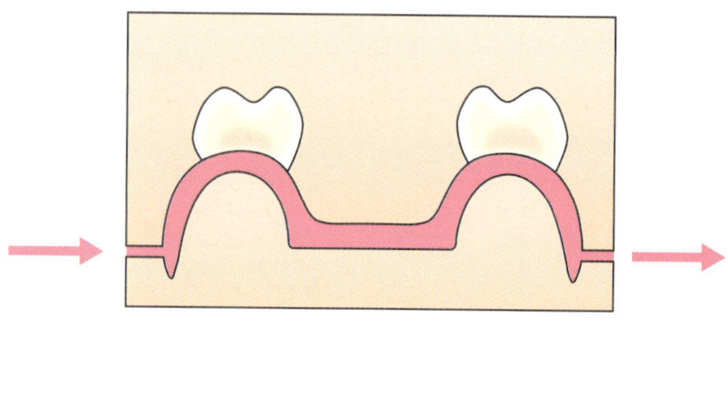

PALA덴처 시스템(Kulzer)으로 중합.

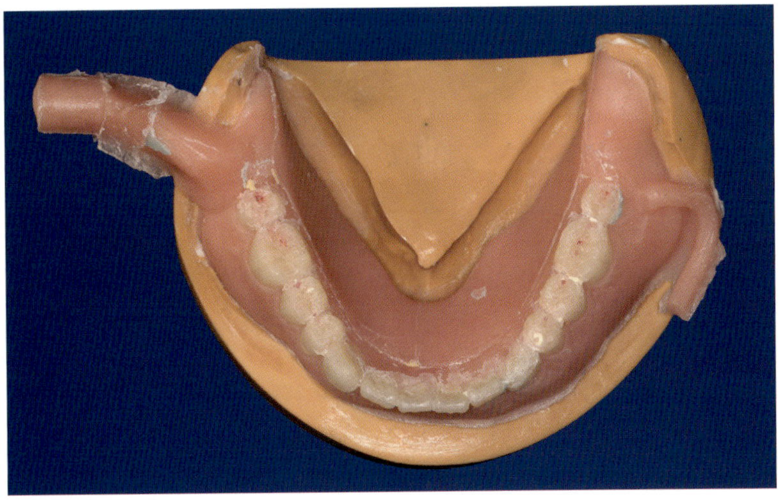

교합기에 리마운트하여 중합 변형으로 들뜬 부분을 교합조정.

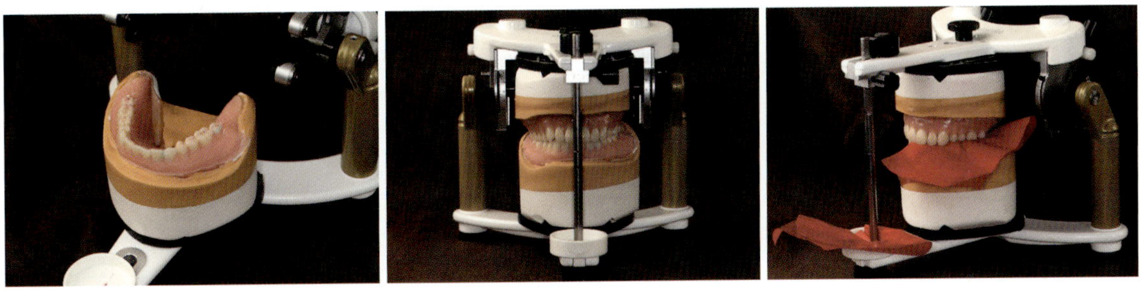

치료용 의치의 교합과 형태를 반영한 하악 새 의치 완성. 인공치 및 의치상 모두 새로 제작된 셈이다.

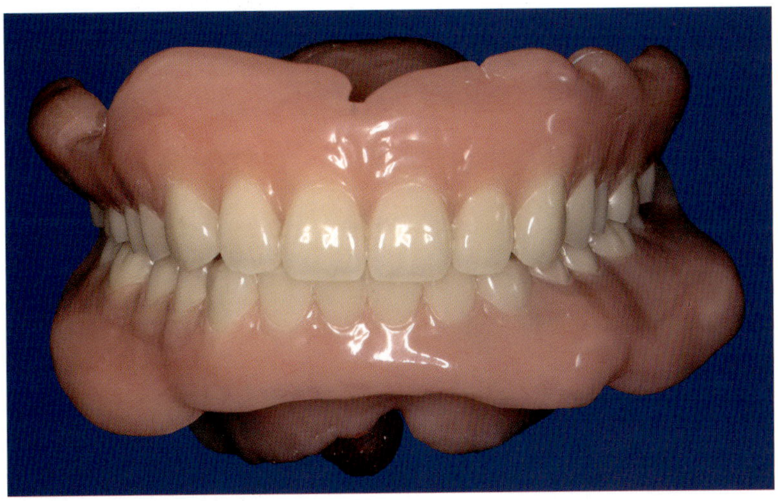

필요에 따라 동시에 상악 의치의 인공치 교환 또는 재제작을 시행한다.

5 | 인공치 선택

고딕 아치 교합채득 후, 인공치 시적을 위해 브로셔나 실물 인공치를 보여주고 환자에게 인공치 형태와 쉐이드를 선택하도록 한다.

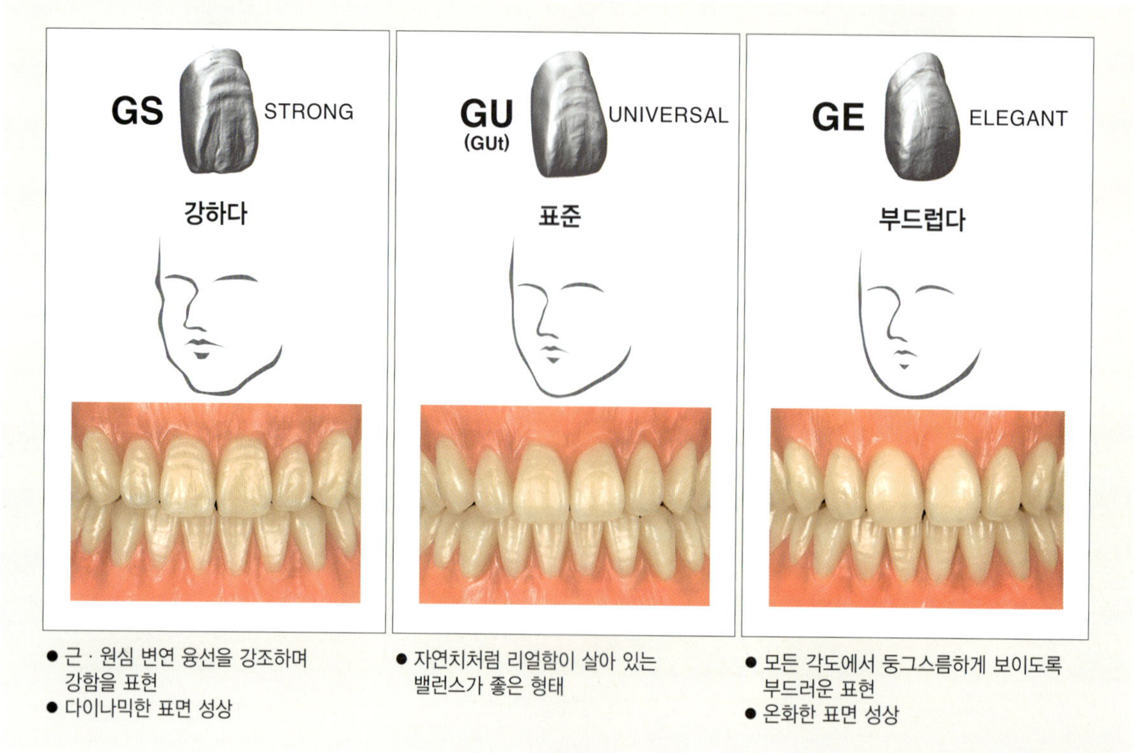

GC Surpass 전치 G-시리즈 브로셔에서 발췌.

기존에는 얼굴형과 치아형이 유사관계에 있다고 하여 인공치 형태를 선정하는 데 이용되었으나, 현재는 유사관계가 없다는 조사 결과가 발표되고 있다[12-14].

모처럼 새 의치를 제작하는 것이라면 인공치의 형태가 주는 이미지를 설명하고 환자의 선호하는 형태를 선택하도록 하는 것이 좋다. 인공치의 쉐이드에 대해서도 마찬가지이다.

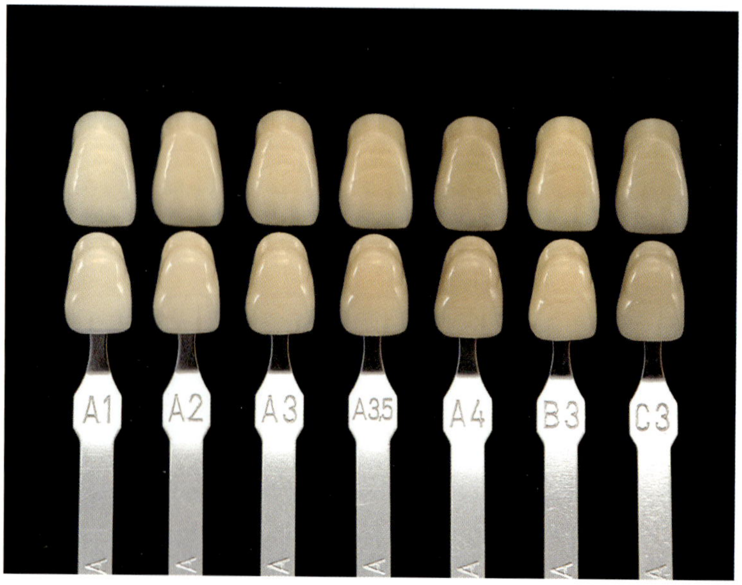

GC Surpass 전치 G-시리즈 브로셔에서 발췌.

06

시적 및 전복검사

1 | 시적

상·하악 전치부 인공치만을 배열하여 시적을 시행한다.

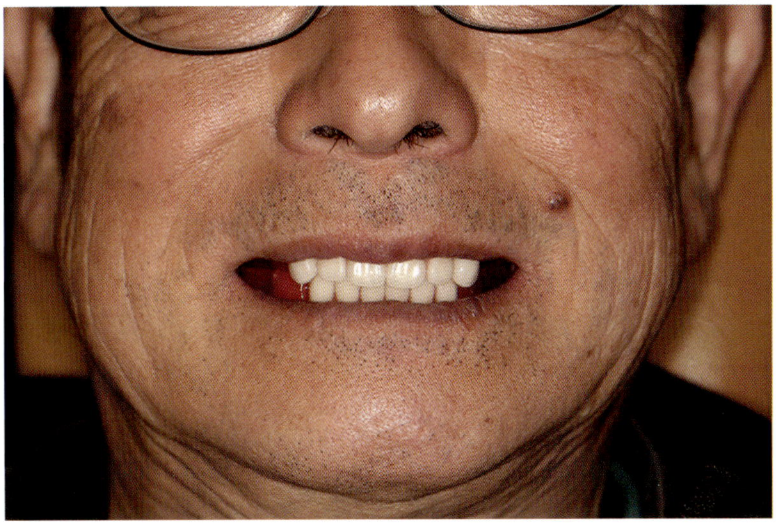

1. 전치부 인공치의 배열 확인

환자에게 거울로 보게 하여 함께 전치부 인공치의 형태, 크기, 색조를 확인한다.

필요하면 수정한다.

2. 교합고경 확인

① 하악 안정위를 이용하는 방법
② Air-blow법
③ 무~발음법
④ 발음 확인
⑤ 연하 확인
⑥ 안모 확인

3. 수평적 하악위 확인

필요하면 수정 및 리마운트

2 | 전복 검사[15)]

시적과 동시에 전복 검사를 시행한다. 탐침으로 시적상 구치부 왁스림을 찔러가며, 찔러도 납의치가 전복되지 않는 가장 바깥쪽의 구멍을 연결하여 표시한다.

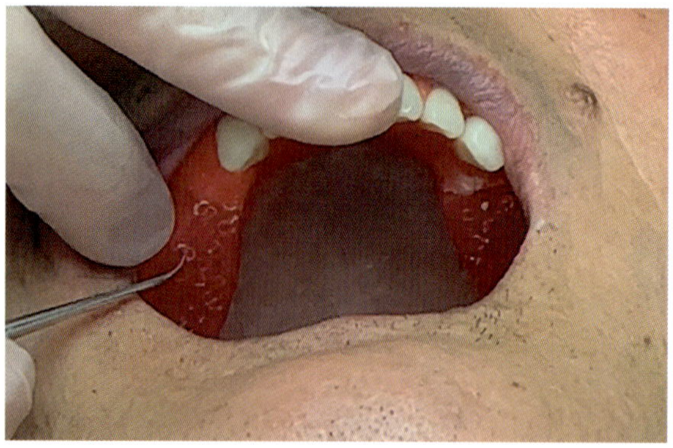

장점

조작이 간단하고 단시간에 할 수 있다. 의치의 비전복 영역에 인공치를 배열할 수 있다.

단점

시적상은 완성된 의치에 비해 적합도가 낮기 때문에 정밀도가 떨어진다.

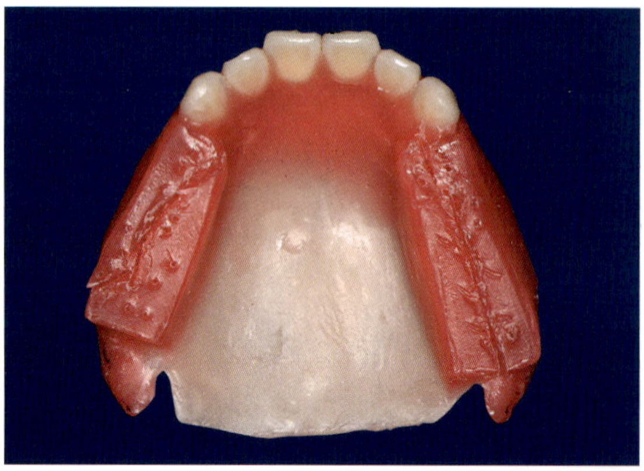

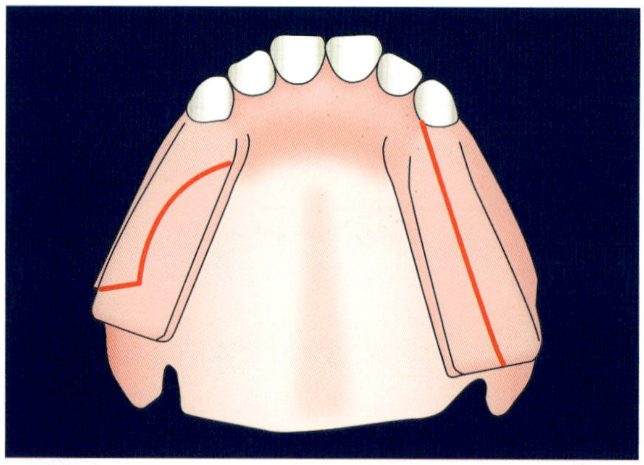

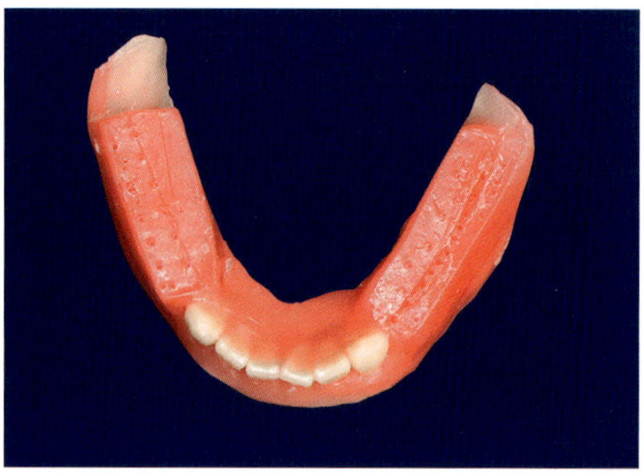

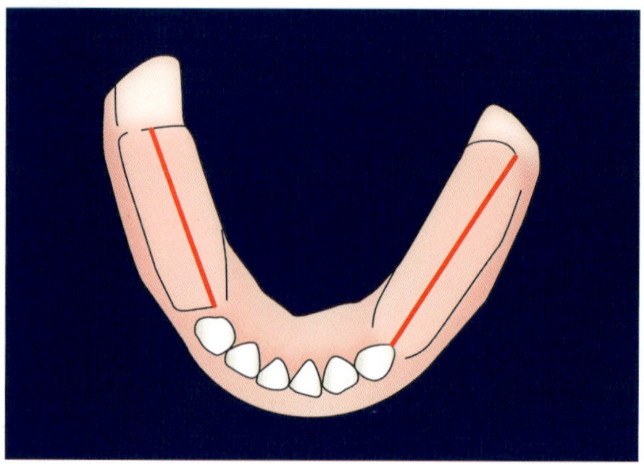

시적과 동시에 전복검사를 시행한다

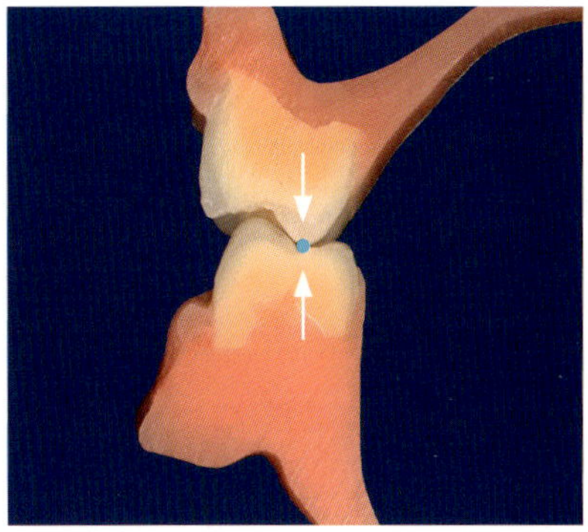

탐침으로 시적상의 구치부 납의치 치조제를 찔러가며, 찔러도 납의치가 전복되지 않는 가장 바깥쪽의 구멍을 연결하여 표시한다.

Lingualized occlusion으로 배열할 경우, 이 라인이 상악에서는 구치 인공치 설측 교두의 가장 바깥쪽 배열 위치이고, 하악에서는 구치 인공치와의 가장 바깥쪽 배열 위치가 된다.

이 상·하 라인 안쪽에 인공치 접촉점을 설정함으로써 작업측에 음식물이 끼어 있어도 의치가 탈락하거나 회전하지 않고 안정된 상태를 나타내는 편측성 균형교합이 확립된 의치가 된다.

설방을 고려하여 최대한 바깥쪽에 배열한다.

반대로 제1소구치나 제2대구치 등 상·하 인공치를 교합시켜서는 안 되는 곳도 확인할 수 있다. 치조제 형태는 증례에 따라 변화가 많으며, 예를 들어 제2대구치에 스키존이 있어도 다른 부위의 치조골 흡수가 적으면 의치가 전방으로 움직이지 않는 경우도 있다.

따라서 직접 전복을 확인할 수 있다. 다만,

① 탐침으로 누르는 힘의 목표치와 실제 누른 압력이 불확실하다.

② 시적상이기 때문에 모형에서의 탈착 용이성을 우선하여 모형의 언더컷을 크게 메우고 있다.

③ 그 제작법의 차이로 인해 완성된 의치와 비교하여 시적상 자체의 적합도가 떨어진다는 점을 고려해야 한다.

②, ③의 단점을 극복하기 위해서는 기존의 시적상과 비교하여 훨씬 우수한 적합성을 가진 3D 프린팅 의치로 확인하는 것이 권장된다.

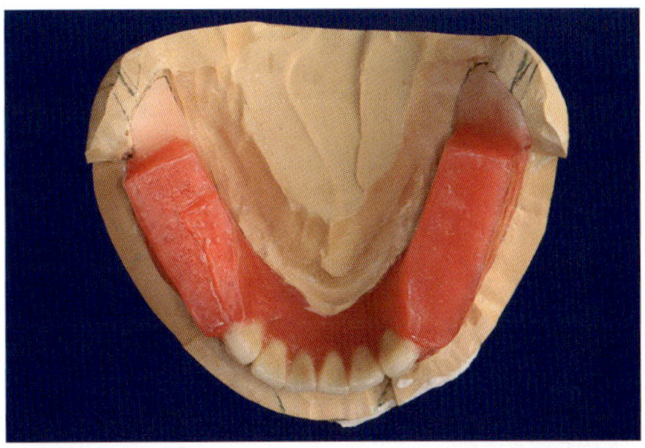

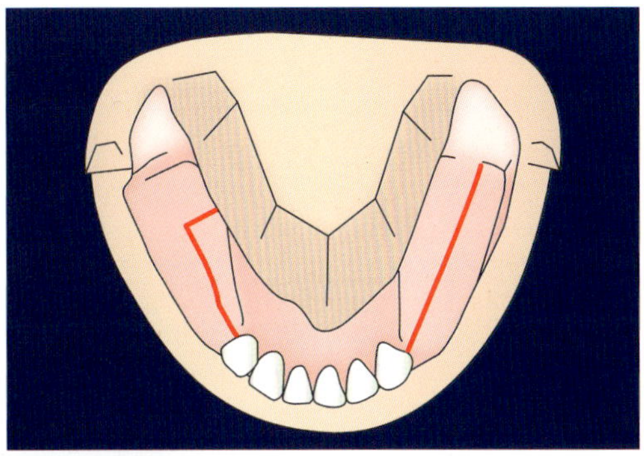

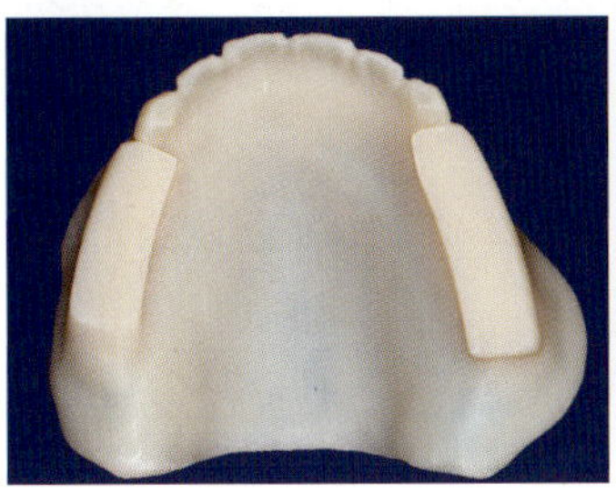

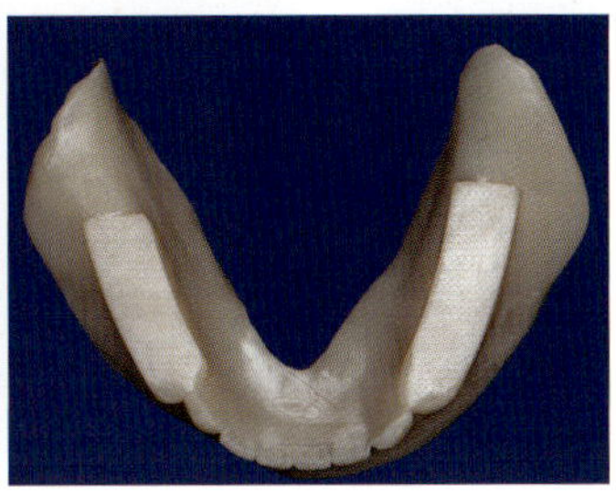

3D 프린팅 의치상
(O.Tec Dental Laboratory의 大内悠輔 치과기공사 제작: 야마가타현)

07

장착 전 리마운트

1 | 교합채득의 두 가지 방법

1. 영역에서 핀포인트로 좁힌다.

① 간이 교합채득
② 정밀 인상채득 시의 교합채득
③ 고딕 아치에 의한 교합채득
④ 시적 시의 교합채득(필요 시)
⑤ 장착 전 리마운트

상이 없는 교합채득으로 시작하여 의치상 형태에 가까워지면서 교합채득을 하고, 최종적으로는 완성된 의치로 교합채득을 함으로써 넓은 범위에서 점점 좁혀가며 적정한 하악위의 핀포인트에 수렴해 가는 이미지로 진료를 진행한다.
최대 5회의 교합채득을 하게 된다.

특히, 완성 의치는 환자에게 '적절한 교합고경', '의치의 안정성', '양호한 혀 감각'을 가장 잘 제공해 준다. 따라서, 완성 의치를 장착했을 때와 사용한 후의 변화가 가장 적절한 하악위로 변화한다고 생각된다.
따라서 완성된 의치를 착용할 때 약간이라도 교합조정이 필요한 경우가 많다. 따라서 이 완성된 의치로 구강 내에서 교합을 측정하고, 한 번 맡아서 리마운트를 한 다음 기공실에서 교합조정을 하는 것을 루틴으로 하고 있다.
하악위 변화가 적은 경우에는 실리콘 바이트 또는 이소컴파운드를 통해 상·하 인공치와 접촉시켜 교합을 측정한다.
하악위 변화가 큰 경우에는 리마운트법으로 채득한다(P.153 참조).
또한, 기공소 측에서 중합 후 리마운트 조정을 전제로 한다 하더라도, 레진 중합 수축에 따른 의치의 뒤틀림으로 인한 인공치 위치 이동에 대한 대응이기도 하며, 교합기에 마운트할 때 생길 수 있는 오차나 실수에 대한 대응이기도 하다. 물론, 필요가 없다면 그대로 환자에게 전달한다.

장착 전 리마운트 시

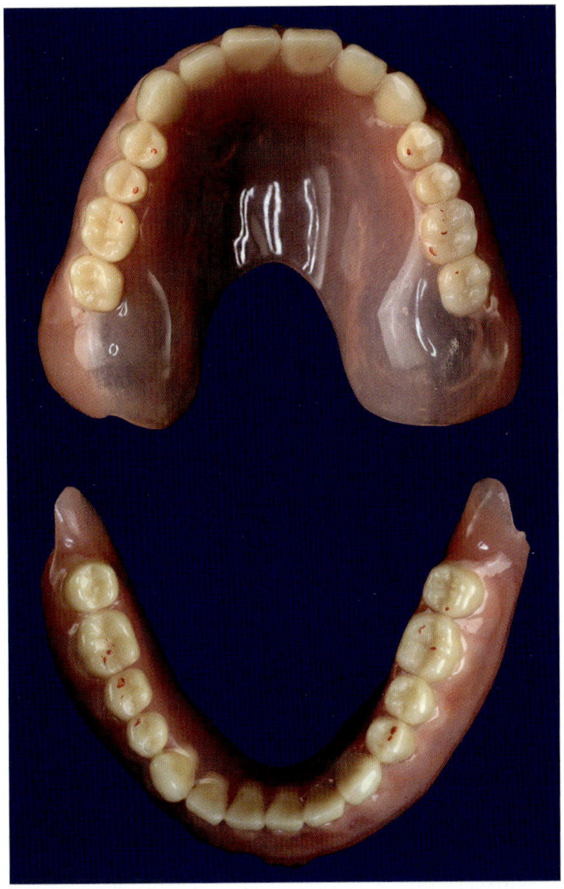

장착 전 리마운트 후

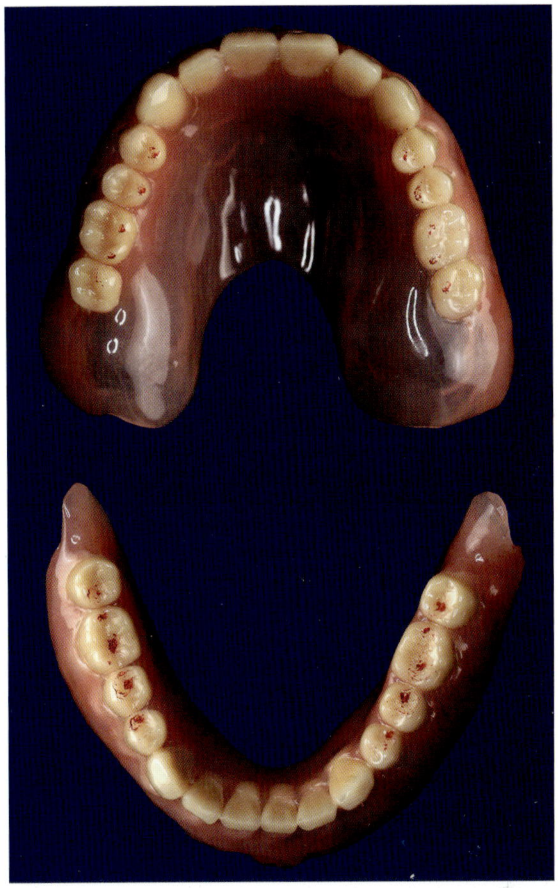

인공치 배열 형식은 lingualized occlusion을 채용하고 있다.

2. 하악위 후퇴

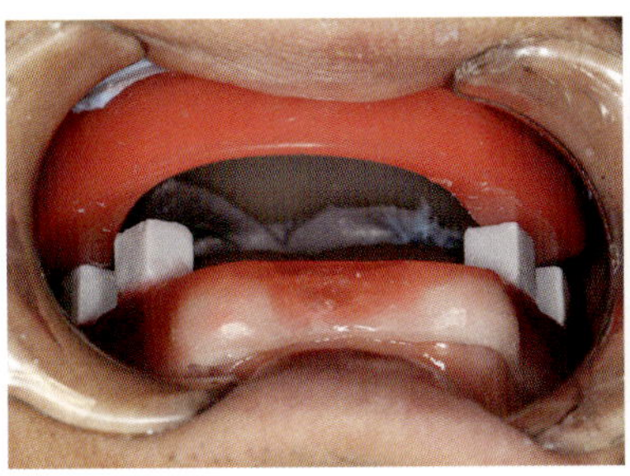

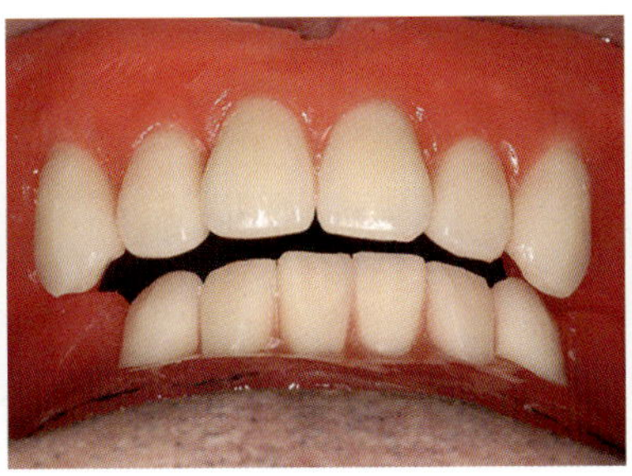

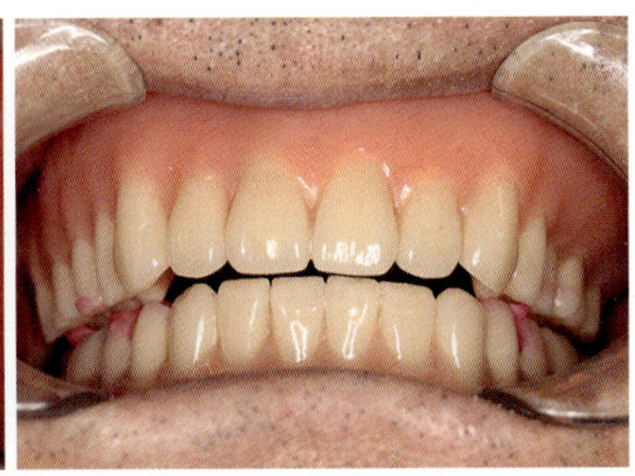

그러나 정밀 인상채득 시, 고딕 아치 시, 시적 시, 완성 의치 장착 시 또는 완성 의치 사용 중에 하악위가 변화하는 것은 드물지 않다.

의치의 장기 사용

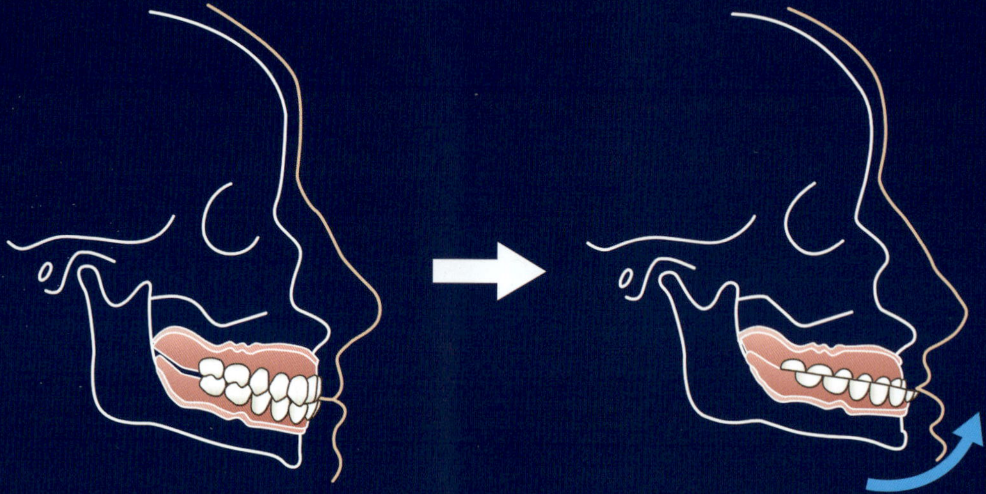

- 교합고경의 저하
- 하악의 전방 변위
- 구강 주위 근육의 과긴장

↓ 개선

- 적절한 교합고경
- 의치의 안정성
- 좋은 혀의 감촉

↓

하악위가 후방으로 이동해 온다

의치의 장기 사용으로 교합고경의 저하, 하악의 전방 변위, 구강 주위 근육의 과긴장이 일어나기 쉽다. 이에 대해 적절한 교합고경, 의치의 안정, 좋은 혀의 감촉을 얻을 수 있으면 하악위가 후퇴하는 경향이 있다.

❶ 하악위 후퇴의 원인[9)]

1. 교합고경이 거상된 만큼 하악이 회전 운동을 일으켜 기하학적으로 하악이 후퇴한다(일시적 변화).
2. “적절한 교합고경”, “의치의 안정”, “좋은 혀의 감촉”을 얻은 의치를 사용하면 근육군의 긴장이 풀려 다시 하악이 후퇴(이차적 변화)하고 환자의 기능이 회복된다.

교합거상에 의한 하악의 기하학적 후퇴

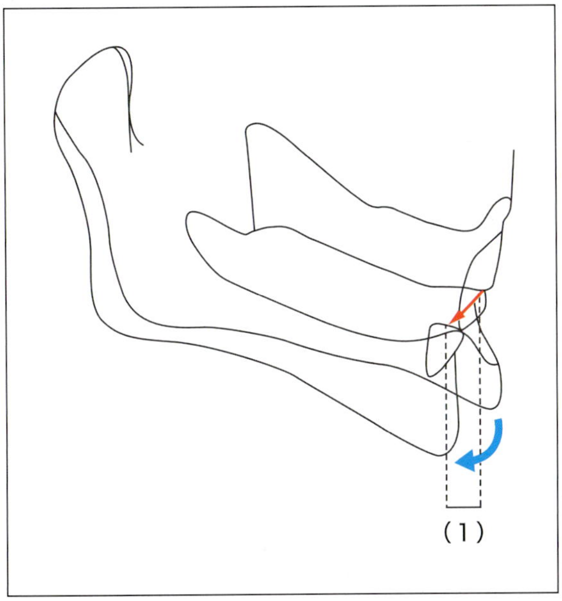

근기능 회복에 의한 하악위 후퇴

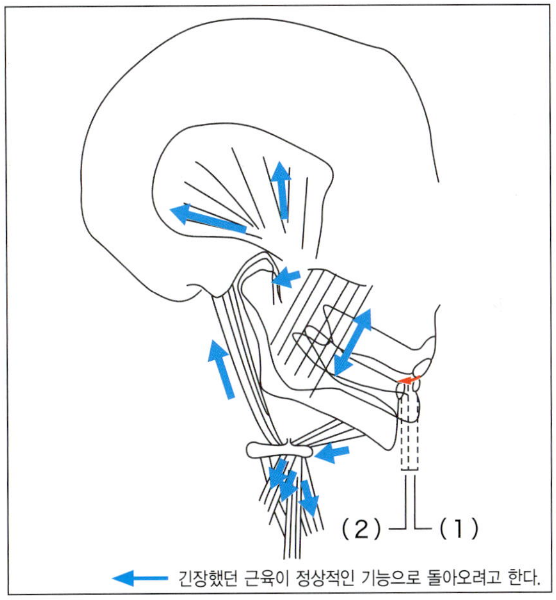

아베 지로: 무치악 임상—해부학적 인공치와 플랫 테이블의 하악위 수정 기전의 차이. 일본 턱교합학회지『교합의 과학』, 20(1): 62–70, 1999.

하악의 후퇴는 (1) + (2)에 의해 일어난다.

(1) 1차적 변화: 교합거상에 의한 하악의 기하학적 후퇴

(2) 2차적 변화: 근기능 회복에 의한 하악위 후퇴

❷ 하악위 후퇴의 빈도

가장 곤란한 것은 인공치 교체가 필요한 정도의 큰 하악위 변화이다. 2017년 8월부터 2024년 3월까지 본원에서 새로 제작한 상·하악 총의치를 장착한 49건의 증례 중 교합 불안정으로 플랫 테이블법을 선택한 증례가 2건이었다.

기타 고딕 아치상의 tapping point에 교두감합위를 설정한 47건의 증례 중 인공치 교체가 필요했던 큰 하악위 변화의 발현율을 조사했다.

교합조정만으로는 해결되지 않아 인공치 교환까지 이르게 된 증례는, 의치 장착 시의 변화로 인한 것이 2증례, 의치 사용 2주 후의 변화로 인한 것이 1증례였다.

※이 47증례 중에는 교합이 불안정하지만 비교적 수렴하는 포인트 또는 apex에 가까운 포인트를 설정한 7증례를 포함한다. 시적 시의 수정은 카운트하지 않았다.

새로 제작한 상·하악 총의치를 장착한 47증례

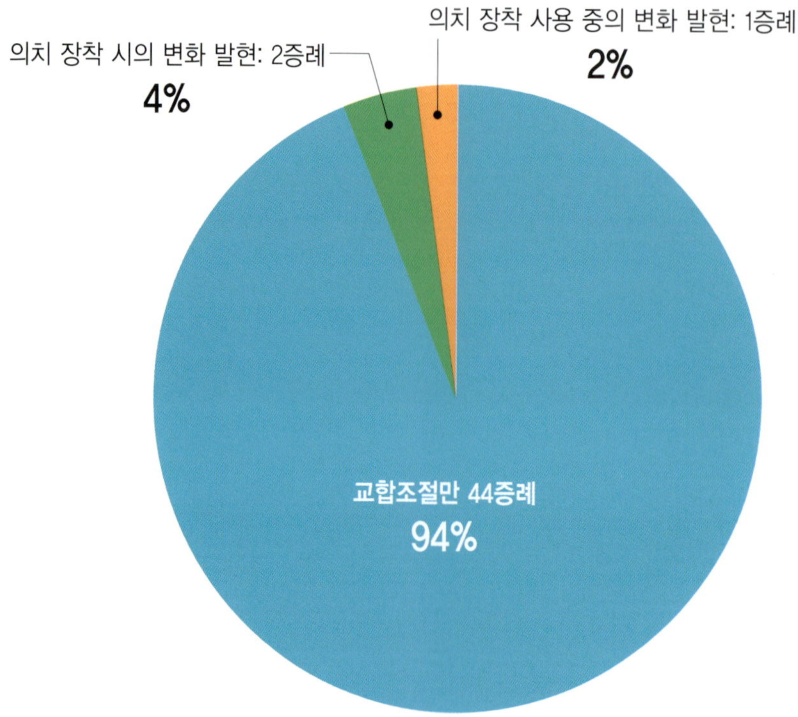

사토치과의원 라 프랑스 오피스 하야시 히로아키(林 宏暁)에 의한 조사

❸ 완성 의치를 장착하고 장기간 경과 후 하악위가 후퇴한 증례

최장 6년 동안 완성된 의치를 장착한 후 하악위가 후퇴한 상·하 무치악 증례를 경험한 적이 있다. 의치 제작 시 이미 하악위가 불안정하여 플랫 테이블법으로 의치를 완성한 증례였다.

여성: 의치 장착 시 82세, 하악 후퇴 시 88세

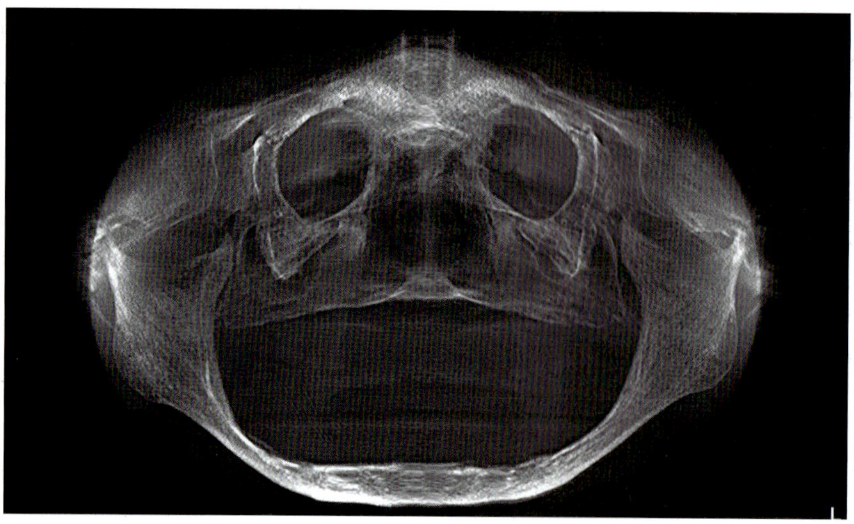

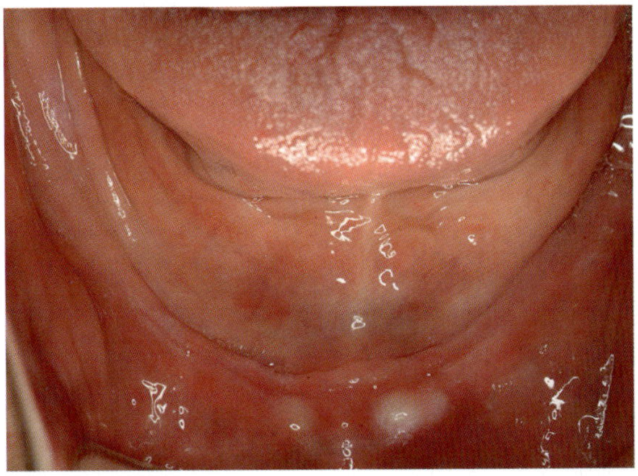

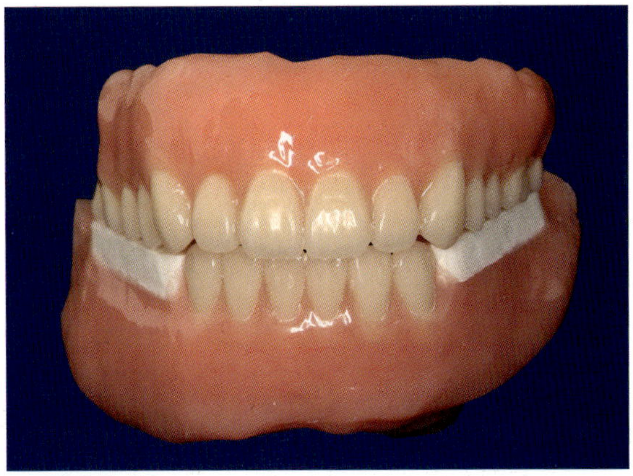

플랫 테이블 의치로 교합이 수렴.

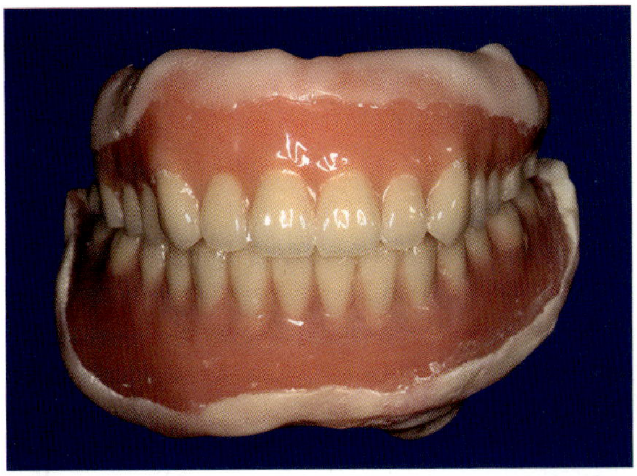

#37–47 인공치 교환. 이후 상·하 모두 리라이닝하여 최종 의치로 했다.

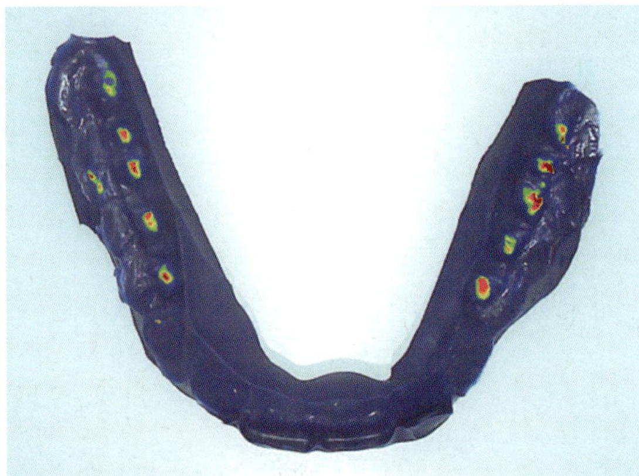

Prescale(GC)로 확인한 교합 상태.

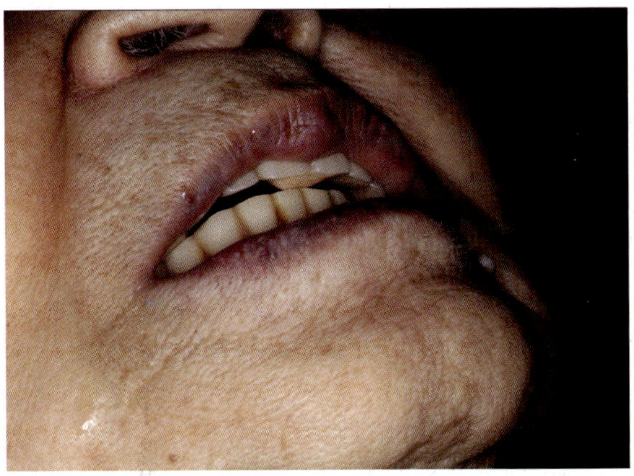

6년 후 하악이 후퇴했다. 임시로 전치부를 즉시중합레진으로 고정했다.

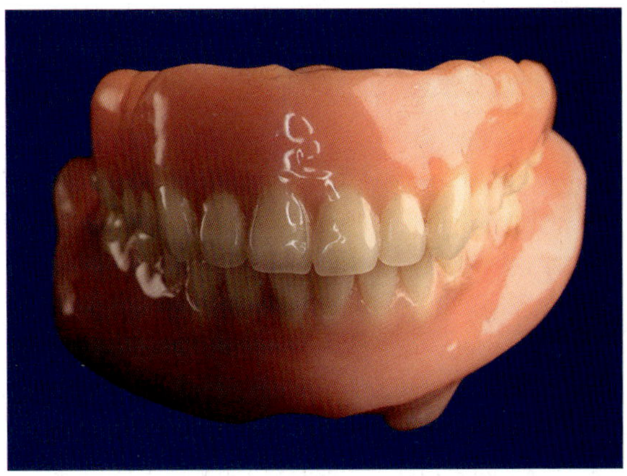

리마운팅을 시행했다. 구치부는 교합조정을 통해 대응했다. 상·하 전치부 사이에 발생한 오버젯을 메우기 위해 하악 전치부 인공치부를 교체했다.

08

Suction Denture 형태 특징

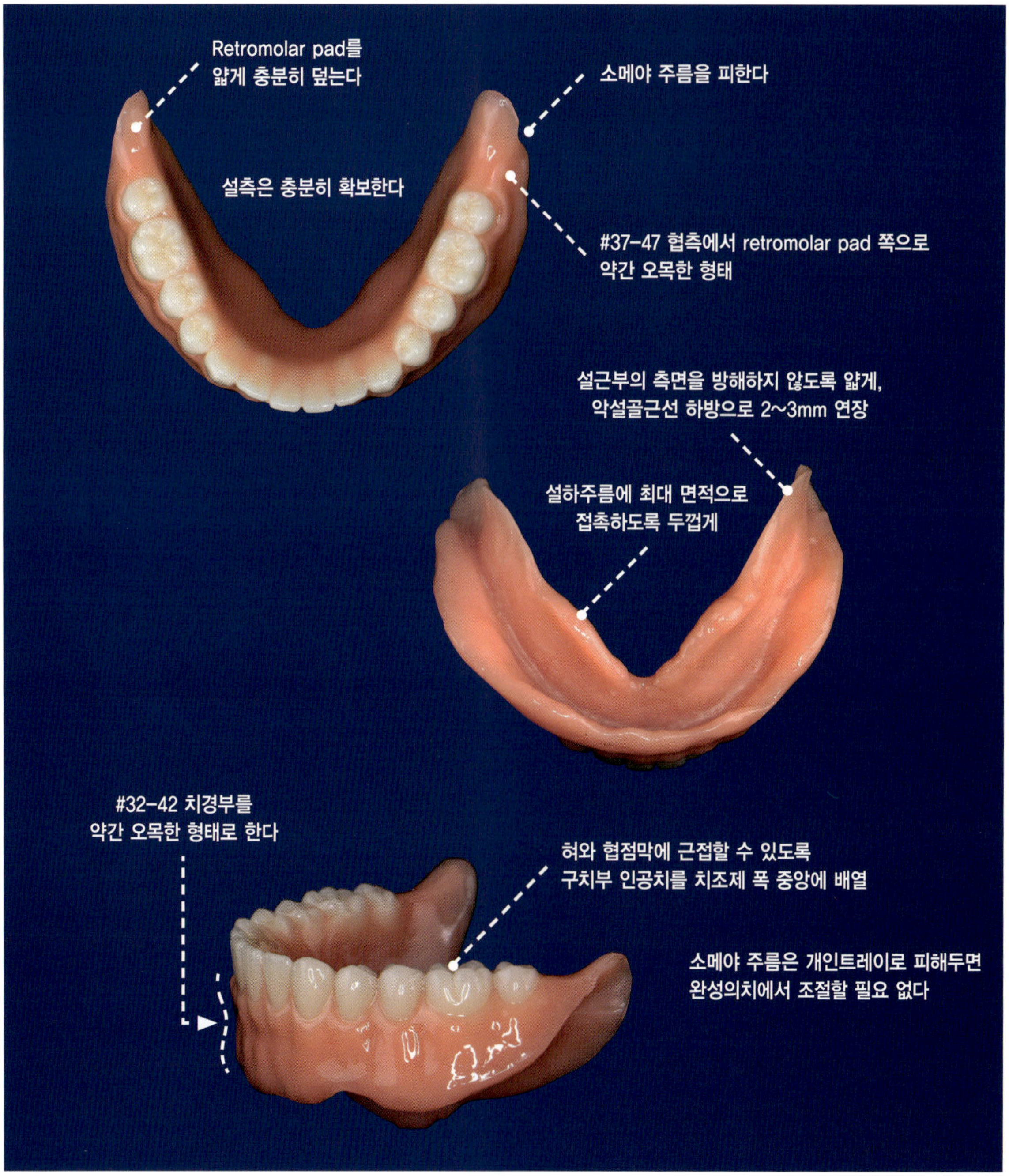

순측, 협측에 비해 설하주름부는 봉쇄 면적이 적다. 따라서 의치 완성 시 해당 부위를 과도하게 연마하여 작게 만들면 봉쇄가 불완전해지기 쉽다. 이는 하악 흡착의치에서 가장 많이 발생하는 기공 실수이다. 형태를 최대한 변형시키지 않도록 조심스럽게 연마한다. 모든 변연에서도 마찬가지이지만, 특히 이 부위는 주의한다.

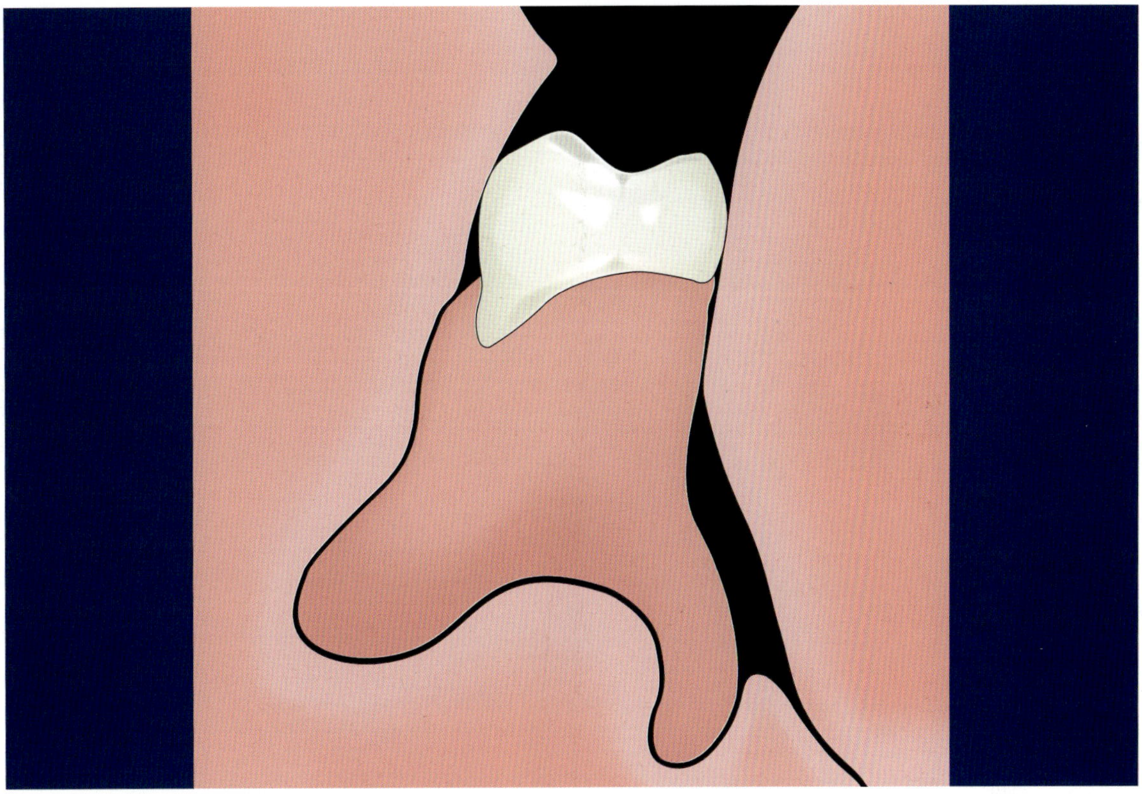

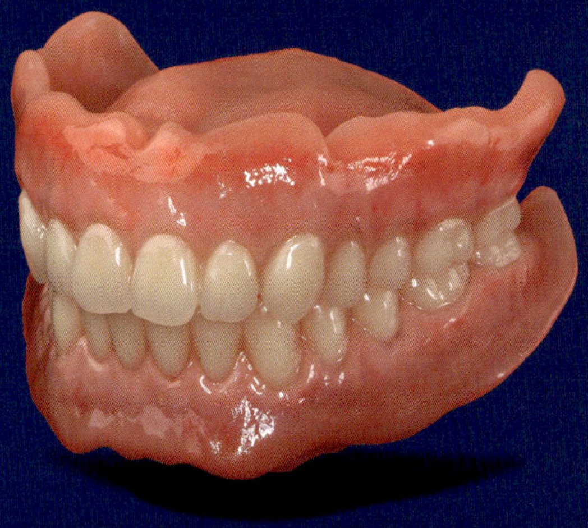

Chapter 5

하악 무치악 고도 치조제 흡수 증례의 특징과 그 대처법

하악 고도 치조제 흡수 증례를 공략하기 위해서는
먼저 아래의 특징을 파악해야 한다.

01 Retromolar pad의 변형
인상채득용 트레이의 retromolar pad 보정

02 악설골근선 하부 점막의 통증·궤양
인상채득용 트레이의 악설골근선 하부 릴리프

03 개구 시 구강저의 거상
인상채득용 트레이의 저작점막까지의 설측 설정

04 치조제의 평탄화

05 밀착할 수 있는 치조제 점막 면적의 협소화

06 점막의 얇아짐
티슈 컨디셔너에서 리라이닝에 의한 레진 중합 변형의 보정 및 세틀링 대책

07 하구순의 내측 전위
하구순의 형태를 따르는 상 형태

01

Retromolar pad의 변형

[특징]

Retromolar pad는 섬유조직이 풍부한 단단한 전방부와 선조직이 풍부한 부드러운 후방부의 2종류로 형성되어 있다. 따라서 개·폐구를 통해 그 형태가 변화한다.

입을 벌리면 앞쪽의 단단한 조직은 그다지 변하지 않지만, 부드러운 후방 조직은 익돌하악주름에 이끌려 올라가 세로로 긴 형태가 된다. 그리고 입을 닫으면 역시 앞쪽의 단단한 조직은 그다지 변하지 않지만, 부드러운 뒤쪽 조직은 패드 후연이 접혀서 설측으로 쓰러져 가로로 긴 형태로 변한다(그림 1).

또한 이 retromolar pad의 단단한 조직과 부드러운 조직의 비율에는 개체 차가 있어 부드러운 조직이 전체의 대부분을 차지하면 입을 열거나 닫을 때 변형이 커진다(그림 2).

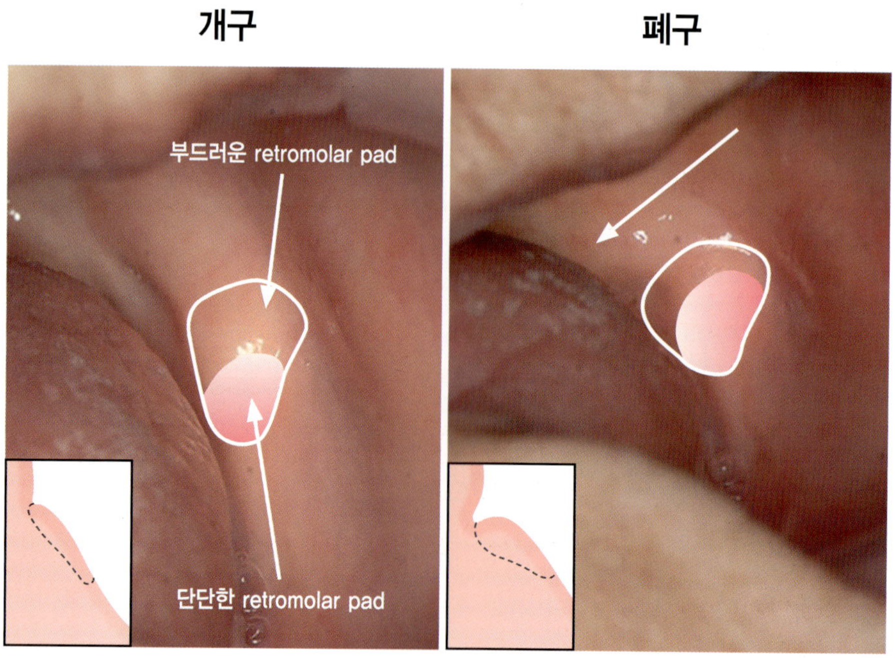

그림 1. Retromolar pad부는 전방이 섬유조직이 풍부하고 단단하며 뒤쪽은 선조직이 풍부하고 부드럽다. 입을 열면 익돌하악주름에 이끌려 부드러운 retromolar pad부가 일어선다. 입을 닫으면 이 부드러운 retromolar pad부가 설측으로 넘어간다. 따라서 개·폐구 시 형태가 변한다.

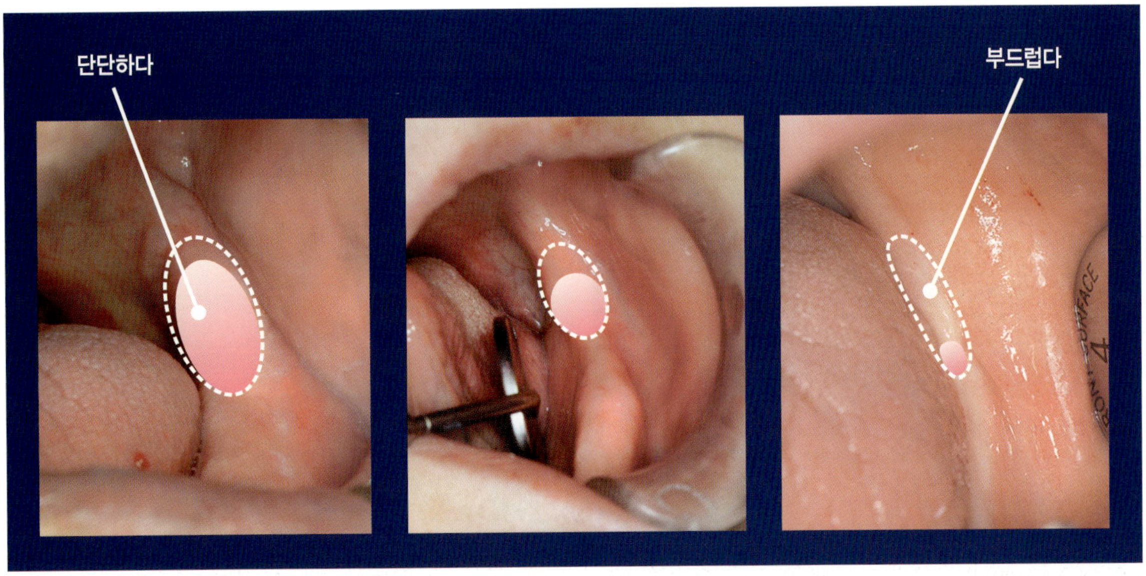

그림 2. Retromolar pad가 흡수되면 retromolar pad의 섬유성인 단단한 부분이 적어져 개폐 시 변형량이 커진다. 따라서 개형 인상채득 시와 정밀 인상채득 시의 교합고경이 약간 차이가 나더라도 retromolar pad와 해당 부위의 개인트레이가 적합하지 않게 된다. 흡수된 retromolar pad는 현저한 치조제 흡수 증례에서 나타나는 경향이 있다.

[대처법][2)]

흡착 인상채득법에서는 "폐구"하여 개형 인상채득 및 정밀 인상채득을 시행한다. 그러나 개형 인상채득에서는 상·하 입술이 닿을 때까지 폐구하여 하악 안정위를 겨냥한 교합고경으로 채득하고, 정밀 인상채득에서는 완성 의치의 교두감합위를 상정한 교합고경으로 채득하고 있으므로, 목적의 하악위가 애초에 다르다(그림 3). 그리고 개형 인상채득의 하악위를 고려하면 이 두 인상채득 시의 교합고경은 등거리가 아닌 경우가 대부분이다. 따라서 연조직이 높은 비율을 차지하는 retromolar pad에서는 그 교합고경의 차이에 따라 변형이 크게 나타나기 때문에 해당 부위의 개인트레이에 부적합이 생긴다.

그래서 우선 핏체커를 사용하여 점막 적합성을 확인한다. 이어 그 부적합성을 참고로 즉시중합레진을 해당 부위에 채우고, 미리 정밀 인상채득용으로 교합채득한 교합고경으로 교합시켜 경화를 기다린다. 그리고 경화 후 바로 형태 수정을 한다(그림 4). 또는 인젝션 타입의 실리콘 인상재를 같은 부위에 도포하고, 튀어나온 부분을 깎아내어 형태 수정을 한다. 이렇게 개인트레이의 retromolar pad 부분을 맞춘 다음 폐구 기능 정밀 인상채득에 임한다(그림 5).

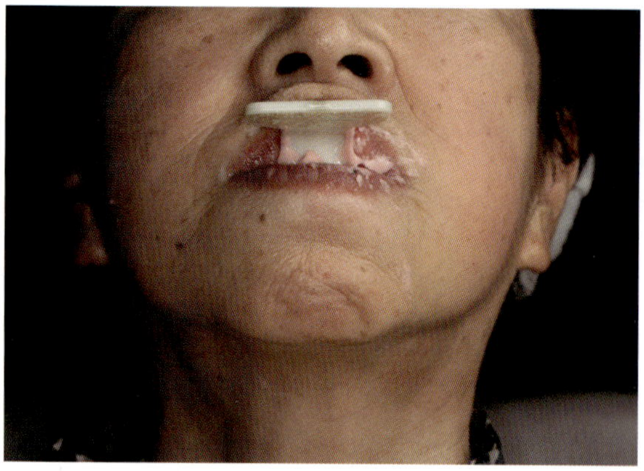

그림 3a. 하악 안정위를 겨냥한 교합고경으로 채득하는 개형 인상채득.

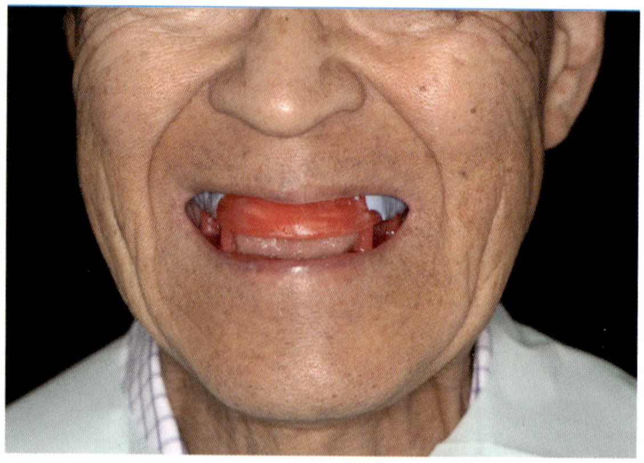

그림 3b. 완성 의치의 교두감합위를 상정한 교합고경으로 채득하는 정밀 인상채득.

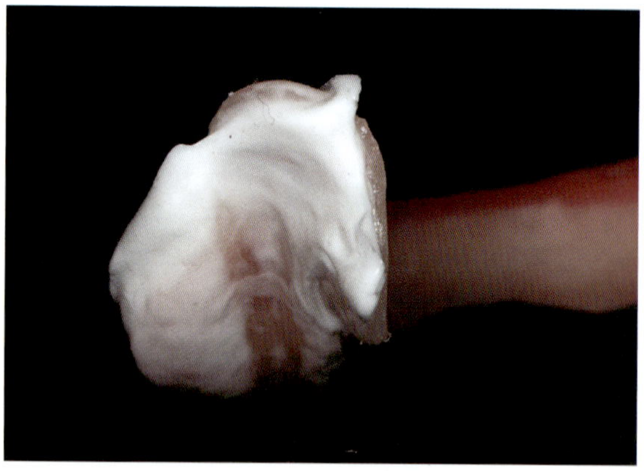

a: 폐구 상태에서 핏체커로 부적합을 확인.

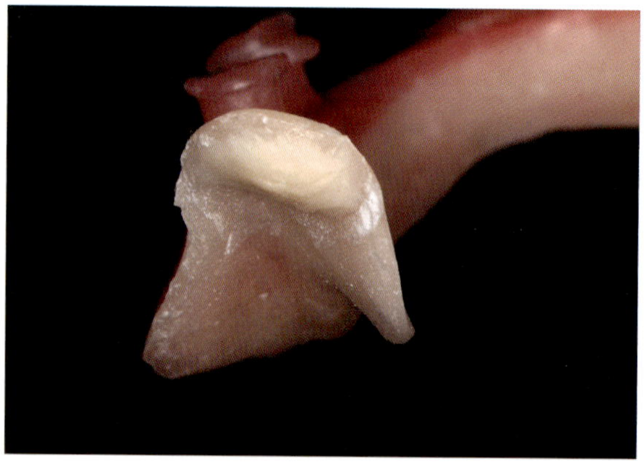

b: 즉시중합레진을 첨가하여 폐구 상태에서 경화.

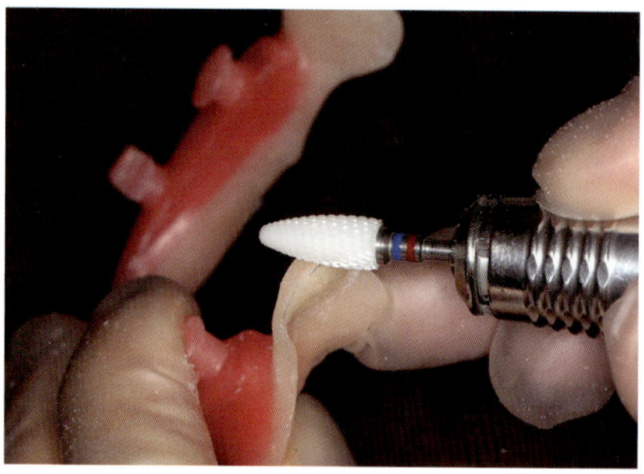

c: 형태 수정.

그림 4a~c. 이러한 증례에서는 정밀 인상채득용 개인 트레이의 교합채득 후 트레이의 retromolar pad 부분에 즉시중합레진을 첨가하여 형태 수정을 하여 적합을 도모한다. 그 후 정밀 인상채득을 채득한다.

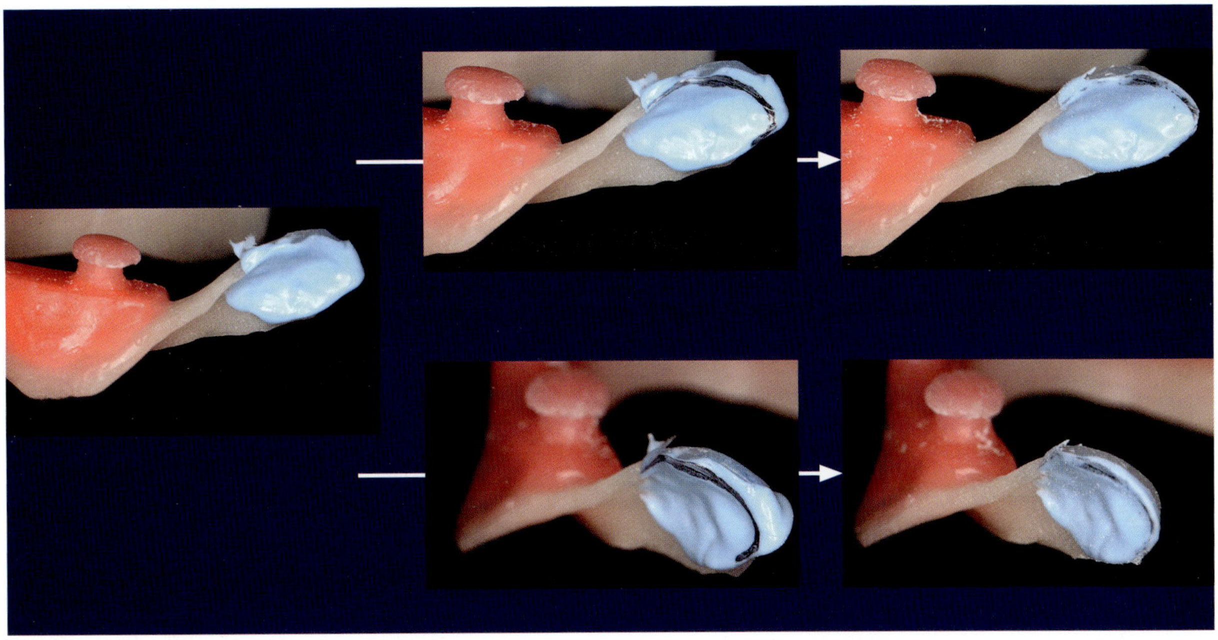

그림 5. 또는 인젝션 타입의 실리콘 인상재를 도포하고, 튀어나온 부분을 제거하여 형태 수정을 한다. 미리 retromolar pad 후연부를 매직으로 표시해두면 작업이 원활하다.

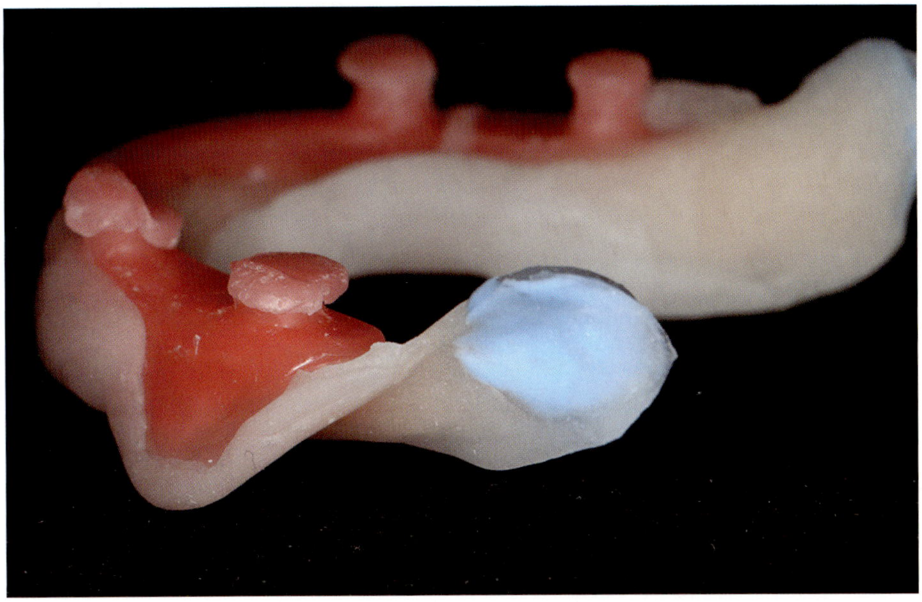

개인트레이의 retromolar pad 부분을 형태 수정하여 1차 정밀 인상채득을 한 결과.

02

악설골근선 하부 점막의 통증·궤양

[특징]

악설골근은 악설골근선과 설골에 부착되어 있으며, 안정 시에는 그 근육을 이완시키고 있지만, 연하 시에는 수축시켜 설골을 상방으로 견인한다. 그 때 결과적으로 악설골근이 상방으로 이동하고, 눌린 해당 부위 점막이 의치상과 접촉하여 통증·궤양을 유발할 수 있다(그림 1, 2).

특히 현저한 고도 흡수 치조제에서는 근육의 부착부가 치조제 위에 위치하는 경우가 있으며, 이러한 경향이 강해진다(그림 3).

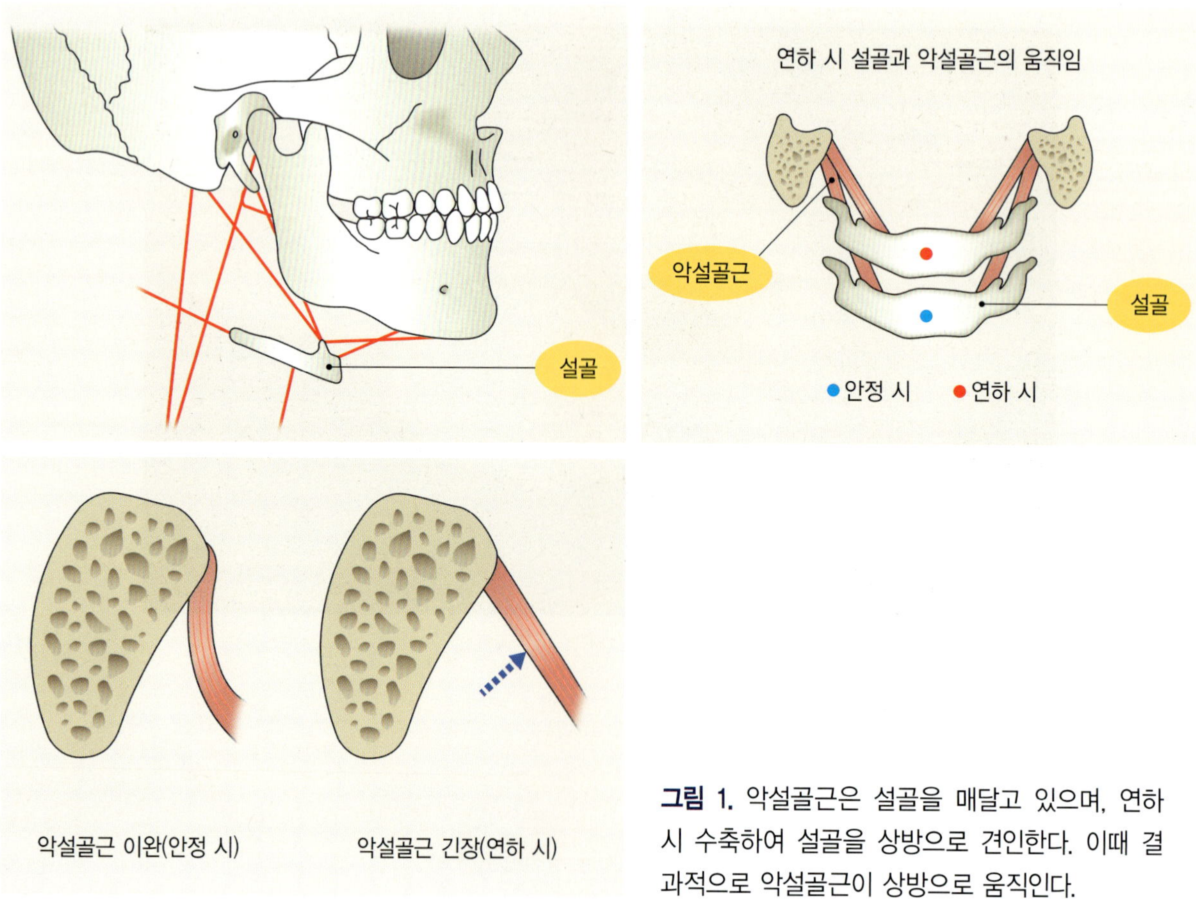

그림 1. 악설골근은 설골을 매달고 있으며, 연하 시 수축하여 설골을 상방으로 견인한다. 이때 결과적으로 악설골근이 상방으로 움직인다.

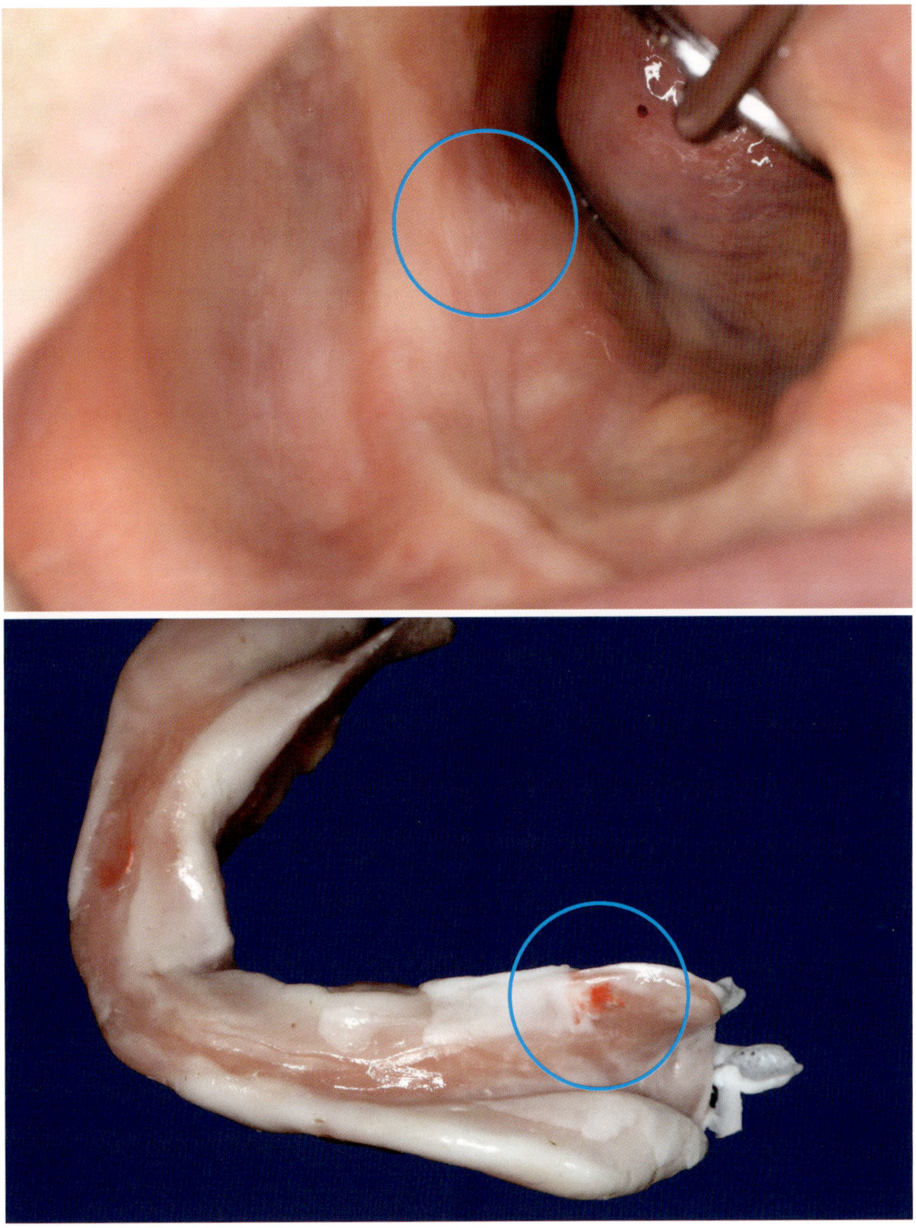

그림 2. 치조제가 현저하게 흡수되어 궤양이 발생한 증례.

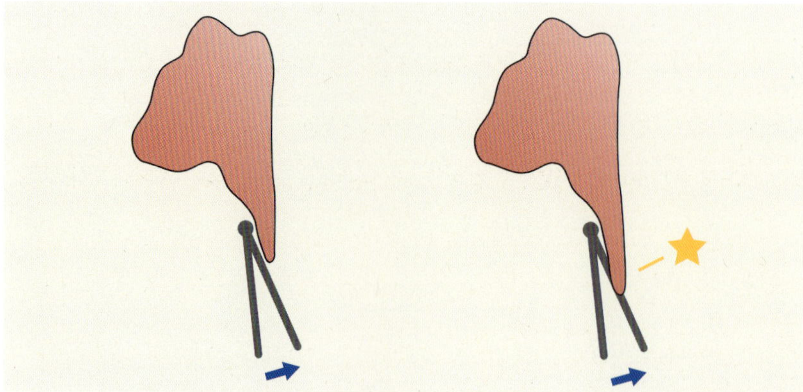

a: 의치상의 악설골근선하부를 과도하게 연장하면 연하 시 부딪히기 쉽다. 또한 장시간 의치를 착용하면 불편하다고 호소하는 환자도 있다. 따라서 필요 최소한의 길이인 2~3mm로 유지한다.

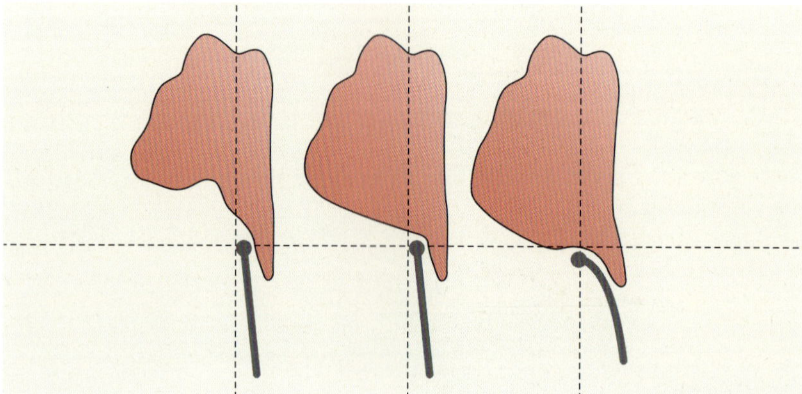

b: 치조제의 흡수가 현저하게 진행되면 악설골근의 부착부가 결과적으로 치조제 위에 위치하게 된다.

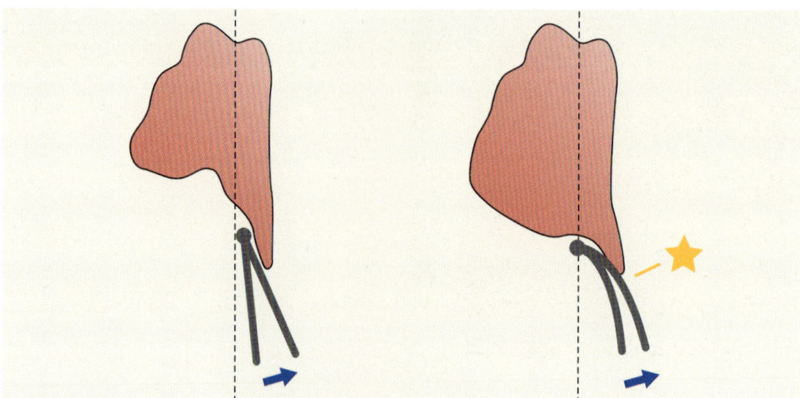

c: 그러면 역시 연하 시 의치상과 부딪히기 쉽다.

그림 3a~c. 현저한 고도 치조제 흡수에서는 근육의 부착부가 치조제 위에 위치한다.

[대처법]

앞서 언급한 바와 같이 연하 시 해당 부위가 접촉하여 통증, 궤양이 생기기 쉬우므로 개인트레이의 시적 시 해당 부위에 핏체커를 사용하여 실제로 연하시켜 거상하는 해당 부위와의 접촉을 확인한다. 접촉이 없어질 때까지 개인트레이 내면을 삭제한 후 정밀 인상채득에 임한다. 그러면 완성된 의치에서의 조정량이 감소한다(그림 4).

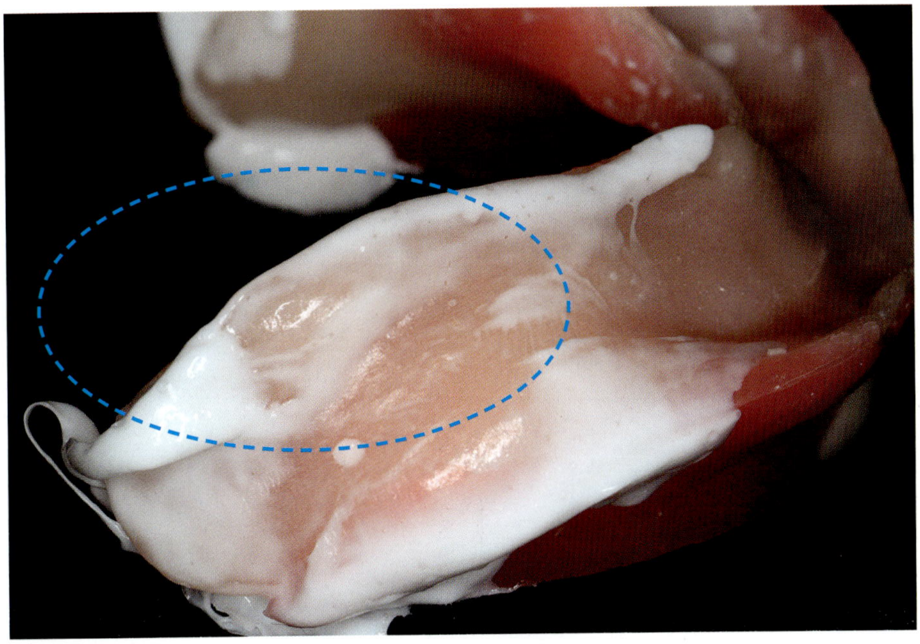

a: 개인트레이 시적 시 핏체커로 연하 시 닿는 부위를 체크

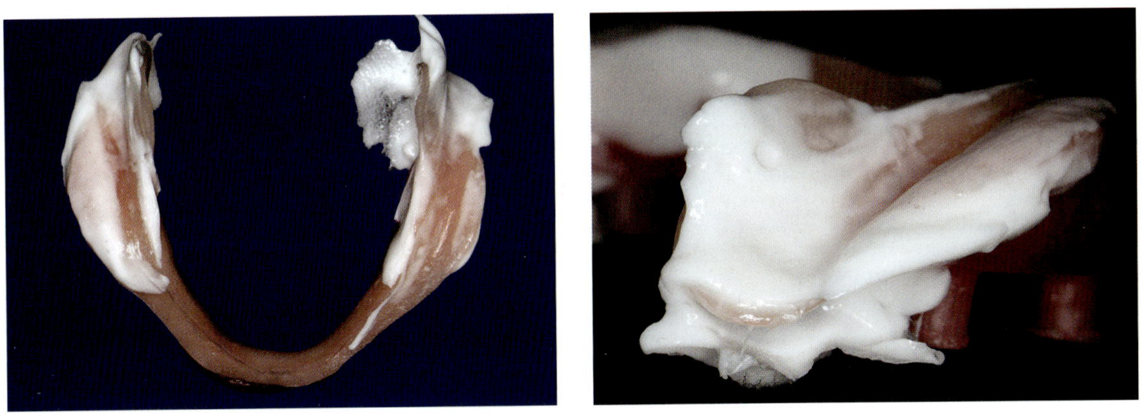

b: a와는 다른 증례. 연하 시의 접촉 부위를 체크

그림 4a, b. 연하해도 올라오는 악설골근 하부 점막과 개인트레이가 접촉하지 않을 때까지 삭제하여 릴리프한다.

03

개구 시 구강저의 거상 (P.69 참조)

[특징]

고도 흡수 치조제에서는 입을 벌리면 구강저가 거상하는 증례가 증가하는 경향이 있다(그림 1).

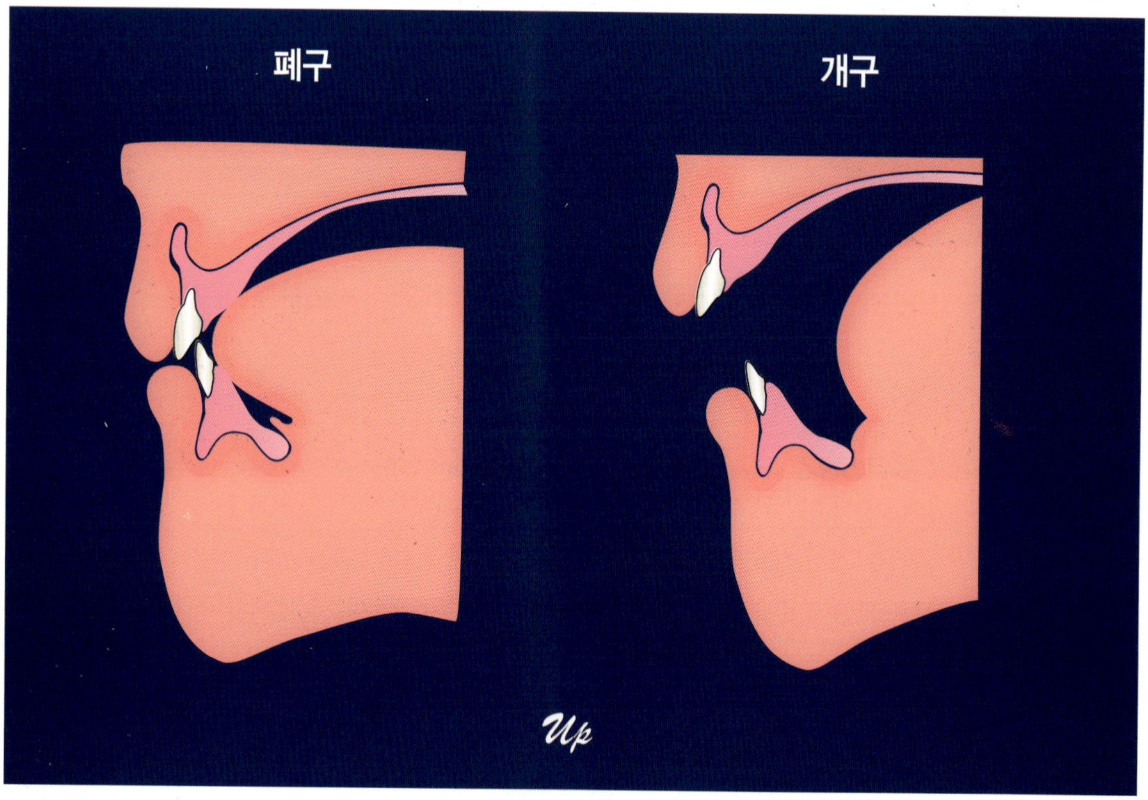

그림 1. 입을 다물었을 때는 혀가 전방에 있지만, 입을 벌리면 구강저가 거상한다.

[대처법]

이 거상하는 구강저에는 설하선이 내포되어 있는 경우가 많고, 마시멜로 정도의 경도와 반발력이 있는 경우가 많다. 이를

① 의치를 제 위치로 유도하는 가이드(소켓)

② 의치의 설측 변연봉쇄

③ 의치의 후방 이동 스토퍼

에 활용할 수 있다고 생각했다.

개구하면 구강저가 솟아오르듯이 거상하므로 개인트레이의 설계선은 설측에서 저작점막(비가동점막)까지로 하고, 결코 가동점막까지 연장해서는 안 된다. 개인트레이는 하악 안정위에 해당하는 구강저가 거상하기 전의 위치에 있는 개형 인상채득 모형으로 만들어져 있다. 따라서 만약 연장하여 정밀 인상채득을 채득하면 정밀 인상채득체 및 완성 의치는 개구하면 구강저에 밀려 올라가 떠오르기 때문이다. 또한 개구 시에 거상하는 구강저의 후방에 위치한 악설골근선 하부는 연하 시에는 거상하지만 개구 시에는 연동하여 올라오지 않는 부위이므로 의치의 수평이동 저항으로 하방 및 원심 방향으로 트레이를 최대한 2~3mm 연장한다. 이렇게 설계한 "사슴뿔" 형태의 개인트레이는 생소하여 이상하게 느낄 수도 있다. 그러나 이러한 형태의 개인트레이로 정밀한 인상채득을 얻지 못하면 안정적인 의치 제작이 어렵다고 생각한다(그림 2).

개인트레이의 설계 라인

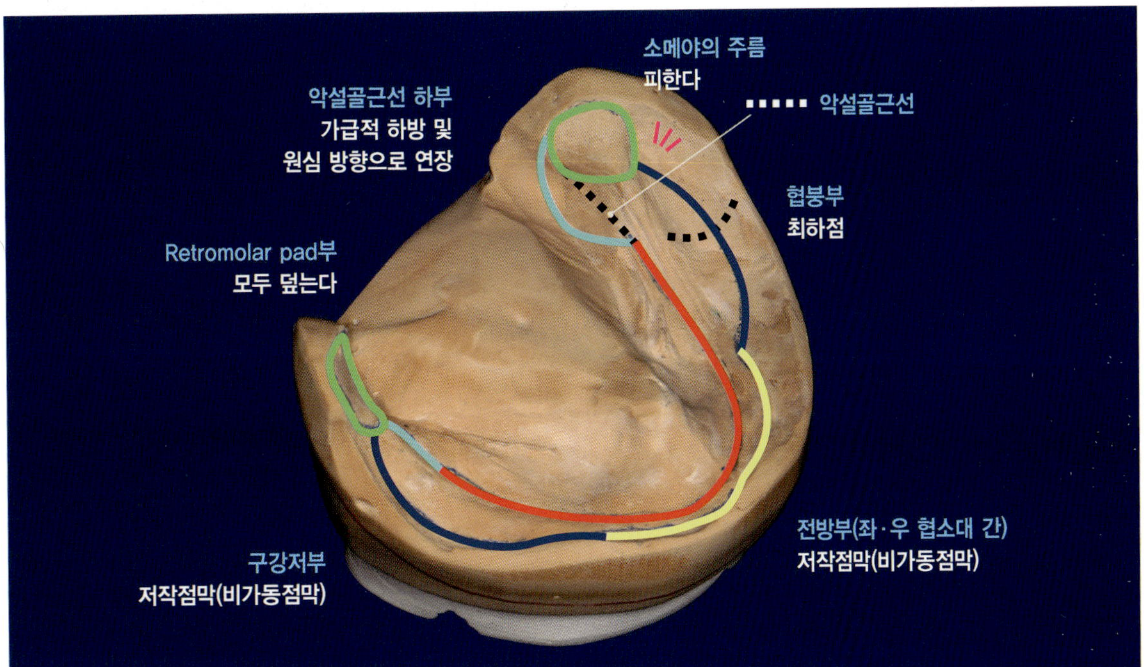

그림 2. 구강저의 피복점막(가동점막)을 피한 개인트레이 제작.

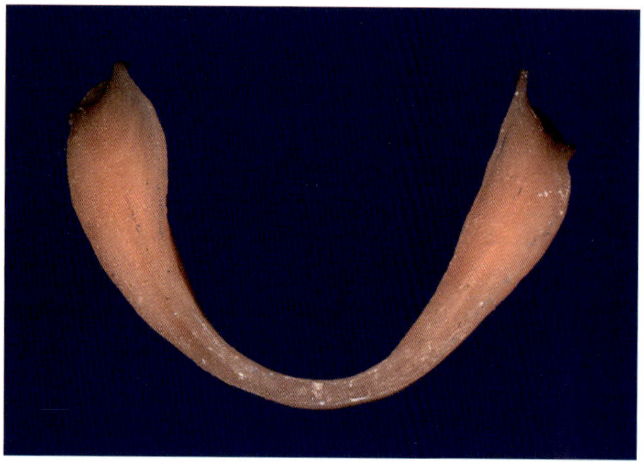

"사슴뿔"과 같은 형태의 개인트레이.

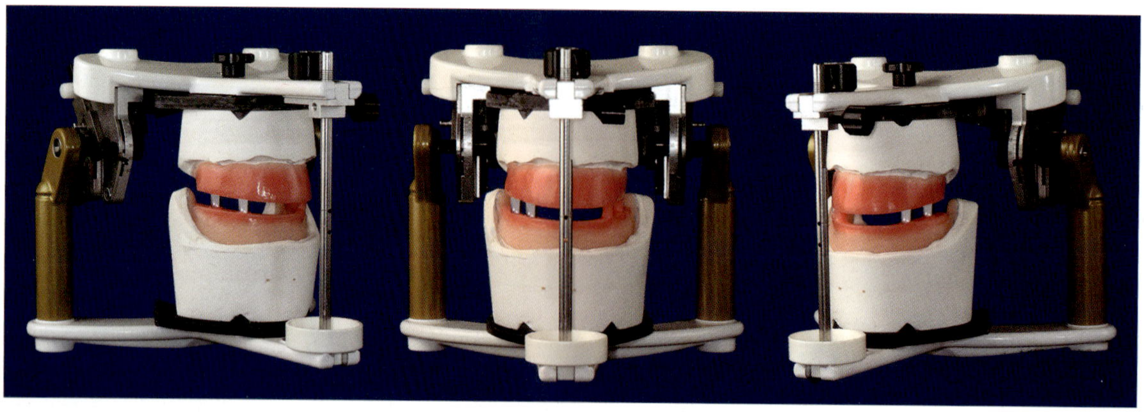

트레이의 전치 치조제의 폭이 좁아 파절되기 쉽다. 따라서 레진의 두께를 두껍게 하여 제작한다.

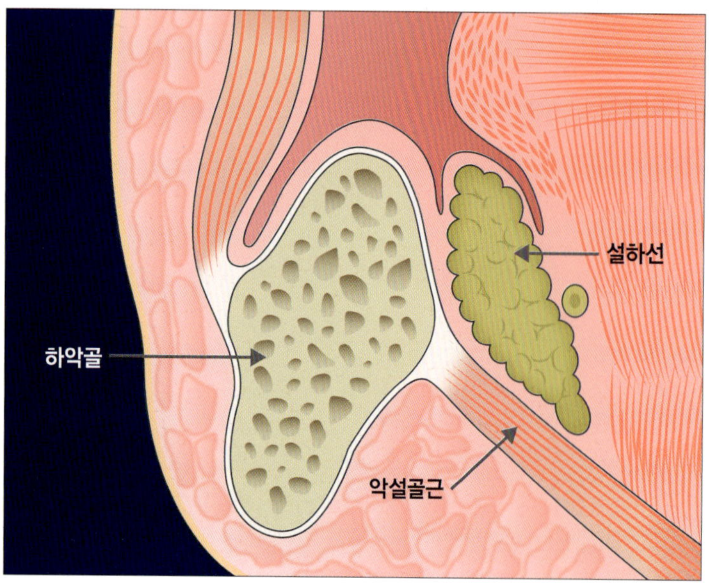

거상하는 구강저에는 설하선이 내포되어 있는 경우가 많고, 마시멜로 정도의 경도와 반발력을 가지고 있는 경우가 많다.

사토 카츠시: 하악 무치악 고도 치조제 흡수 증례의 특징과 그 대응 방법.
일본치과의사회지, 75(4): 10, 2022.

구강저의 융기가 인기된 1차 정밀 인상채득체

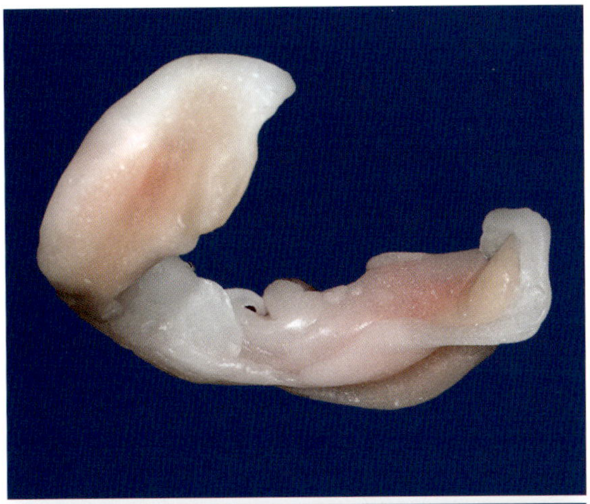

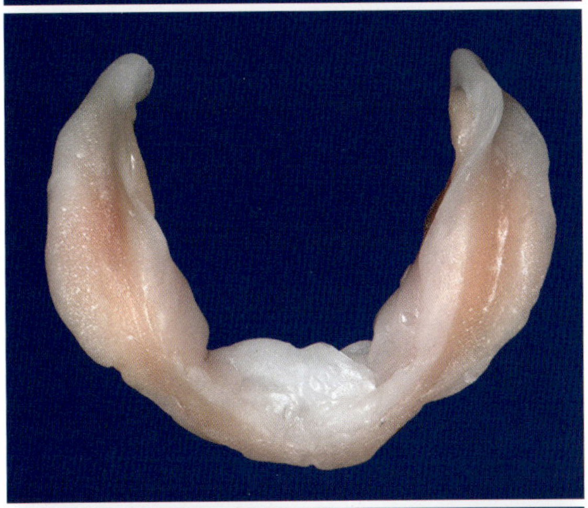

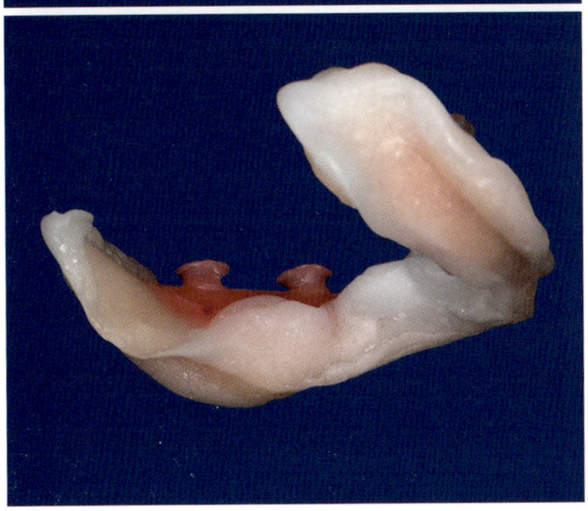

구강저의 융기가 인기된 2차 정밀 인상채득체

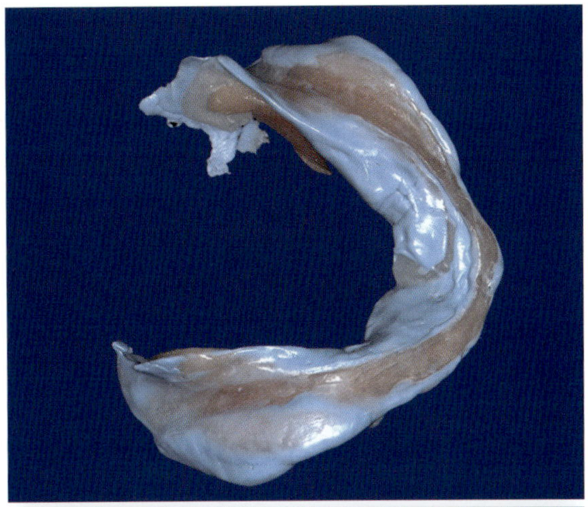

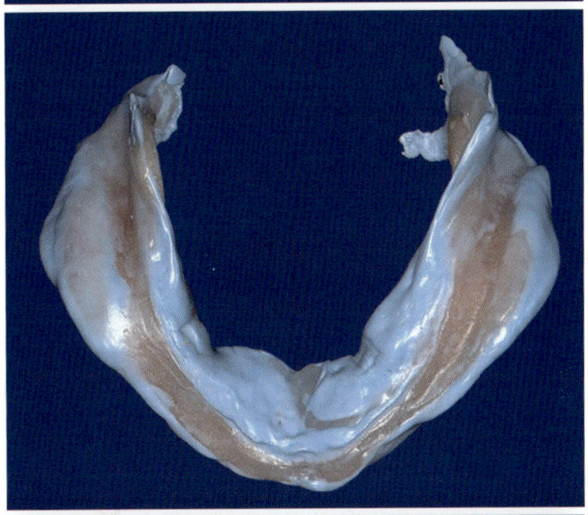

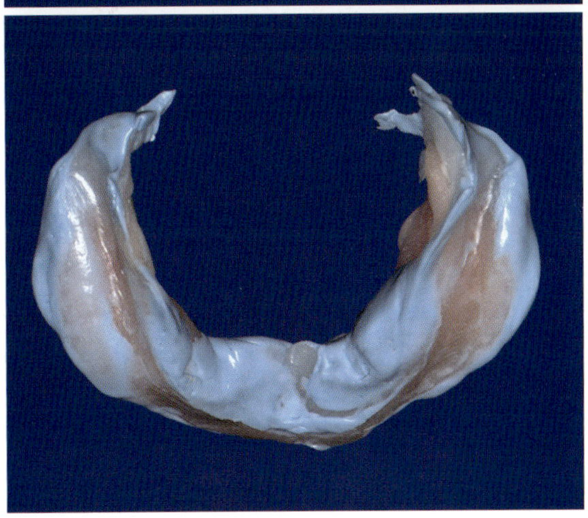

04

치조제의 평탄화

[특징]

고도 흡수 치조제에서는 치조제가 평탄화되는 경향이 있다. 현저하게 평탄화된 치조제에서는 의치를 제자리에 유도하는 블록의 소켓 역할을 하는 것이 없어져 제자리에 위치하기가 어렵다. 제자리에 위치하지 않으면 밀착과 흡착이 발생하지 않는다(그림 1).

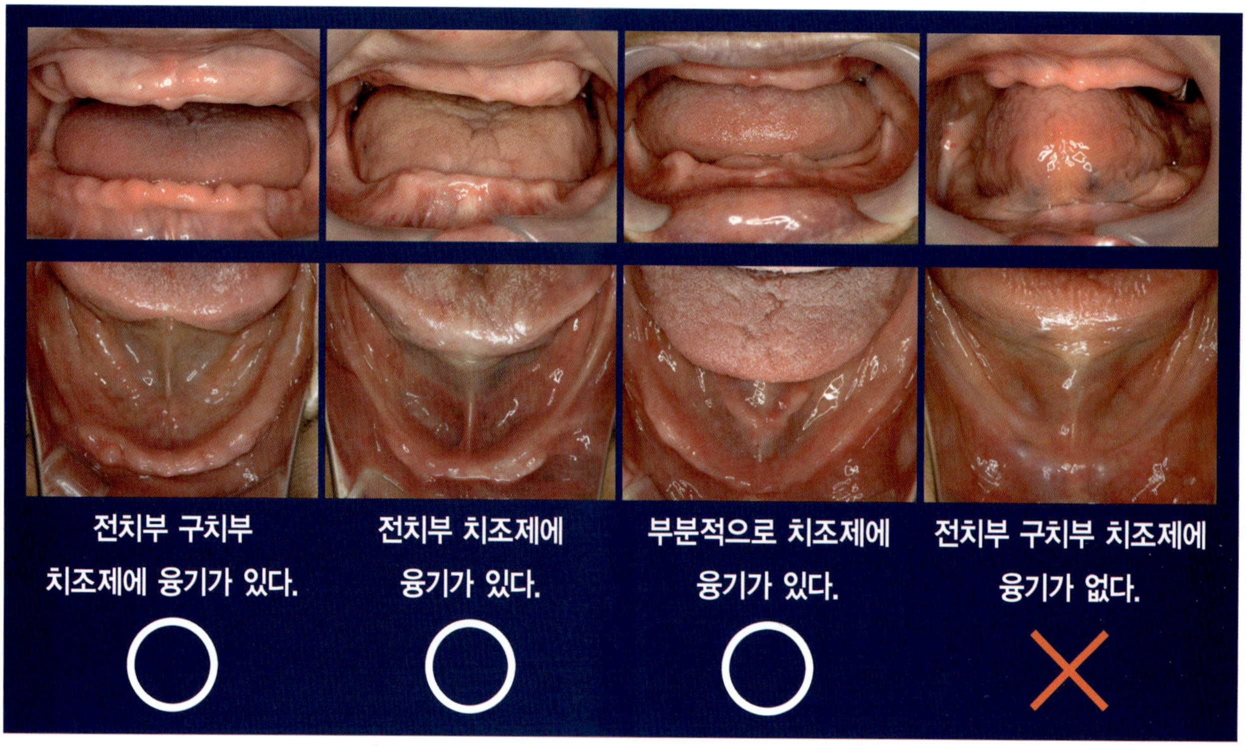

[대처법]

정위치로 유도하는 가이드로서, 융기하는 구강저를 활용한다.

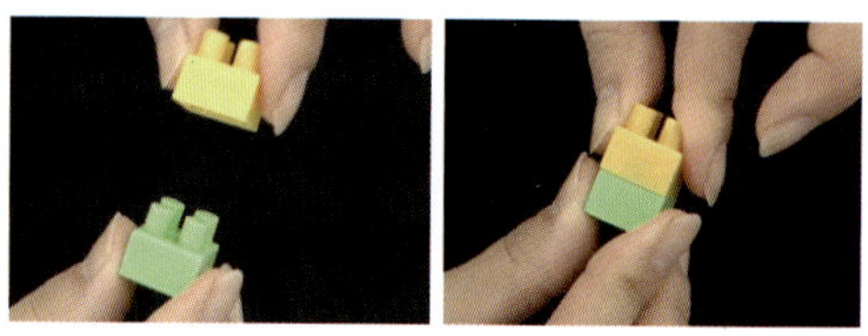

05

밀착할 수 있는 치조제 점막 면적의 협소화

[특징]

고도 흡수 치조제에서는 밀착할 수 있는 치조제 점막 면적의 협소화가 일어난다. 협소해질수록 밀착도가 낮아진다.

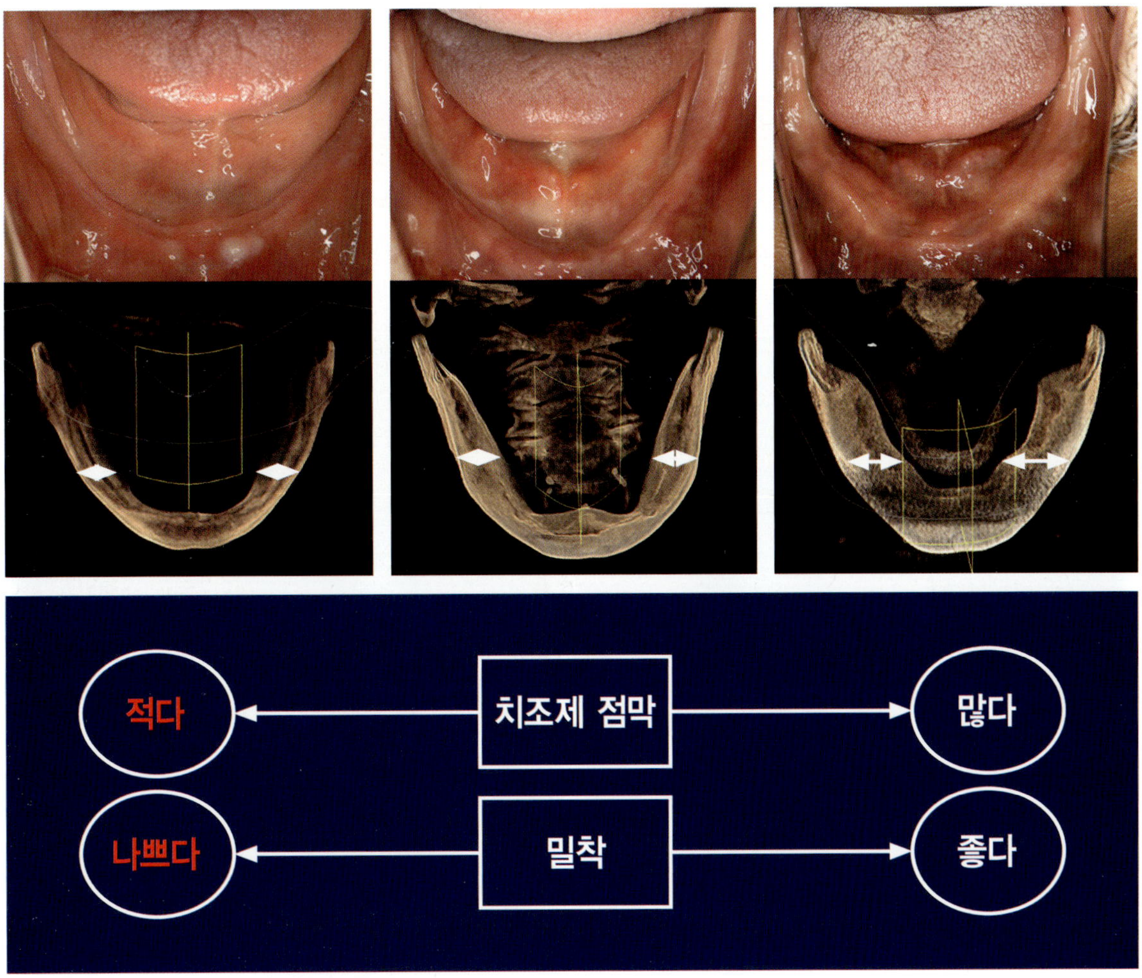

치조제 점막과 CT로 측정한 하악골과의 대비.

[대처법]

고도 흡수 치조제에서는 악골까지 흡수하여 밀착할 수 있는 치조제 점막 면적이 감소하지만, 이를 확대하는 것은 불가능하다. 따라서 의치의 적합도를 정밀하게 조정함으로써 밀착도를 향상시킨다. 고도 치조제 흡수 증례에서는 치은을 치조골에 고정하고 있는 섬유성 결합조직이 소실되어 부착치은의 폭이 좁아진다. 따라서 치조정 부근의 좁은 범위를 제외한 모든 부분이 가동성 점막이 되어 골면에서 부상하고 있으며 끈 모양의 주름이 잡힌 상태이다. 전면 가압 인상채득을 시행하면 의치상 점막면 전체에 기능압을 적절하게 분배할 수 있다[17].

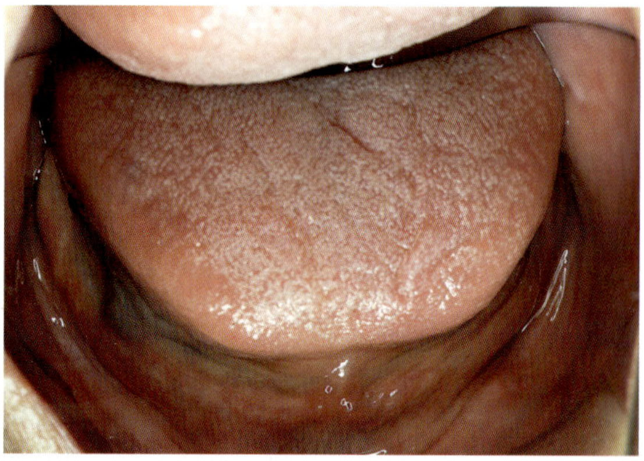
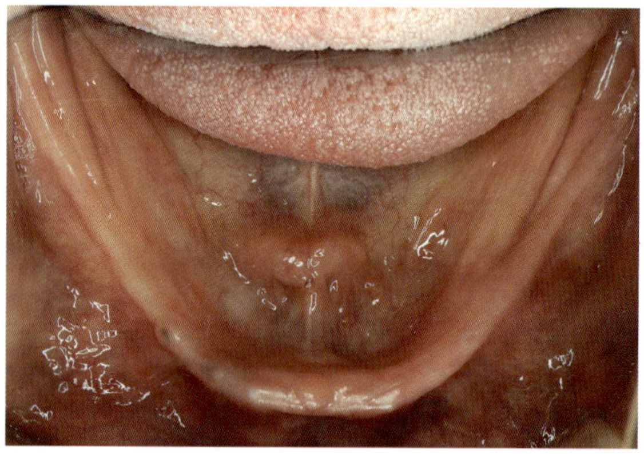

치조정 부근의 좁은 범위를 제외한 모든 부분이 가동성 점막이 되어 골면에서 부상하고 있으며 끈 모양의 주름이 잡힌 상태이다.

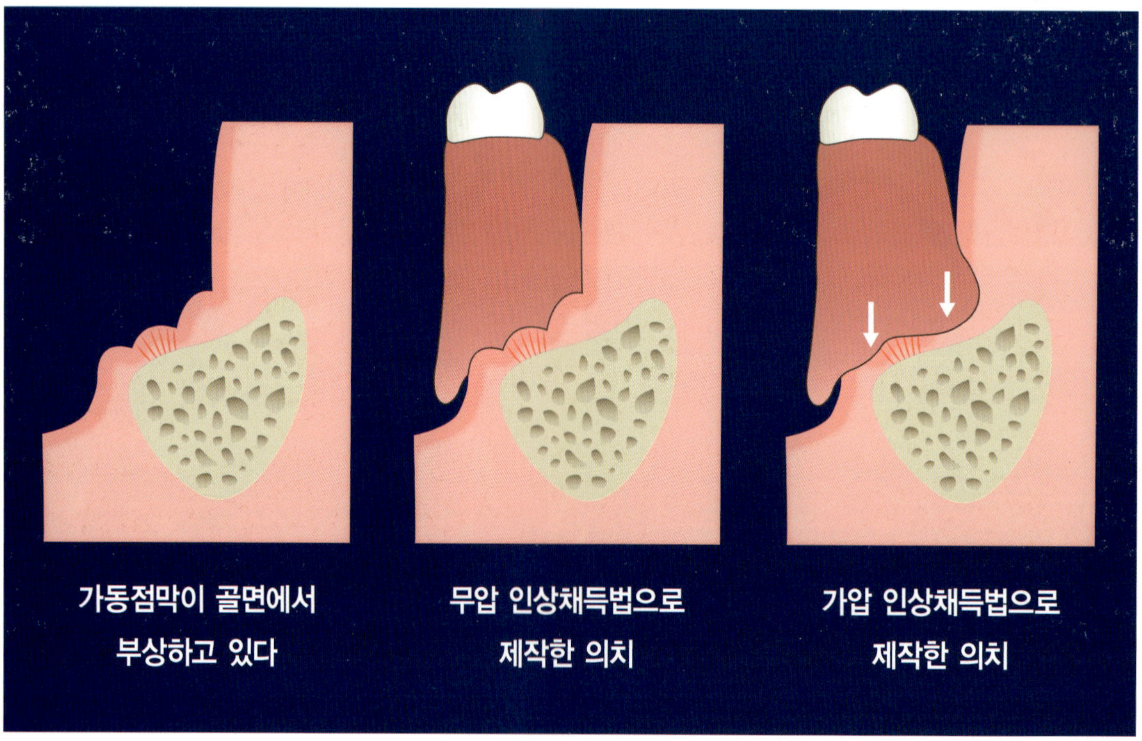

소프트 라이너에 의한 1차 정밀 인상채득으로 가압하고, 그리고 의치 완성 후 티슈 컨디셔너로 다시 전면 가압하여 점막을 골면에 밀착시킨다. 총 2회 가압한 후 리라이닝을 시행하는 방법을 취한다. 河邊清治(동경 개업)[16)]와 小出 馨(니혼치과대학 니이가타 생명치학부)도 하악 고도 치조제 흡수 증례에 대해 컴파운드를 사용하지만 역시 가압 인상채득을 권장하고 있다.

개형 인상채득 모형과 정밀 인상채득 모형의 차이

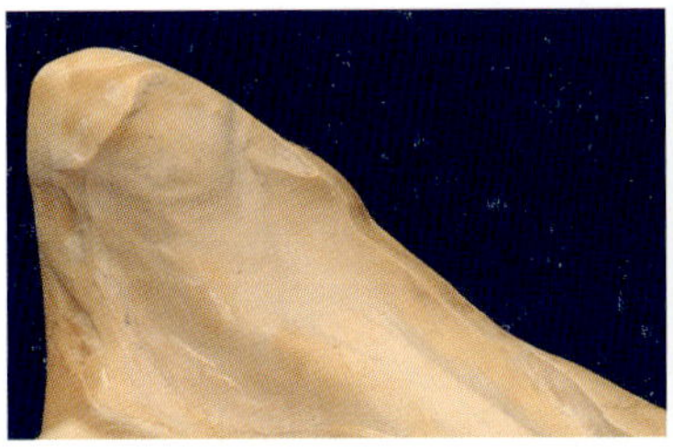
개형 인상채득 모형(약압 인상채득)

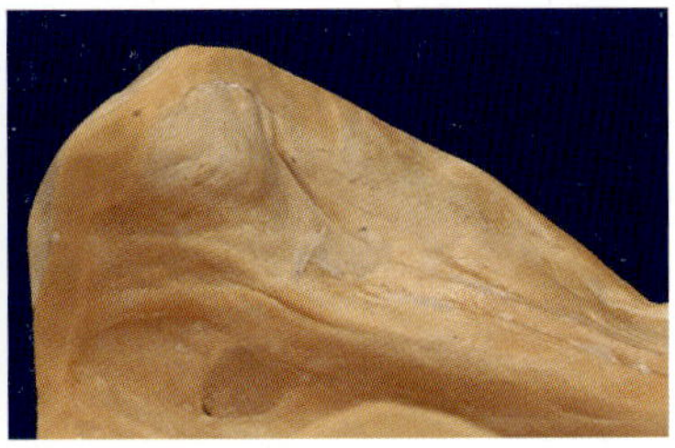
정밀 인상채득 모형(가압 인상채득)

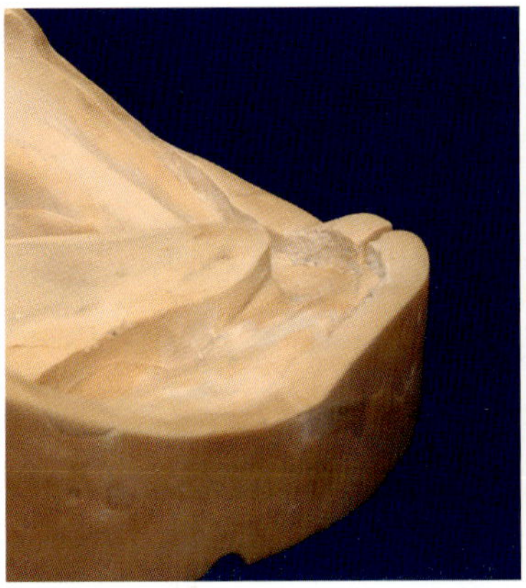
개형 인상채득 모형(약압 인상채득)

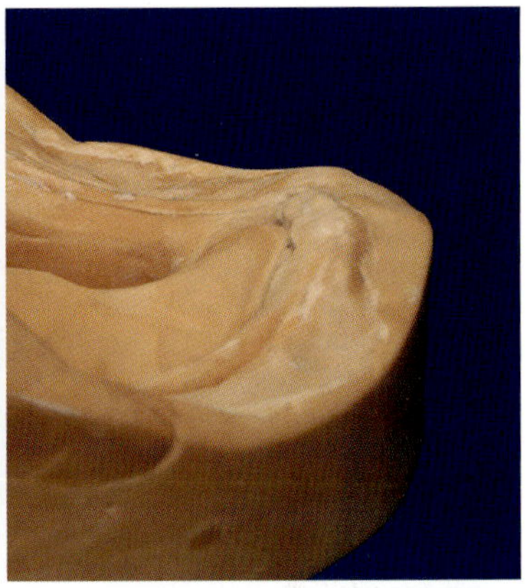
정밀 인상채득 모형(가압 인상채득)

개형 인상 모델에서는, 치조정 부근 이외는 가동점막으로 되어 있어 골면에서 떠 있는 상태가 인상되어 있다. 따라서 이 증례에서는 치조제가 평평하게 보인다.

정밀 인상채득 모형은 점막에 교합압이 가해진 상태에서 인상채득이 채득되었기 때문에 골면 형태가 뚜렷이 나타난다.

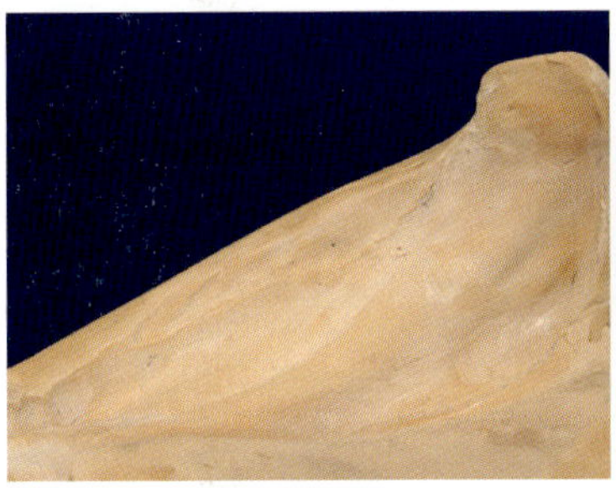
개형 인상채득 모형(약압 인상채득)

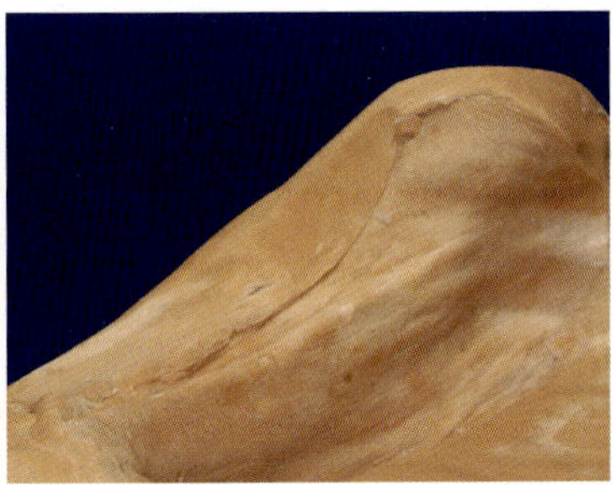
정밀 인상채득 모형(가압 인상채득)

완성된 의치에 티슈 컨디셔너를 도포하고 폐구 기능운동을 시켜 실제로 사용하게 함으로써 더욱 골면 형태가 선명해져 적합도의 정밀화를 도모할 수 있을 것으로 생각한다.

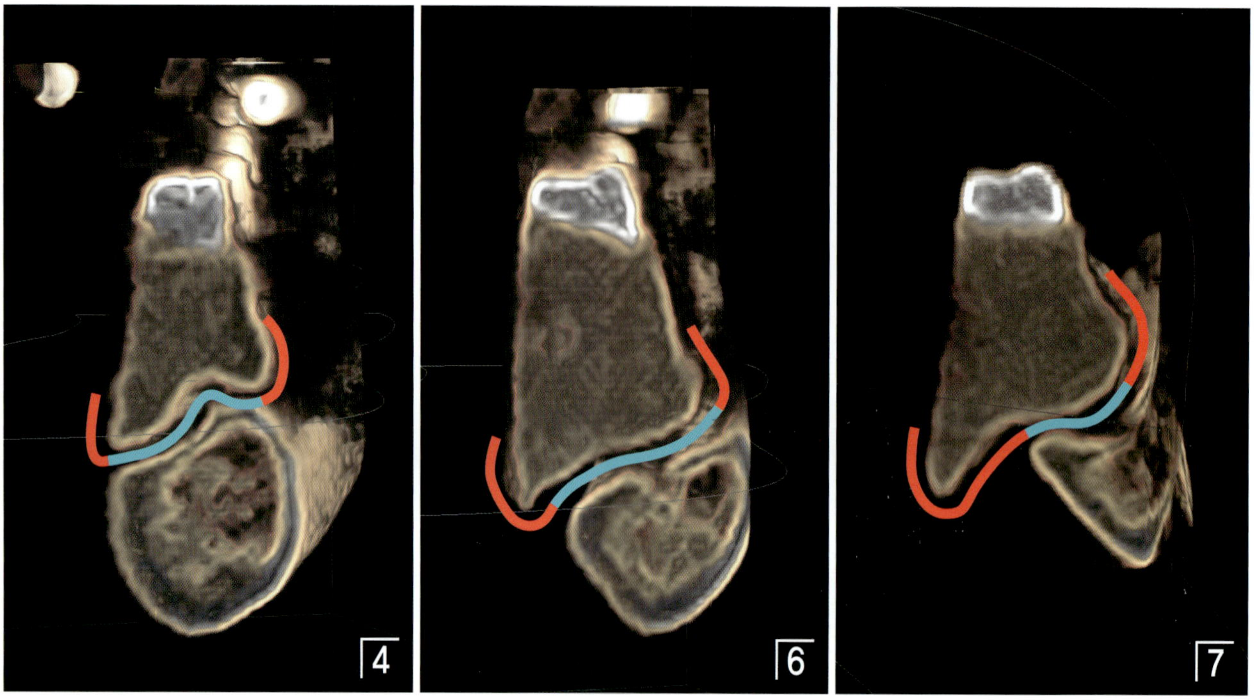

기능운동으로 결정된 상 변연 형태
가압하여 골면 형태와 정밀한 적합을 얻어야 하는 상 점막면

또한, 고도 흡수 치조제의 의치는 흡수성이 적은 치조제에 비해 부피가 증가한 의치가 된다. 이는 재료인 의치상용 레진의 양이 많기 때문에 중합에 의한 수축 및 변형도 커진다는 것을 의미한다. 그러면 의치 점막면의 적합도가 낮아져 밀착이 나빠진다[18].

이러한 의미에서도 고도 치조제 흡수 증례에서는 완성된 의치를 장착한 후 리라이닝이 필수적이다.

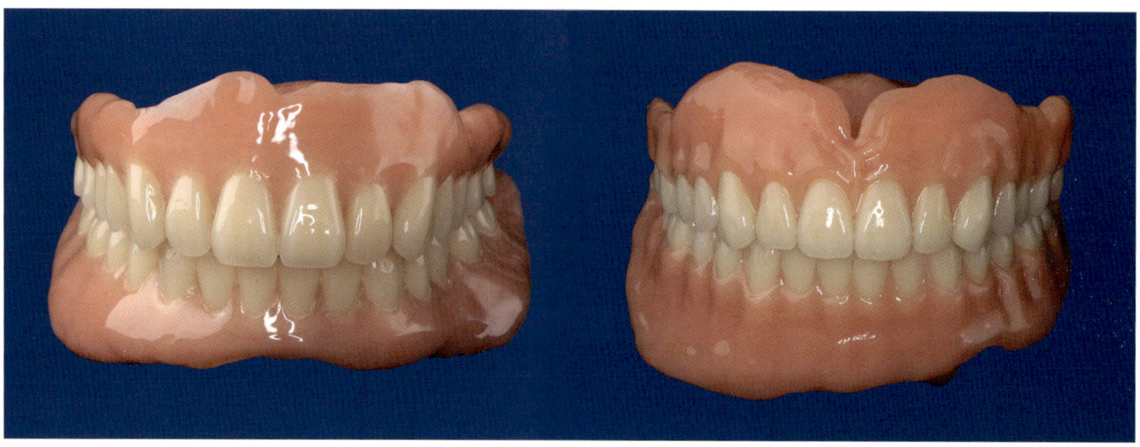

경도 치조제 흡수 증례 의치　　고도 치조제 흡수 증례 의치

사용 재료: 아크론(GC)　　중합 방법: 가열 중합(JIS 규격)

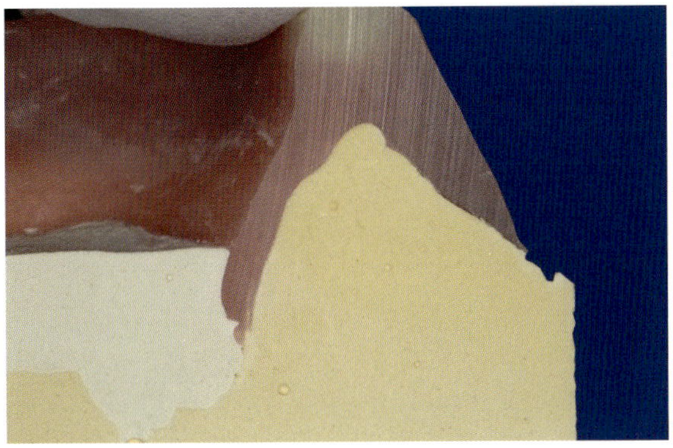

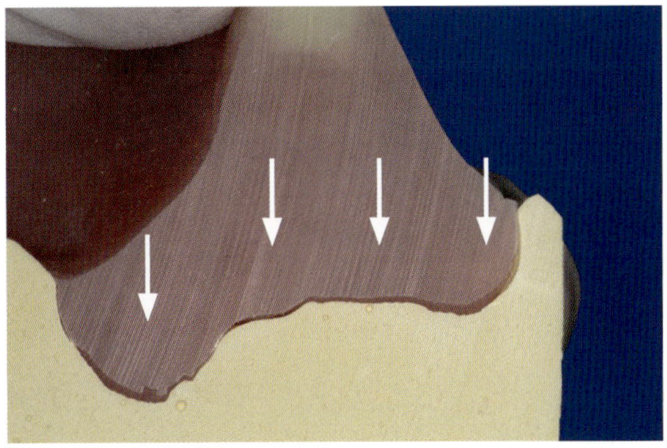

아다치 치과의원(야마가타현) 아다치 타카호 선생님의 호의로 제공

같은 재료와 중합법으로 의치를 제작해도 의치의 크기에 따라 변형량에 큰 차이가 있으며, 적합도도 크게 달라진다.

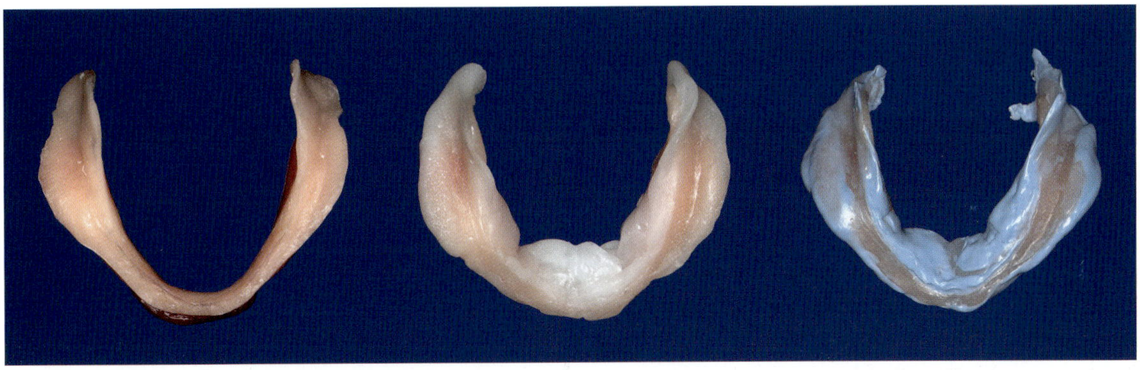

소프트라이너를 이용한 1차 정밀 인상채득에서 점막에 가압을 시행한 후 2차 정밀 인상채득으로 전환한다.

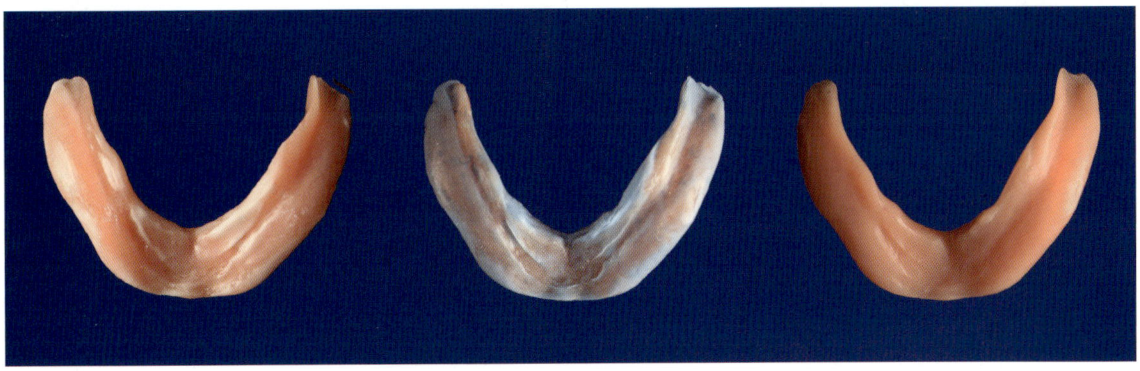

T-cond에 의해 다시 완성된 의치로 전면 가압하여 점막을 골면에 밀착시켜 적합도를 더욱 향상시키고 인젝션 타입의 실리콘 인상재로 wash한 후 간접 리라이닝을 시행한다.

06

점막의 얇아짐

[특징]

고도 흡수 치조제에서는 점막이 얇아져 통증과 궤양을 유발하기 쉬운 환경이 되기 쉽다.

[대처법]

완성된 의치를 장착하면 의치가 점막을 침하하는, 이른바 세틀링이 일어난다. 그러면 점막이 얇은 부위에 통증과 궤양이 발생한다. 이 침하로 인한 압박을 티슈 컨디셔너가 변형함으로써 완화하고 통증과 궤양의 발생을 감소시킨다. 증례에 따라 다르지만, 조정을 계속하면서 대략 2주 정도를 기준으로 간접 리라이닝을 시행한다. 통증이 있으면 사라질 때까지 조정 후 시행한다.

세틀링 대책을 우선시하면 티슈 컨디셔너는 두꺼운 것이 유리하지만 밀착성을 우선시하면 얇은 것이 좋다. 필자는 후자를 우선시하며 표준 농도의 분액비로 혼합하고 있다. 리라이닝 후 통증 및 궤양으로 인해 상 내면 삭제는 가능하지만 밀착도의 향상을 도모하기는 쉽지 않기 때문이다.

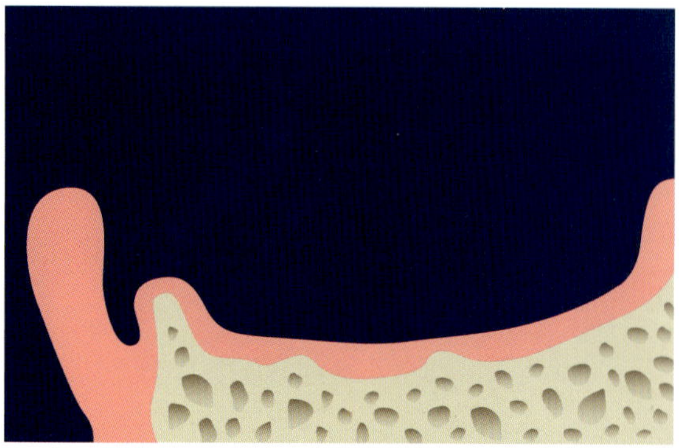

치조제 점막

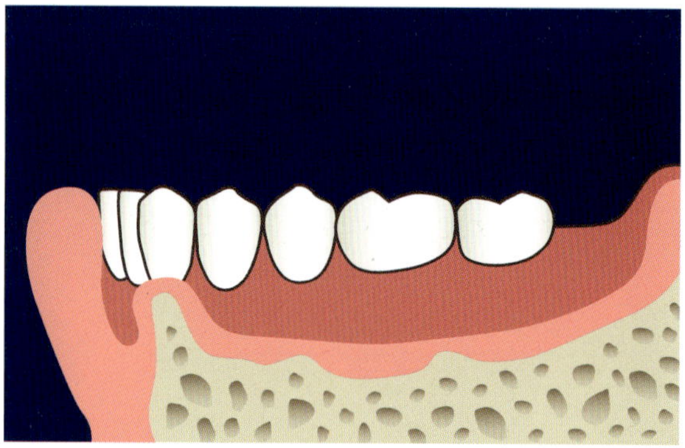

의치 장착

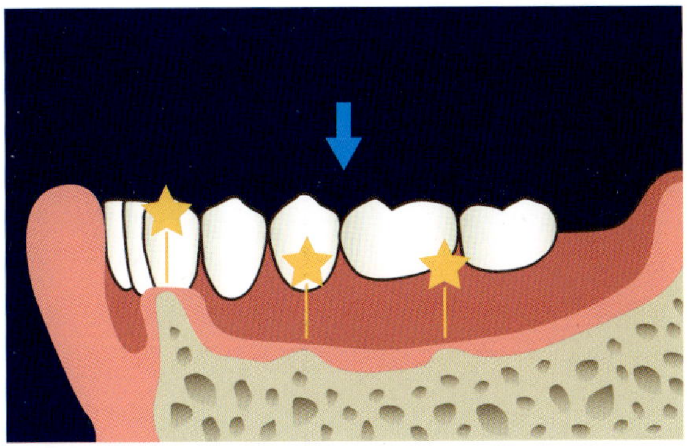

의치의 침하(세틀링)가 발생한다. 점막이 얇은 부위에 통증과 궤양이 발생한다.

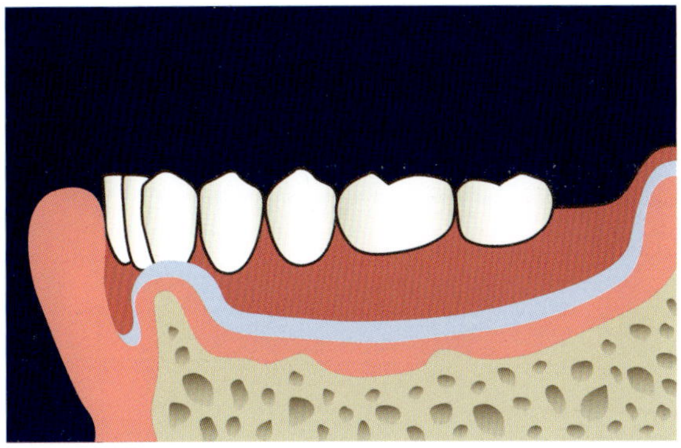

완성된 의치에 티슈 컨디셔너를 설치한다.

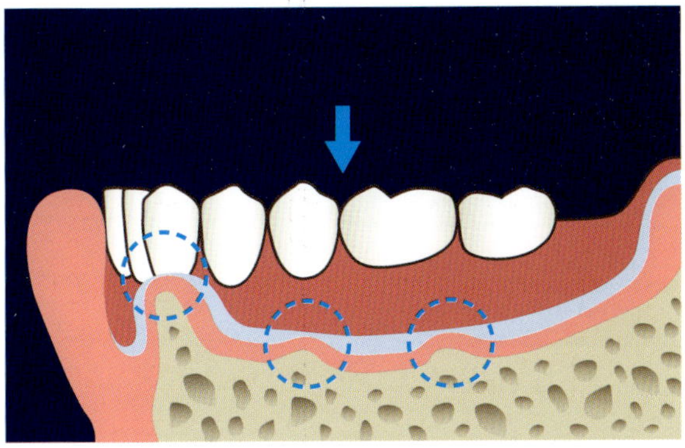

의치의 침하(세틀링)가 발생한다. 티슈 컨디셔너가 변형되면서 압박을 완화하고 통증과 궤양의 발생을 감소시킨다.

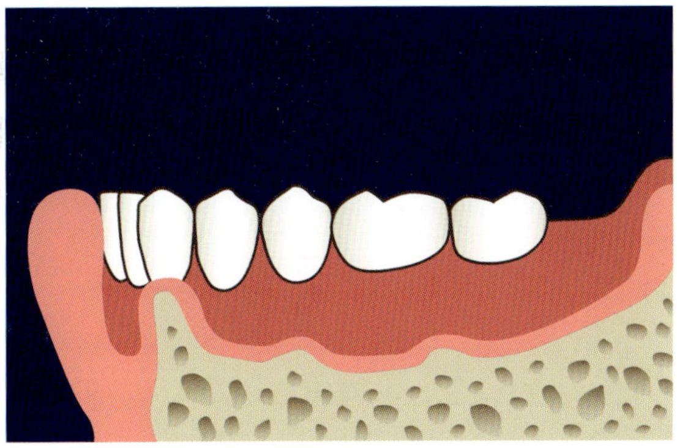

인젝션 타입 실리콘 인상재로 wash 후 간접 리라이닝.

완성된 의치를 장착하면 의치가 점막에 침하하는, 이른바 세틀링이 일어난다. 그러면 점막이 얇은 부위에 통증과 궤양이 발생한다. 이 침하로 인한 압박을 티슈 컨디셔너가 변형함으로써 완화하고 통증과 궤양의 발생을 감소시킨다. 증례에 따라 다르지만, 조정을 계속하면서 대략 2주를 기준으로 간접 리라이닝을 시행한다.

T-cond 직접법의 도포 순서

의치 점막면에 티슈 컨디셔너를 설치한 후 환자에게 6가지 기능운동을 시킨다.

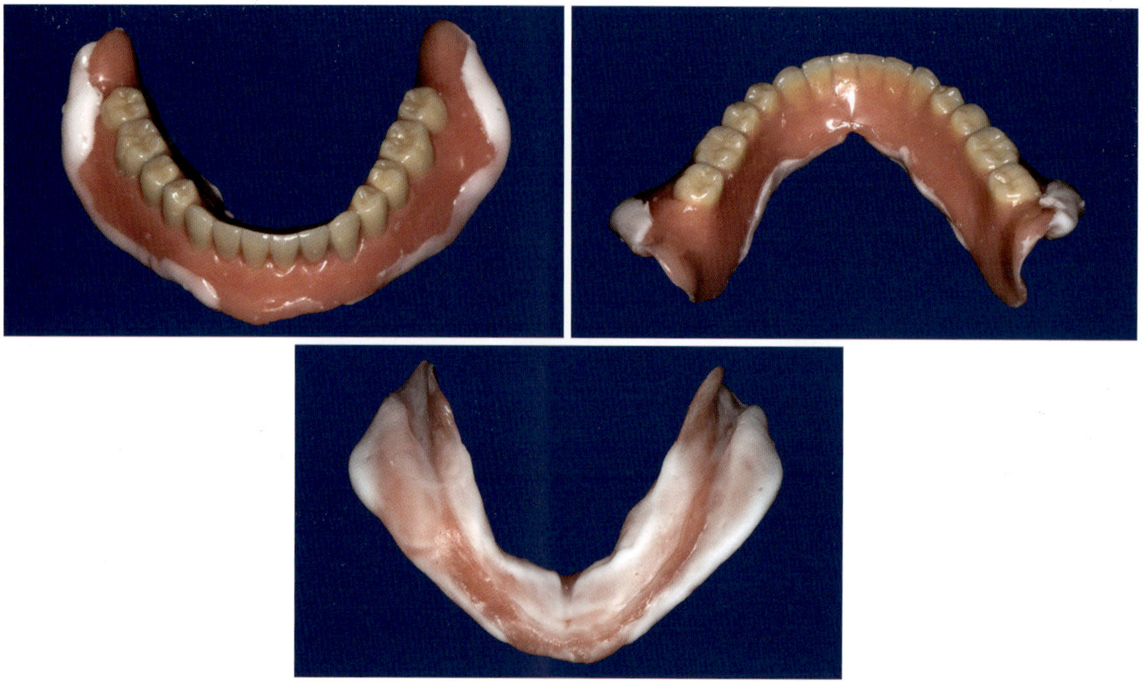

변연을 덮는다

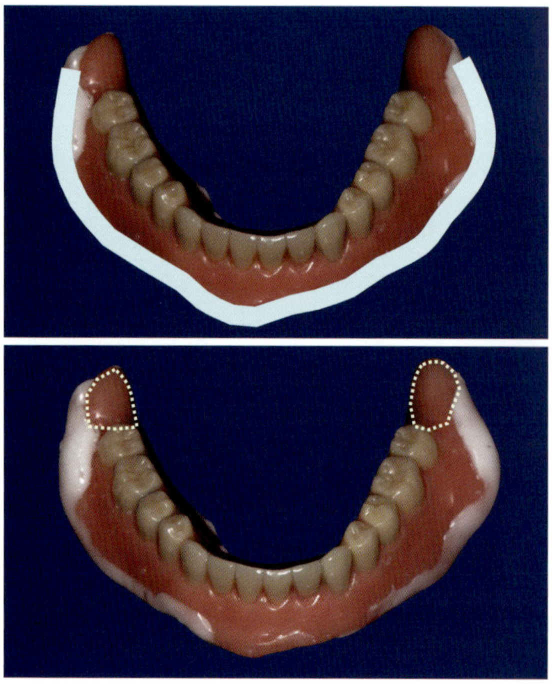

Retromolar pad 윗면은 덮지 않는다.
혀와 협점막의 접근을 방해하지 않도록 하기 위함이다.

하방만 덮는다

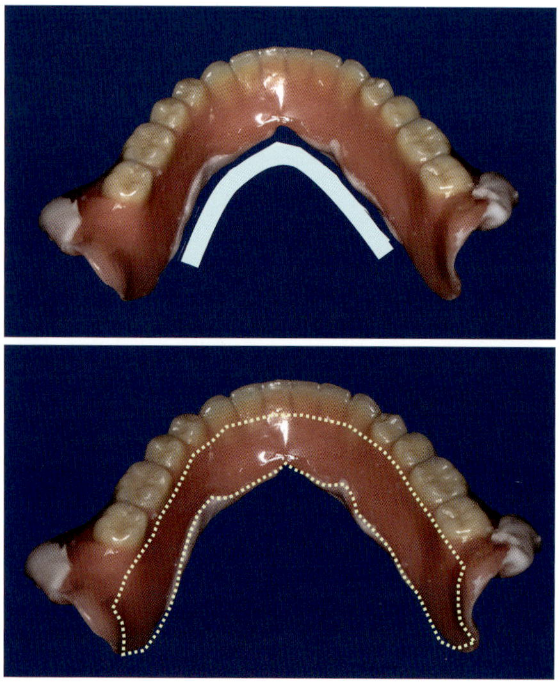

설측 연마면은 덮지 않는다.
설방을 방해하지 않도록 하기 위함이다.

증례에 따라 다르지만, 조정을 계속하면서 대략 2주를 기준으로 간접 리라이닝을 시행한다. 통증이 사라진 후 리라이닝하는 것이 포인트이다.

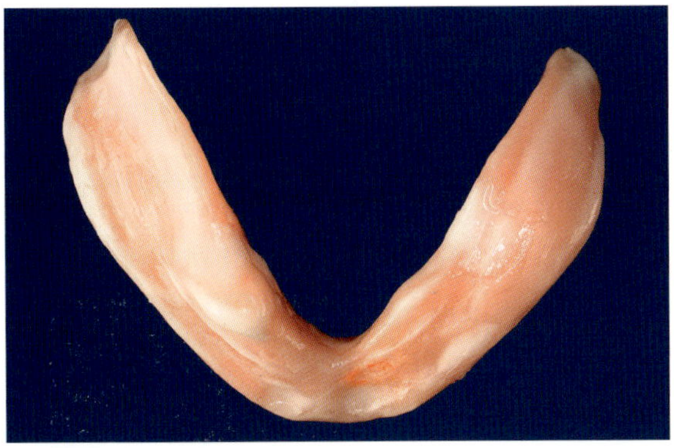

T-cond 개시 시.

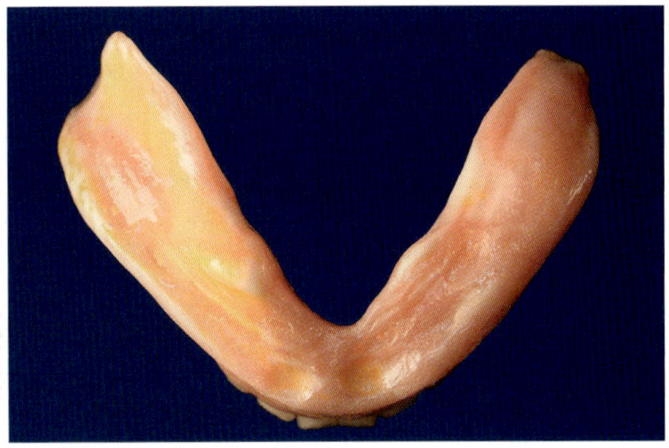

T-cond 개시보다 2주 후. 닿는 부위 조절 완료.

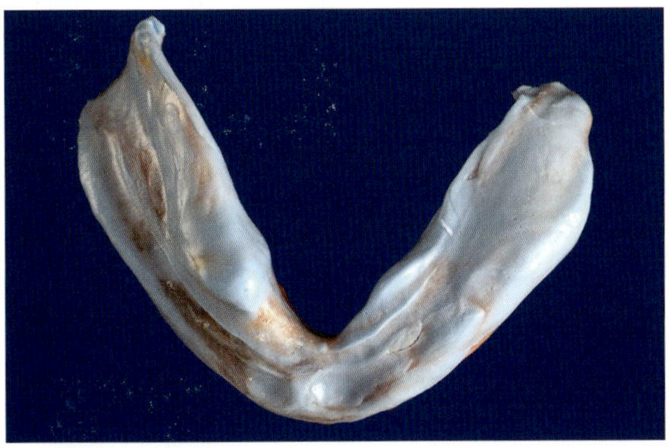

인젝션 타입 실리콘 인상재를 상 점막면에 도포하고 역시 환자에게 6가지 기능운동을 시킨다.

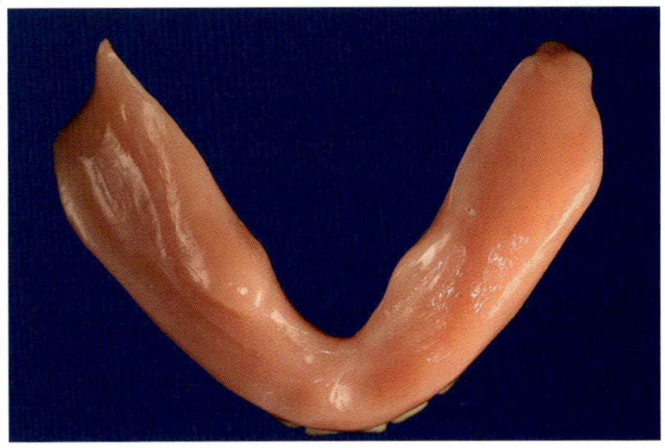

간접 리라이닝.

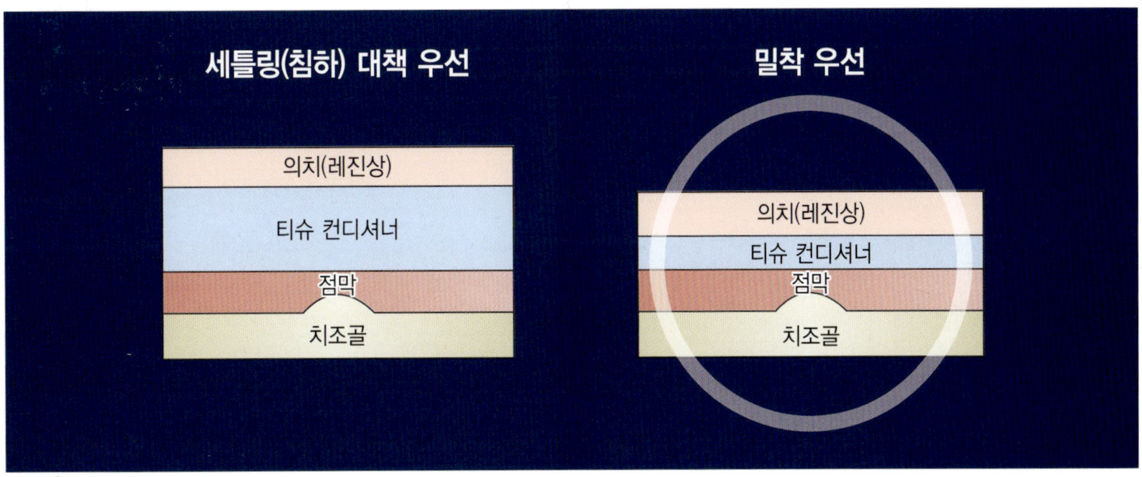

세틀링(침하) 대책을 우선시하면 티슈 컨디셔너는 두꺼운 것이 유리하지만 밀착성을 우선시하면 얇은 것이 좋다. 여기서는 밀착성을 우선으로 한다. 리라이닝 후 통증 및 궤양을 위한 상 내면 삭제는 가능하지만 밀착도 향상을 도모하는 것은 쉽지 않기 때문이다.

부드러움이 전례 없이 오래 지속됩니다.

독자적인 특수 구조로 인해 가소제나 알코올이 쉽게 빠져나가지 않기 때문에 기존 제품처럼 부드러움이 조기에 사라져 딱딱해질 염려가 없습니다. 크리프 상태(유동 변형)로 인해 점막의 염증이나 발치와 같은 회복에 따른 형태 변화에도 효과적으로 대응합니다.

※수치(변화율)가 작을수록 탄성(부드러움)을 유지하는 성질이 있습니다.

부드러움 지속 이미지 **4주 후 탄성 변화율(강도 변화)※**

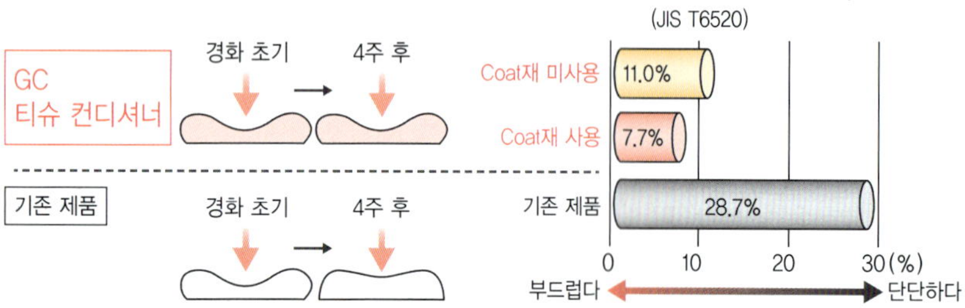

※수치(변화율)가 작을수록 탄성(부드러움)을 유지하는 성질이 있습니다.

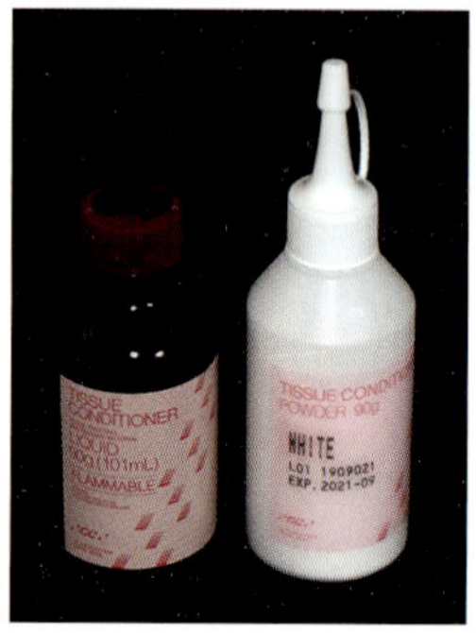

GC TISSUE CONDITIONER 카탈로그에서 발췌.

특수 구조 이미지

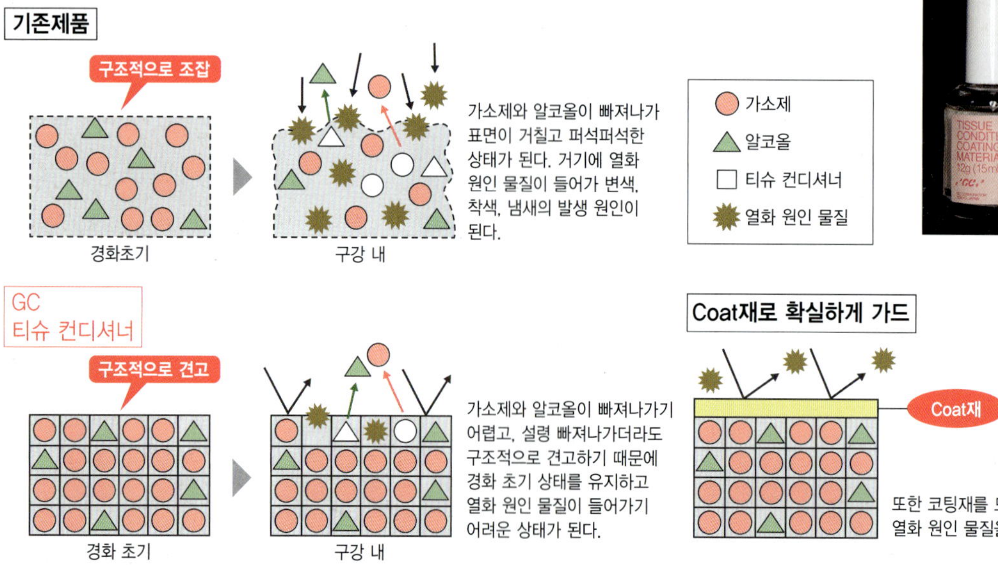

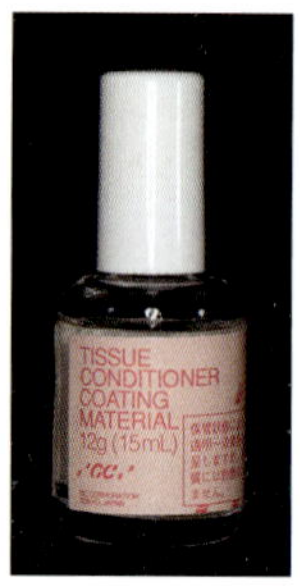

GC TISSUE CONDITIONER 카탈로그에서 발췌.

07

하구순의 내측 전위

[특징]

고도 흡수 치조제에서는 구강 전정의 협소화가 진행되어 하구순의 출현 위치가 치조정 부근이 되기도 한다. 이에 따라 하구순의 내측전이가 발생하는 경향이 있다(그림 1).

하구순 위치이동 적다 **하구순 위치이동 보통** **하구순 위치이동 많다**

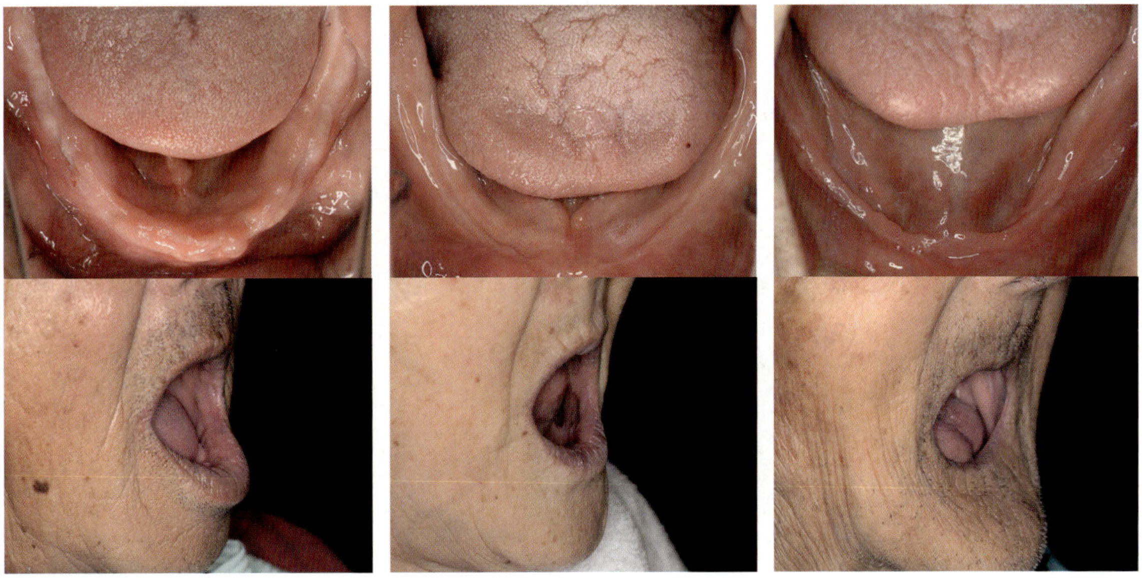

그림 1. 하구순의 위치이동.

[대처법]

통상적으로 전치부 인공치 배열의 원칙은 '심미성'을 우선시한다. 적절한 립 서포트를 통해 입 주변의 '심미성'을 회복하는 것이다.

그러나 하순이 극단적으로 후방으로 위치 이동해 있는 경우에는, 그 위치를 어느 정도 따라가도록 배열한다. 그렇지 않으면 의치가 들뜨는 등의 불안정을 초래하기 때문이다(그림 2).

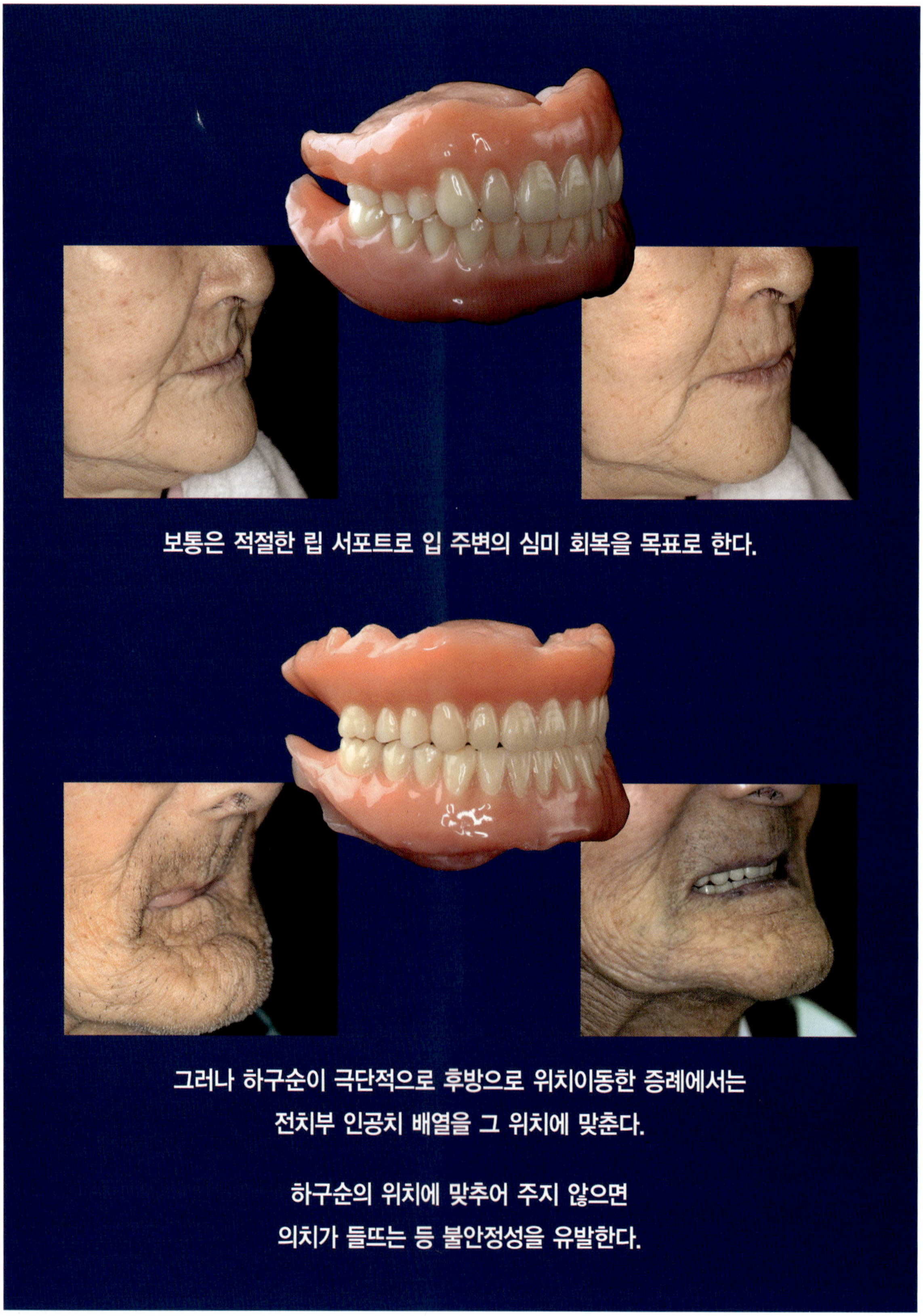

그림 2. 통상의 무치악 증례와 고도 치조제 흡수 증례의 립 서포트의 차이.

Chapter 6

하악 고도 치조제 흡수 증례의 하악 의치 제작 프로토콜

1	개형 인상채득(흡착 인상채득법)·간이 교합채득
2	개구 시 구강저의 거상을 고려한 개인트레이 제작
3	Retromolar pad부의 개인트레이 수정
4	악설골근선 하부의 개인트레이 수정
5	정밀 인상채득(흡착 인상채득법)
6	고딕 아치에 의한 교합채득
7	전복 검사·하구순의 내측 전위를 고려한 전치부 인공치 배열을 시행한 시적
8	장착 전 리마운트·의치 완성
9	완성된 의치 점막면에 티슈 컨디셔너 적용
10	2주 정도의 사용
11	간접 리라이닝

1 | 개형 인상채득(흡착 인상채득법)·간이 교합채득

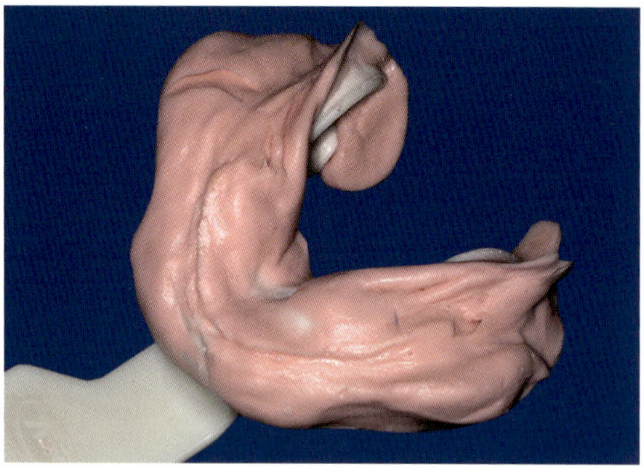

"변연봉쇄할 수 있는 공간"을 채득한다

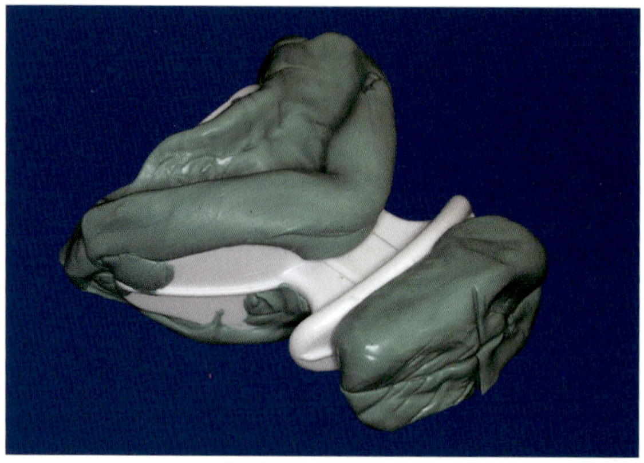

상·하 입술이 닿는 하악 안정위를 목표로 한다.

2 | 개구 시 구강저의 거상을 고려한 개인트레이 제작

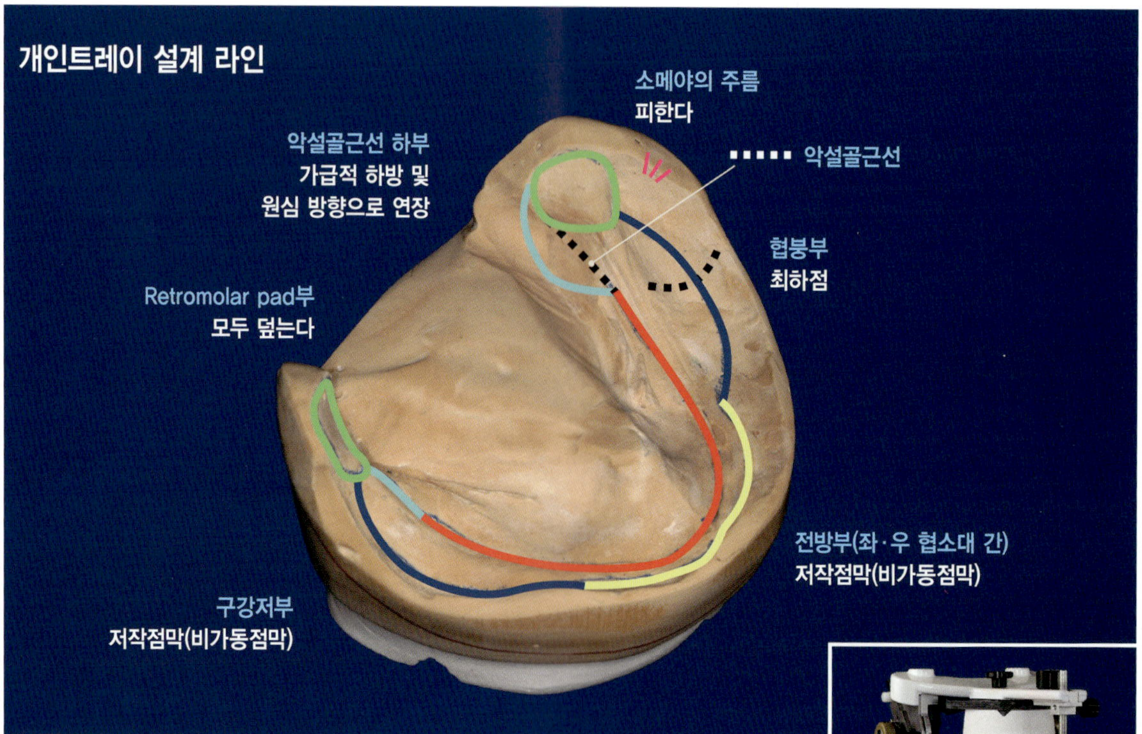

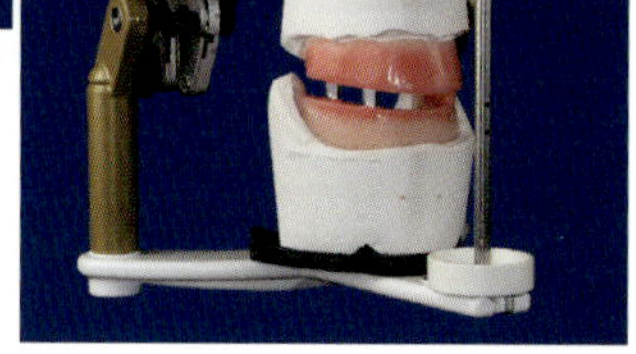

구강저의 피복점막(가동점막)을 피한 개인트레이 제작. "사슴뿔"과 같은 형태의 개인트레이가 된다

3 | Retromolar pad부의 개인트레이 수정

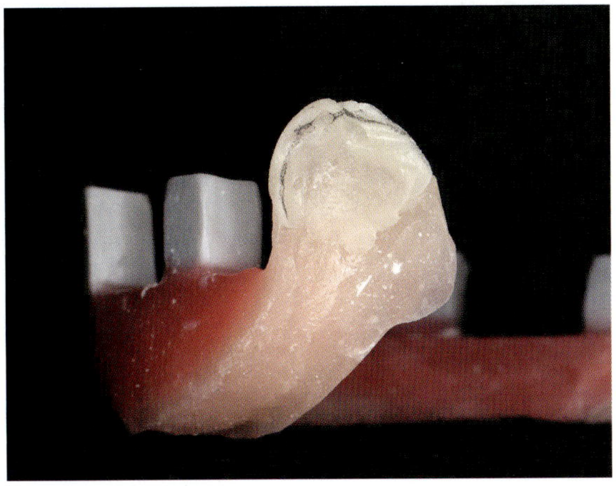
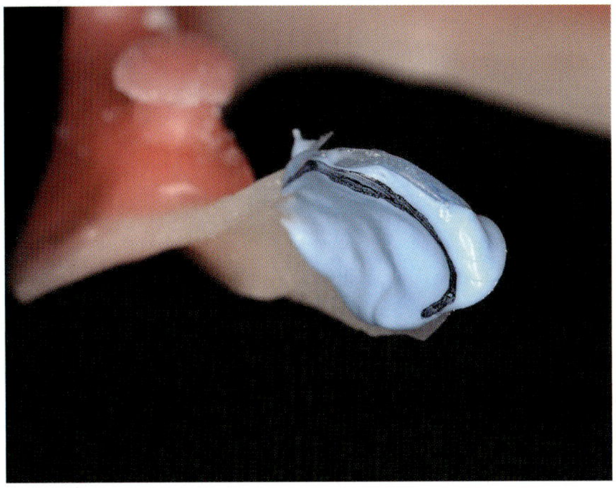

즉시중합레진 또는 인젝션 타입의 실리콘 인상재로 형태 수정.

4 | 악설골근선 하부의 개인트레이 수정

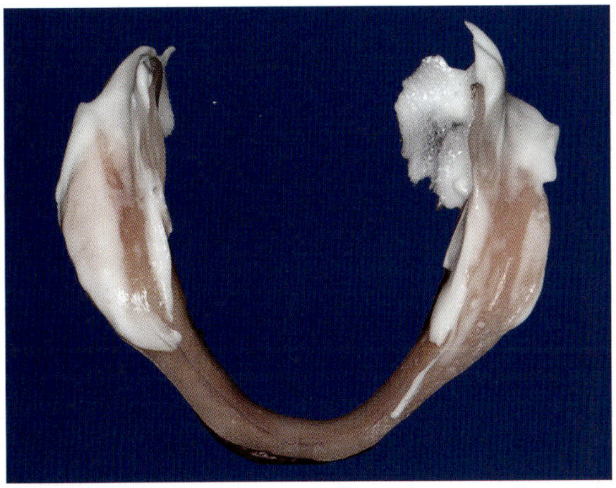
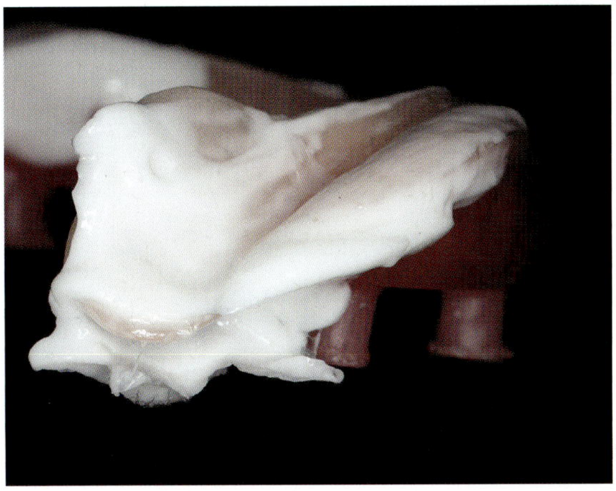

핏체커를 사용하여 연하 시 접촉이 없어질 때까지 릴리프.

5 | 정밀 인상채득(흡착 인상채득법)

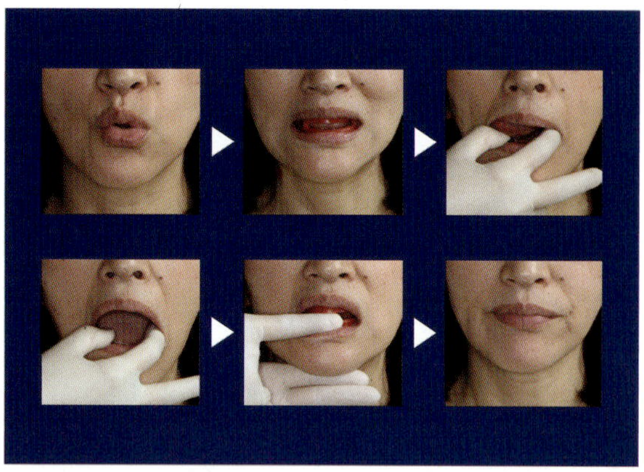

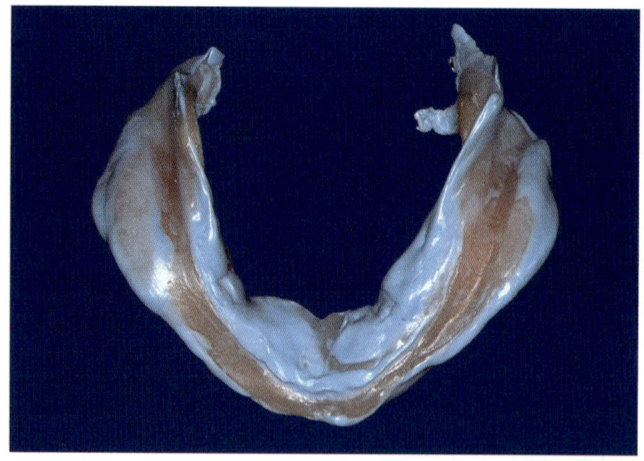

"우~", "이~", "우~", "이~", "아~", "낼름낼름", "굿", "꿀꺽"

6 | 고딕 아치에 의한 교합채득

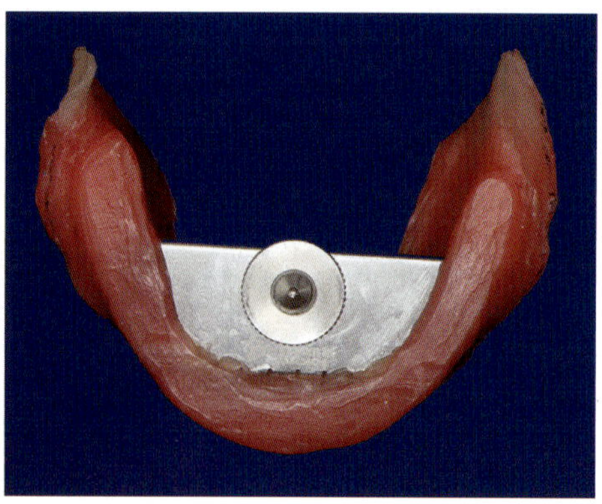

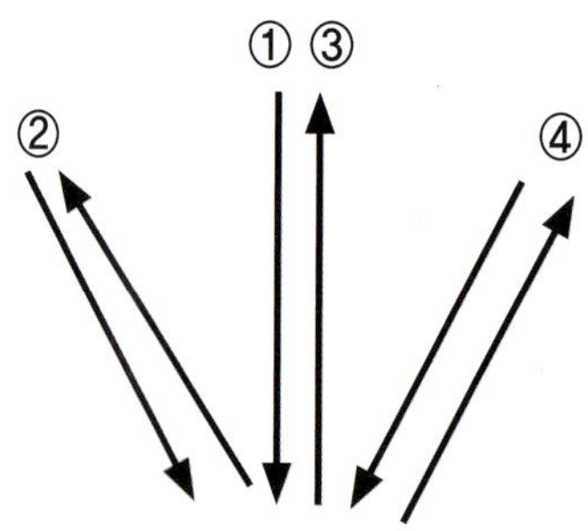

① 전방으로 이동 후 후방으로 돌아간다.
② 오른쪽으로 움직이다가 뒤로 돌아간다.
③ 앞으로 움직이다가 뒤로 돌아간다.
④ 왼쪽으로 움직이다가 뒤로 돌아간다.

이것을 여러 번 반복한다.

7 | 전복 검사·하구순의 내측 전위를 고려한 전치부 인공치 배열을 시행한 시적

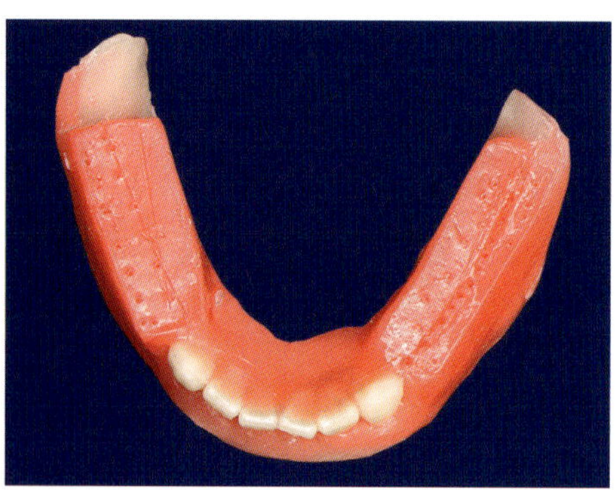

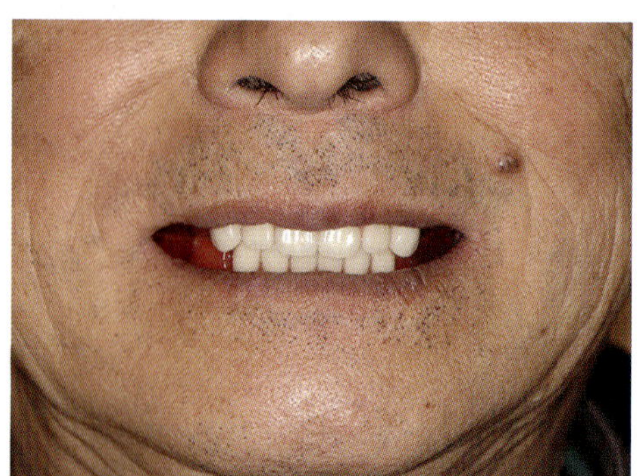

탐침으로 시적상의 구치부 왁스림을 찔러가며 전복되지 않는 가장 바깥쪽의 구멍을 연결하여 표시한다.

8 | 장착 전 리마운트·의치 완성

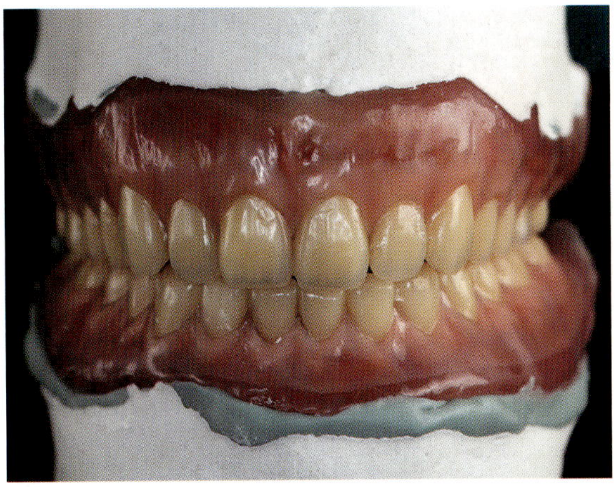

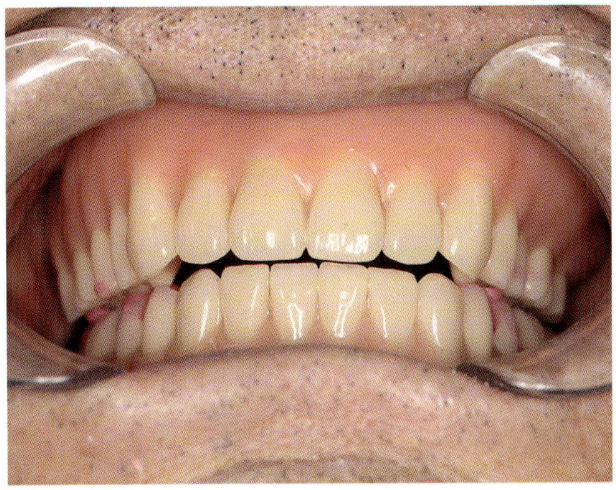

하악위의 변화가 적을 경우 실리콘 바이트 또는 이소컴파운드를 이용해 교합채득을 한다.
하악위의 변화가 클 경우 리마운트법으로 채득한다.
필요하지 않으면 그대로 티슈 컨디셔너 적용 단계로 넘어간다.

9 | 완성된 의치 점막면에 티슈 컨디셔너 적용

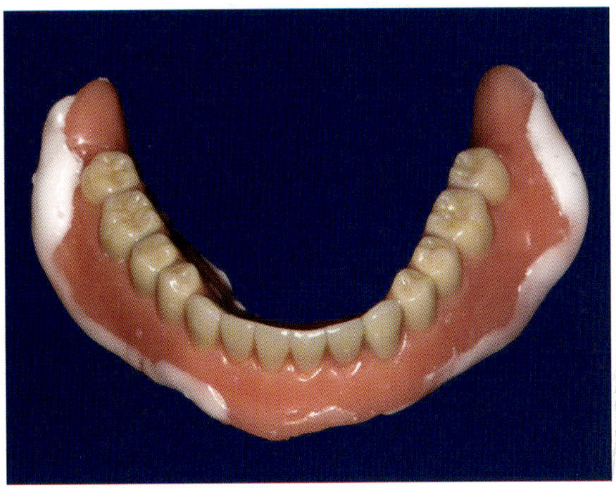

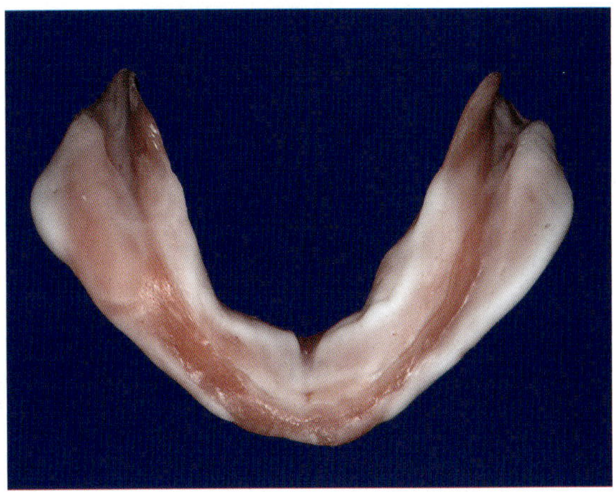

밀착할 수 있는 치조제 점막의 협소화 및 점막의 얇아짐에 대한 대응.

10 | 2주 정도의 사용

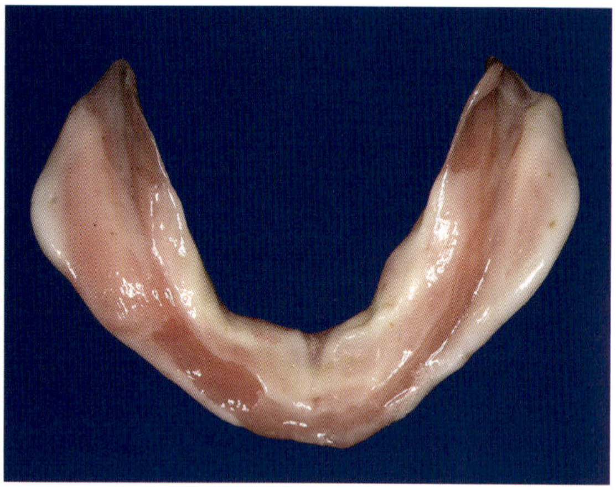

증례에 따라 다르지만, 조정하면서 대략 2주를 기준으로 사용하도록 한다. 통증이 있으면 사라질 때까지 조정을 계속한다.

11 | 간접 리라이닝

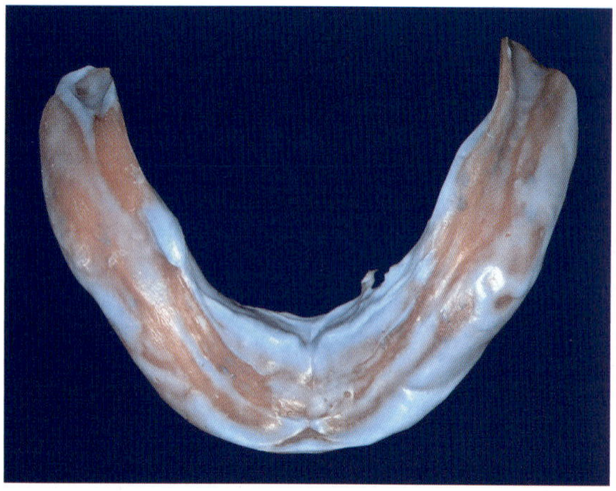

인젝션 실리콘 인상재로 워시, 간접 리라이닝을 한다.

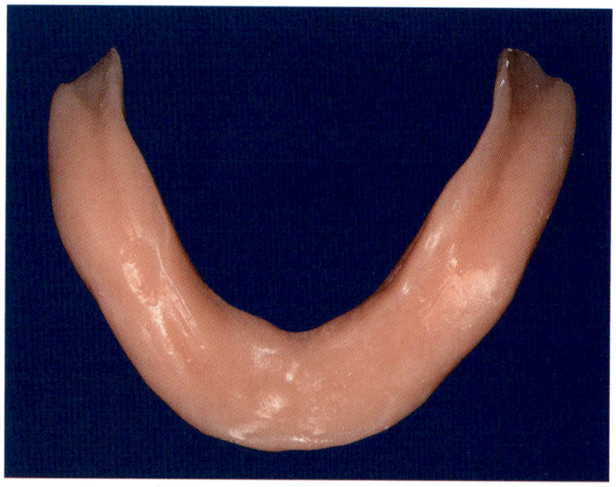

Chapter 7

디지털 덴처

고도 치조제 흡수 증례에 대해 간접 리라이닝을 전제로 한 프로토콜을 제시했다. 어쩔 수 없이 치조제 흡수량에 비례하여 의치상 레진량이 증가하고 중합 변형이 커져서 정밀한 적합을 얻기가 어렵기 때문이다. 제작한 의치를 치료용 의치로 그대로 최종 의치에 상 형태를 트랜스퍼하거나 상 점막면에 인젝션 타입의 실리콘 인상재로 워싱한 후 트랜스퍼해도 증례에 따라서는 느슨한 느낌을 지울 수 없는 경우가 있다. 역시나 증가한 레진량이 원인인 것으로 보인다. 치조골이 평평한 고도 치조골 흡수 증례에서는 정밀한 적합도가 중요하다. 결국 최종 의치에서도 간접 리라이닝을 시행하게 된다. 이 현상을 타파할 수 있는 것은 "디지털 덴처"일 것이다. 3D 프린팅 덴처와 밀링 덴처의 적합도는 놀라울 정도이다[19]. 이것들이 일상적으로 활용될 수 있게 된다면 시스템을 상당히 정밀하면서도 간소화할 수 있다.

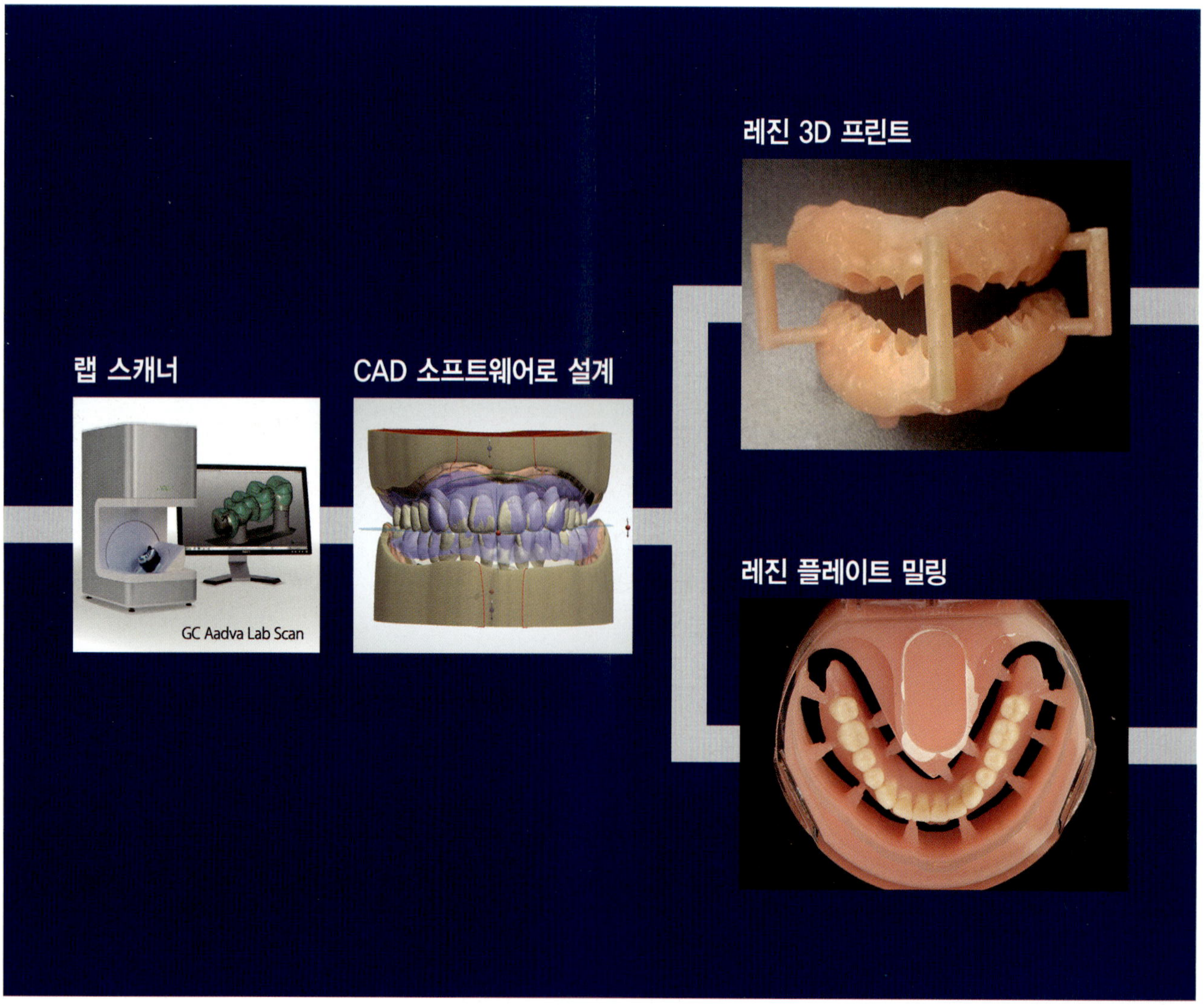

현저한 고도 치조제 흡수 증례

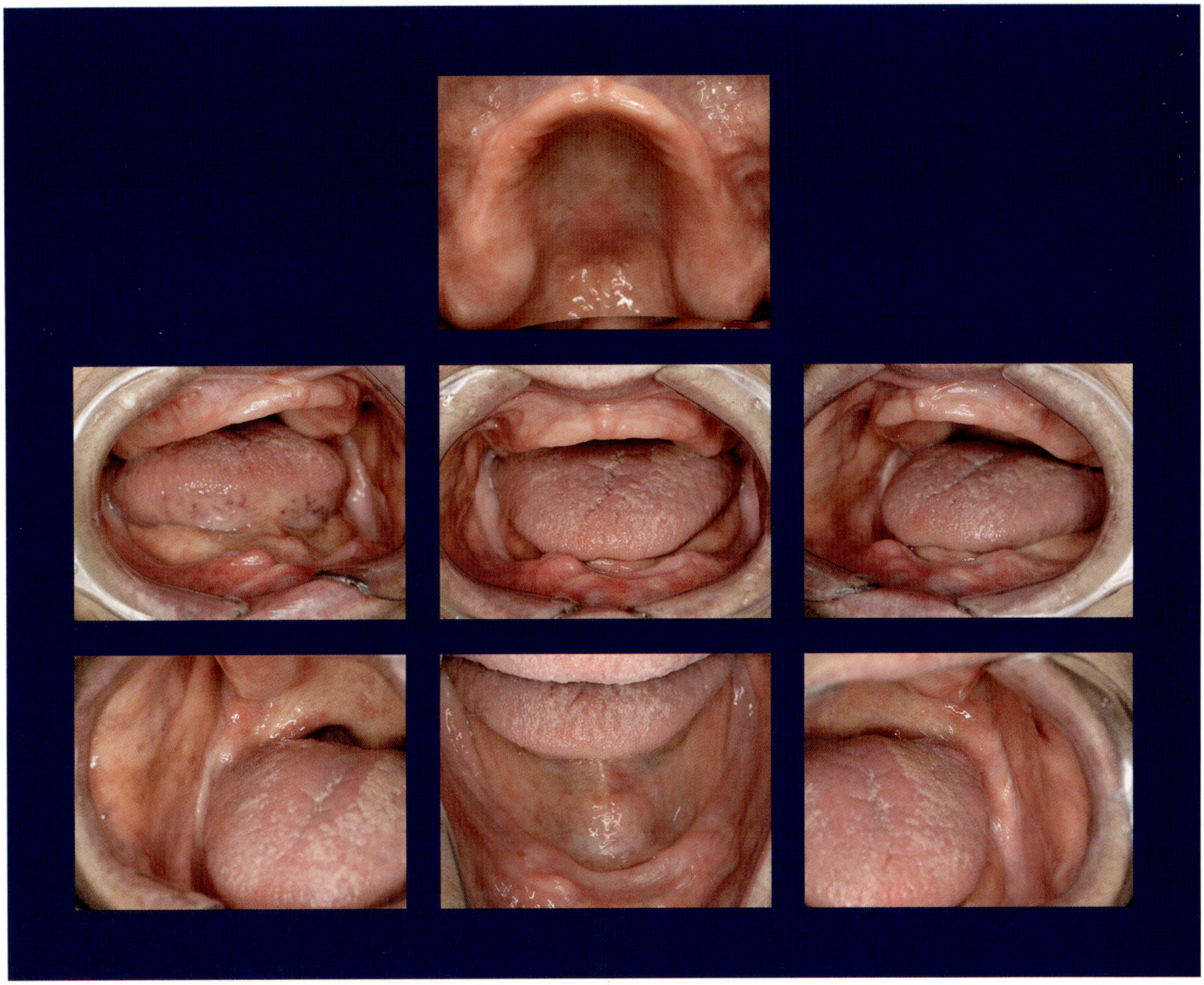

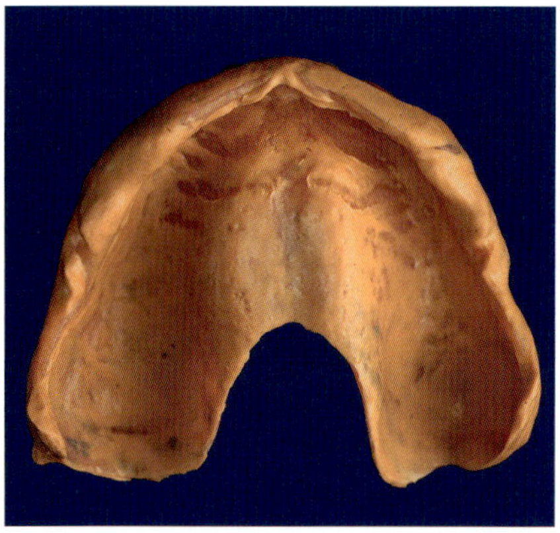

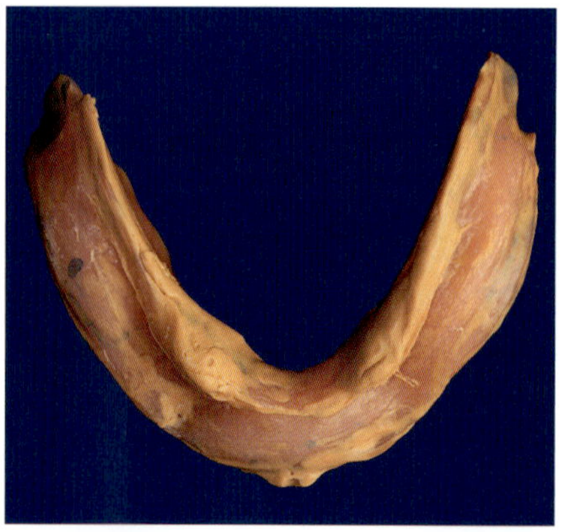

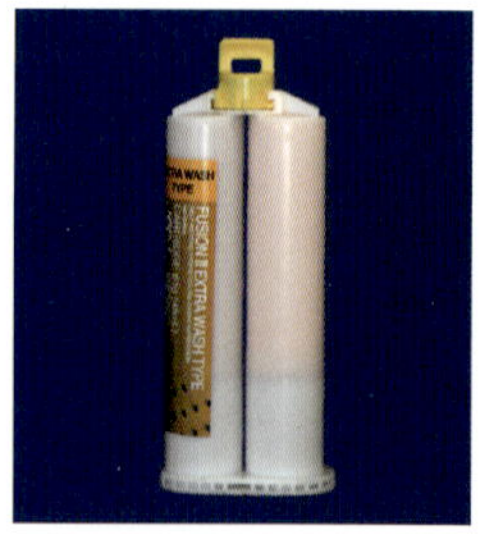

FUSION II 엑스트라 워시
(GC)
조작 시간: 120초
경화 시간: 180초

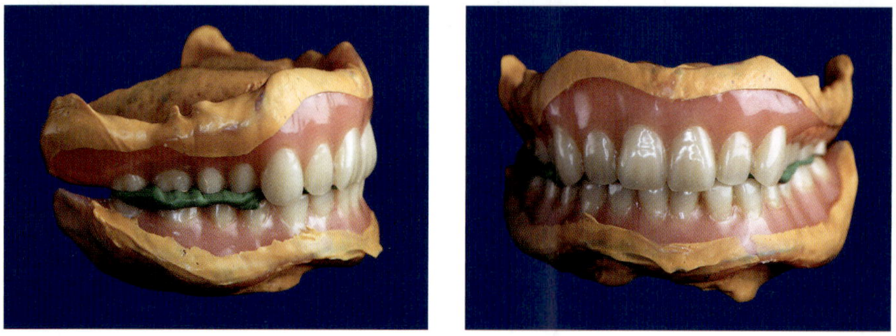

"FUSION II 엑스트라 워시"로 워시.

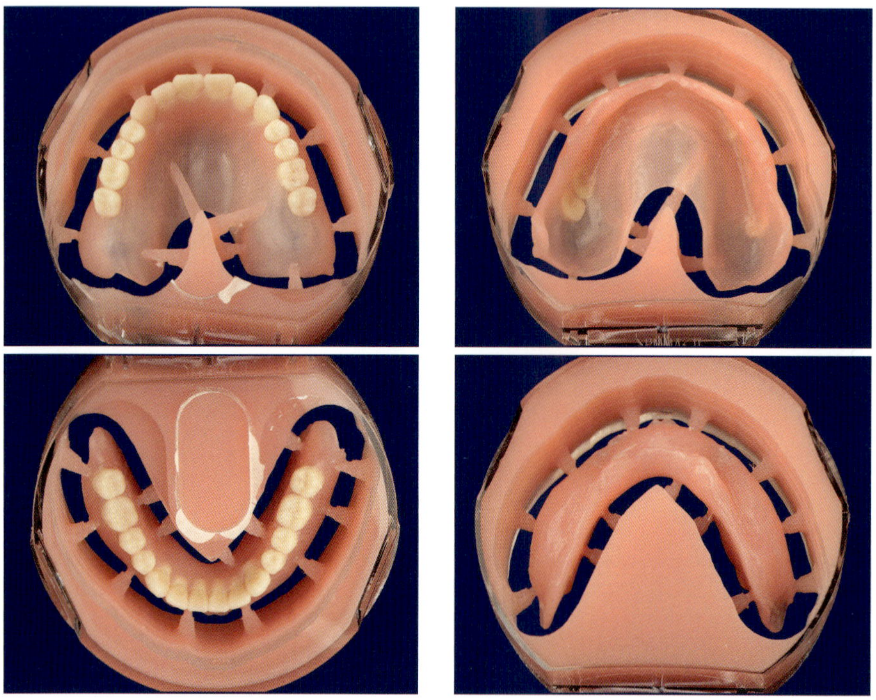

밀링 직후.

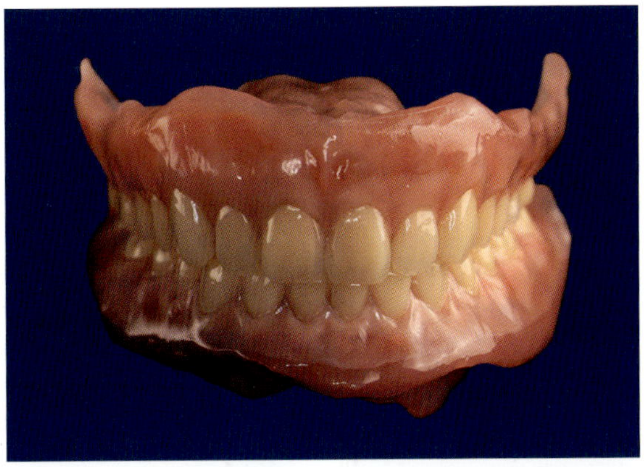

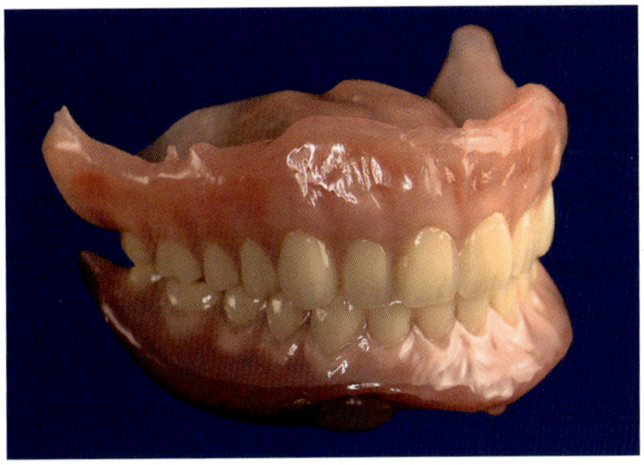

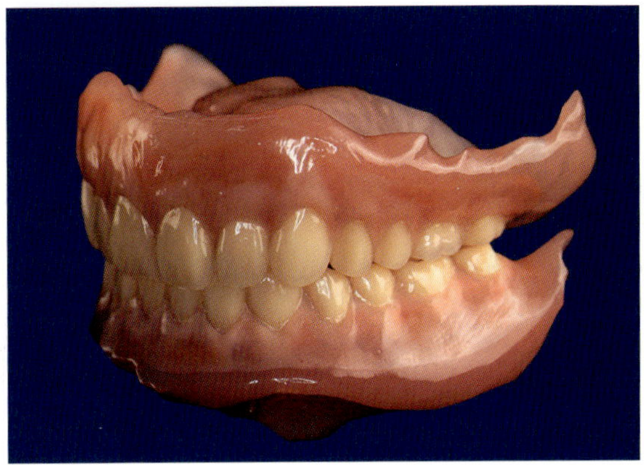

주식회사 신와치연 관동지사 노자와 코지

치료용 의치를 인젝션 타입 실리콘 인장재로 wash 하여 형태와 교합을 랩 스캐너로 스캔하여 트랜스퍼 하고, 밀링 머신: DWX-53DC(DGSHAPE)로 제작한 밀링 덴처를 최종 의치로 했다. "GRADIA GUM"으로 진지발 컬러링을 했다. 밀착 및 흡착 모두 양호하다.

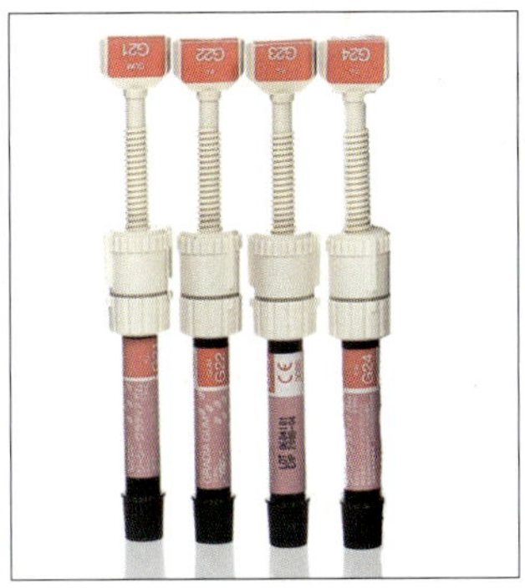

GRADIA GUM(GC)

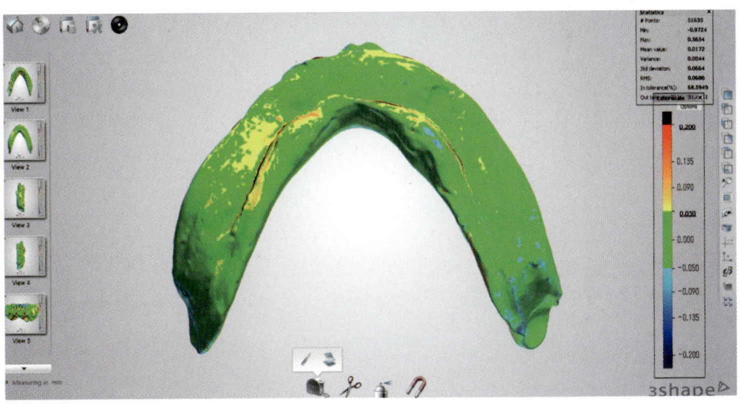

Convince 2015 quality control system에 의한 정확도 정밀도 검증 결과. 인상과 밀링 후 사이에 50μm의 오차가 있었다.

Chapter 3~7의 참고문헌

1. 永田一樹：吸着下顎総義歯のアドバンス—診査内容の理解を深める—. デンタルダイヤモンド, 48(3)：58-63, 2023.
2. 阿部二郎(監)：下顎総義歯吸着テクニック ザ・プロフェッショナル. 24-26, 102-105, 112-114, クインテセンス出版, 東京, 2017.
3. 阿部二郎：誰にでもできる下顎総義歯の吸着. ヒョーロン・パブリッ シャーズ, 東京, 74-91, 106-117, 2004.
4. 西浦 恂：有床義歯技工学1 総義歯編. 第1版, 47, 医歯薬出版, 東京, 1976.
5. 権田悦道, 杉上圭三：歯科技工士教本 有床義歯技工学/全部床義歯技工学. 第1版. 47, 医歯薬出出版, 東京, 1994.
6. 鈴木哲也, 他：最新歯科技工士教本 有床義歯技工学. 第1版, 51, 医歯薬出版, 東京, 2017.
7. 笹原将則：総義歯の上顎中切歯切縁の配列基準の研究. 日本顎咬合学会誌 咬み合わせの科学, (41) 3：212-216, 2022.
8. 馬場暎一：Gothic arch apexとternlinal hinge positionに関する臨床実験的研究. 歯学, 61(2)：434-447, 1973.
9. 阿部二郎：無歯顎の臨床—解剖学的人工歯とフラットテーブルの下顎位修正機序の違い. 日本顎咬合学会誌 咬み合わせの科学, 20(1)：62-70, 1999.
10. 染谷成一郎：リマウントと周辺技術を手の内に入れると、総義歯づくりが楽しくなる. デンタルダイヤモンド, 22(4)：70-74, 1997.
11. 林 宏暁：不安定顎位をフラットテーブルにて収束させた無歯顎補綴治療の1症例. 日本歯科評論, 80(1)：36-45, 2020.
12. 松本直之：増令的にみた臨床的歯冠形態に関する研究. 口腔病誌, 32(1)：108-136, 1965.
13. 高橋 衛：日本人成年男子の顔面形態と前歯部歯冠形態との関連性に関する研究. 日本補綴歯科学会誌, 11(2)：167-180, 1967.
14. Mavroskoufis F, Ritchie GM : The face-form as a guide for the selection of maxillary central incisors, J Prosthet Dent, 43(5)：501-505, 1980.
15. 岡本 信, 他：新しい顎堤対向関係の検査法(オクルーザルマップ) を用いた全部床義歯の症例—片側性咬合平衡の確立に主眼を置いた新しい人工歯排列法—. 日本補綴歯科学会誌, 5：300-308, 2013.
16. 河邊清治：河邊総義歯の臨床. 25-32, 医歯薬出版, 東京, 1989.
17. 小出 馨(編)：デザイニング・コンプリートデンチャー. 74-83, 医歯薬出版, 東京, 2008.
18. 安達隆帆：下顎総義歯吸着印象法を用いた無歯顎難症例への対応. デンタルダイヤモンド, 47(1)：100-108, 2022.
19. 山崎史晃：想像以上にパーフェクト デジタルデンチャーの時代がやってきた. インターアクション, 東京, 2023.

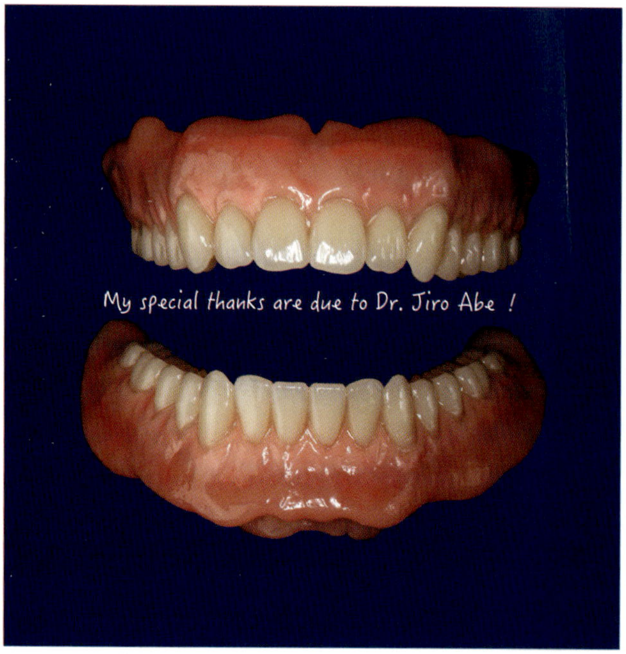

후기

본서에 기술된 내용은 구강 내 임상적 관찰에서 도출된 가설에 근거한 것이다. 또한, 게재된 조사 데이터는 연구 방법과 증례 수의 문제로 인해 근거가 낮다는 것을 잘 알고 있지만, 이러한 연구 논문이 없기 때문에 어느 정도 기준을 알고자 조사한 결과이다. 참고자료의 하나로 생각해주신다면 감사하겠다. 앞으로 보다 대규모의 전향적 연구를 통한 검증이 기대되는 바이다.

본서는 결코 저 개인의 힘뿐만 아니라 대진의인 林 宏暁 선생님과 의치제작 담당인 岸 里美 치과기공사 선생님을 비롯한 자료와 데이터를 수집하면서 함께 진료를 해주고 있는 저희 병원 스태프 전원의 덕분으로 완성할 수 있었다고 생각한다. 감사합니다!

또한 평소부터 서로 경쟁하며 노력하고 있는 Abe Jiro 선생님을 비롯한 'JPDA(유상의치학회)' 멤버, 小林和一 선생님을 비롯한 '텐토무시 S.G.' 멤버, 菅崎直身 선생님과 木村純子 선생님을 비롯한 '츠키이치카이' 멤버, 제가 주관하는 '카츠시 쥬쿠' 멤버 및 아내 陽子, 그 외 관련된 모든 분들, 그리고 제작에 힘써 주신 Dental Diamond사 편집부 安斎清幸 선생님, 디자이너 金子俊樹 선생님, 대표이사 濱野 優 사장님께 깊이 감사드립니다.

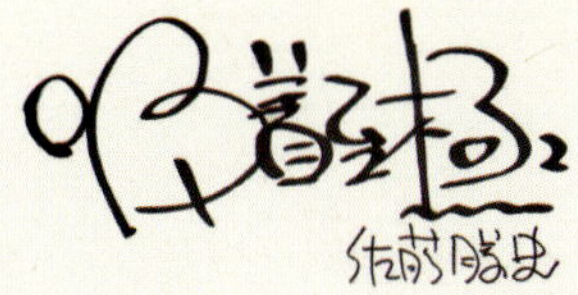

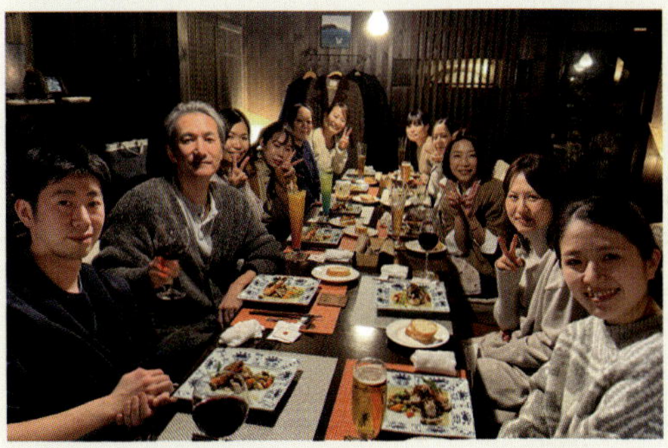

사토치과의원 라 프랑스 오피스 스태프